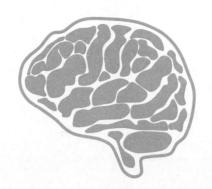

# 医学上无法解释的症状

［德］罗伯特·W.巴洛　著

陈健光　译

中国轻工业出版社

图书在版编目（CIP）数据

医学上无法解释的症状 / （德）罗伯特·W.巴洛著；

陈健光译. —北京：中国轻工业出版社，2024.6

ISBN 978-7-5184-3941-6

Ⅰ. ①医… Ⅱ. ①罗… ②陈… Ⅲ. ①症状—研究

Ⅳ. ①R441

中国版本图书馆CIP数据核字（2022）第055110号

责任编辑：付　佳　　责任终审：张乃柬　　设计制作：锋尚设计

策划编辑：付　佳　　责任校对：宋绿叶　　责任监印：张京华

出版发行：中国轻工业出版社（北京鲁谷东街5号，邮编：100040）

印　　刷：艺堂印刷（天津）有限公司

经　　销：各地新华书店

版　　次：2024年6月第1版第2次印刷

开　　本：710×1000　1/16　印张：14

字　　数：220千字

书　　号：ISBN 978-7-5184-3941-6　定价：68.00元

邮购电话：010-85119873

发行电话：010-85119832　010-85119912

网　　址：http://www.chlip.com.cn

Email：club@chlip.com.cn

版权所有　侵权必究

如发现图书残缺请与我社邮购联系调换

240987K6C102ZYQ

# 序言

多年来，医师一直在和有症状但缺乏明确医学解释的病痛做斗争。存在这些病痛的患者挑战着最基本的医学原则。这并不是被深埋于遥远过往的一种现象。所有证据都表明，患者出现医学无法解释的症状的频率和过往一样高，甚至可能更加频繁。唯一的区别是这些疾病有不同的名称。随着科学不断发展，这些神秘的疾病会发生变异，并且适应了新的环境。它们高保真地自我复制，进而传播到世界各地，并且目前在大众媒体的推动下传播得更加迅速。这个问题会造成不可名状的无力感和痛苦。理解这一问题需要对医学史有深入的了解，以及理解为治疗这些疾病所付出的种种努力。

罗伯特·W.巴洛医师是一名杰出的神经学家，在前庭神经学方面有着特殊的专长，长期致力于帮助头晕患者。头晕是最常见的症状之一，往往无法确诊。巴洛医师以此为出发点，对医学上无法解释的症状的历史进行了研究，并提出了一个统一的假设，将这些症状连接在一起，形成一个令人信服、神经科学上可以解释的连续体。

巴洛医师首先对一些常见的医学上无法解释的症状做了概述，然后回顾了癔症这一概念从古代到现代的历史。在癔症这一领域，他记录了许多杰出人物，其描写生动形象且富有人情味，着实将读者带入到不同的时代，与医师和科学家为了理解和治疗这些疾病所付出的努力产生共鸣。尤其对希波克拉底、布里凯、沙尔科、米切尔、弗洛伊德、布鲁尔、坎农、塞尔耶和恩格尔等人的追随者的描述引人入胜，反映了不同的时代及时代下的人民。人们会感谢巴洛的假设，即在任何特定时期，医学上无法解释的症状的性质都反映了医师和科学家所受的训练和所持的偏见，以及那个时代所发生的重要事件。因此，战争和疾病等重大社会压力因素会反映在无法解释的症状的性质上，并在媒体报道的作用下被放大，而媒体本身就夸大了这些事件的严重性。

巴洛接着描述了解释心身症状的各种生物机制和心理机制。这些理论的描述十分复杂且富有科学性和准确性，但作者以特定的行文方式来表述，让不论是专业人士还是外行读者都可以读得懂。接下来，巴洛花费三章的篇幅来描述一些最常见的心身症状：背痛、腹痛及头痛，纤维肌痛／慢性疲劳综合征和慢性头晕。本书结尾对未来做出展望，包括深层脑部刺激和经颅磁刺激等现代技术。

有一个统一的假设清晰而响亮，即所有这些千变万化的症状都是大脑对压力做出反应的表现。这种假设体现出了对患者的同情，因为它明确地指出，这些经历都是"真实存在"的，并非想象或刻意装病，并且可以通过深入理解大脑面临各种环境威胁时的进化方式得到解释。不同时代的许多人都曾预测过癔症已经消失，但事实上，它在现代世界仍然存在，而且很好地存在着。

马丁·A. 塞缪尔斯，MD[1]、MACP[2]、FRCP[3]、FANA[4]、FAAN[5]、DSc（Hon）[6]
米里亚姆·西德尼·约瑟夫，哈佛医学院神经学特聘教授
布莱根女性医院神经内科创始主席、名誉主席
（美国马萨诸塞州波士顿）

---

[1] 医学博士
[2] 美国医师协会会员
[3] 英国皇家内科医师学会会员
[4] 美国神经学协会会员
[5] 美国神经学学会会员
[6] 名誉理学博士

"人类比任何动物都更病态、更不确定、更易变、含混不清……人类才是那只病兽。"

弗里德里希·尼采[1]

每天，我们都被大众媒体上有关现代医学进展的故事所轰炸。患有"不治之症"癌症的患者得到了救治，心脏病和脑卒中患者因为动脉阻塞得到疏通而捡回性命，遗传病患者也在发病前获得了确诊及治疗。社会让我们相信，现代医学拥有解决所有疑难杂症的方法和答案。但是，对于大多数去看医师的人来说，他们的症状没有找到可确认的原因，即所谓的医学上无法解释的症状（简称为 MUS[2]）。更糟糕的是，这些人中的大部分都会表现出最常见的症状——慢性疼痛、疲劳和头晕。一般来讲，面对这些症状，医师也无能为力，甚至可能会使其恶化。

人们可能理所应当地认为，出现症状说明身体并不正常，但人口研究的结果表明，事实恰恰相反。实际上，出现症状比没有症状要更正常。2014 年，对新西兰进行的全国人口电话调查发现，前一周出现症状的中位数为 5 个，大约 1/4 的人出现 10 个或更多的症状[3]。仅有 10% 的人报告称他们在前一周没有出现任何症状。报告的前三种症状是背痛（38%）、疲劳（36%）和头痛（35%）。毫无疑问，现在的人们抱病喊痛的程度要比过去更加频繁[4]。现在的人们觉得自己经常生病。当美国人被随机调查他们在过去几个月里生过多少次病时，20 世纪 20 年代末的参与者中，每 100 人患病的次数为 82 次；而 1981 年的参与者中，每 100 人会报告患病的次数为 212 次，增长率为 158%[5]。考虑到 20 世纪医学所取得的进步，感知到的疾病增加是十分明显的。相比处于 20 世纪晚期的人，生活在 20 世纪早期的人会出现更少症状，因此与过去相比，现代人更有可能把他们的症状理解为疾病。

许多人，也就是所谓的"健康焦虑症"患者，总是担心会得重病。他们通常过度担心一些躯体症状，还会放大并误解他们感知到的任何躯体症状。随着互联网的广泛普及，第一步通常是用谷歌搜索某种症状，然后就会发现符合该症状的许多疾病。人们往往会将自身症状归为某一疾病，例如一女子只是头痛，却十分确信自己得了脑瘤；又如一男子感到头晕，却坚信自己患了脑卒中。在疾病的发展过程中，人们自己坚定的想法会对疾病造成重大影响，这些观念特别容易受到医疗专业人士和大众媒体的"塑造"或"再造"。例如，一个人多年一直有隐隐约约的胃肠道症状，他在《洛杉矶时报》上读到一篇有关结肠炎的文章后，就会确信这些症状是由结肠炎引起的。在最近的新型冠状病毒（COVID-19）大流行中，许多伴有慢性咳嗽、身体疼痛及疲劳的患者被送到急诊室，他们都确信自己感染了新冠病毒，但检测结果却是阴性。躯体意识增强的结果是，越来越多的人把自己视为患者，而且相比过去，越来越多的人会向医疗专业人士寻求帮助。

但为什么医师无法明确这些常见症状的成因呢？毕竟，我们可以进行许多不同种类的高灵敏度的诊断测试。核磁共振成像（MRI）可以识别包括大脑在内的任何器官上的微小损伤。但这就是问题所在。多数 MUS 患者并不会对任何身体器官造成损伤。他们的症状是心身性的，是由大脑的生理变化（化学物质变化及连通性的变化）引起的，而这些变化在 MRI 中看不到，目前任何实验室检查都无法识别。正如我们将在本书中看到的一样，心身症状是先天因素与后天因素、生物因素与社会心理因素之间复杂的、相互作用的结果。大脑中编码关键蛋白质的基因的微小变化都容易导致症状出现。体内体外各种各样的生物制剂都可以在症状发展期间改变大脑功能。心理社会因素在症状的产生和传播中起着重要作用。一个人的信仰和期望，在医疗专业人士和大众媒体的影响下，也会改变和塑造症状出现的方式。心身症状和结构性损伤的相关症状一样真实、一样严重。多数情况下，不管症状是否由结构损伤引起，都会激活同样的大脑通路，而且这两种症状对患者的影响也完全相同。它们都会使人丧失能力，改变生活。

还有部分原因，是因为医师没有接受过处理日常常见症状的培训。当代医疗培训中，医师受到的训练是依赖实验室检查来诊断患者是否生病。这种策略可能会导致一种奇怪的情况：感觉良好但实验室检查不正常的人会得到确诊通知，而真正生病但实验室检查正常的人会被告知他们身体良好，疾病只是主观臆造。患者的需求及医疗法律风险是医师要求进行大脑 MRI 等大量实验室检查的原因。人们期待可以接触到最先进的检测，他们不再愿意接受只靠经验所做出的保证。然而，要求复杂的检查和发现非特异性的偶然异常的过程，会使患者更加担心出现严重的潜在疾病。

从 20 世纪初到 21 世纪初，人们对医师的信心逐渐减弱。在许多情况下，过去对医师的崇敬如今已被怀疑和不信任所取代。MUS 患者尤其如此，他们会对医师表示失望，经常辗转在不同医师之间，但从来都得不到一份满意的诊断结果。心理社会因素是大多数 MUS 患者的病因，但可以理解的是，医师往往不愿将其诊断为心身疾病。许多人看到，患者最初会被告知他们的症状具有心因性，之后却发现是生理疾病。在我们目前的医疗体系中，医师的时间是一种极度受限的商品，大多数医师认为他们没有时间去倾听 MUS 患者详细讲述有关其症状的所有过往。而且，与患者探讨和解释社会心理影响是非常耗时的，一开始可能就会遭到怀疑，甚至是彻底的敌意。

精神科医师在处理 MUS 时扮演着什么样的角色？遗憾的是，目前精神科医师的作用非常有限。MUS 患者通常很少去看精神科医师及参与他们的"谈话疗法"，甚至建议转诊给精神科医师的建议都会引发患者的敌意。与此同时，传统精神科医师历来很难处理疼痛、疲劳和头晕等躯体症状。自 20 世纪以来，精神病学的训练已经从身体转移到精神上，因此大多数精神科医师在处理躯体疾病方面准备不足。正如我们将看到的，MUS 患者经常在精神科医师和其他拒绝为其症状承担责任的医学专家之间来回折腾。

在本书中，我从历史和当代两个视角来阐述现代社会中 MUS 患者管理困难这一问题。我为所有概念提供了历史背景，因为如果不了解历史背景，就不可能理解当时的概念。在最初的概述章节之后，第 2 章、第 3 章和第 4 章着重于身心疾病的历史，从古代的癔症概念开始，到神经衰弱和神经症，再到当代心身疾病的演变。第 5 章和第 6 章涵盖心身症状的基本机制，包括生物学和心理社会因素。我试图在第 5 章中尽可能多地提供解释性的背景材料，但其中一些专属神经科学领域的"术语"可能会让一些外行读者望而却步。第 5 章可以完全跳过，只用作参考来源，而不影响总体信息。第 7 章、第 8 章和第 9 章探讨了最常见的 MUS，即慢性疼痛（腰背部、腹部和头部）、疲劳和头晕，第 10 章概述了心身症状的治疗方法。每章结尾都会有一小段总结。我提供了一种以大脑为中心的方法来理解病因和治疗症状。倘若人们接受心理社会因素是 MUS 的成因，那他们必须了解潜在的大脑机制来解释这些症状。尽管这些机制也有一些尚未解决的问题，心身疾病与任何其他神经系统疾病并无二致，它们都是大脑功能改变的结果。

罗伯特·W.巴洛

美国，加利福尼亚州，洛杉矶

## 参考文献

［1］ Nietzsche F. On the genealogy of morals and Ecce Homo. Translated by w. Kaufmann and R. J. Hollingdale. New York: Random; 1967. Quoted in Morris D. Illness and Culture in the Postmodern Age. Berkeley, CA: University of California Press; 1998.

［2］ O'Leary D. Why bioethics should be concerned with medically unexplained symptoms. Am J Bioethics 2018;18:6–15.

［3］ Petrie KJ, Faasse K, Crichton F, Grey A. How common are symptoms? Evidence from a New Zealand national telephone survey. BMJ Open 2014;4:e005374.

［4］ Stewart DE. The changing faces of somatization. Psychosomatics 1990;31:153–8.

［5］ Shorter E. From paralysis to fatigue: a history of psychosomatic illness in the modern era. New York: Free Press; 1992. p. 296

# 目录

# 第 4 章

## 20 世纪的心身疾病

# 第 5 章

## 心身症状的生物学机制

# 第 **1** 章　医学上无法解释的症状概述

所有疾病——不仅仅是那些被归为心身范畴的疾病——在某种程度上都是由患者的信仰系统、行医者的期望以及周围的文化环境所构建的。

尼尔·雪瑞奇[1]

　　医学上无法解释的症状（MUS）是指经过广泛医学评估却仍然无法确认其成因的症状。即使经过长期随访，绝大多数病例的成因仍无法查明。尽管人们普遍认为这些人中大多数都患有心身疾病，但这些患者通常都会接受医学诊断及治疗，这一过程被称为"医学化"[2]。医师本身不会引起任何症状，但他们如果暗示这些症状可能是重大疾病的先兆，就会加重患者的症状。此外，给患者提供意义不大的检测结果也会使问题恶化。患者过度关注自身症状，审查意识增强以后又会进一步加重症状，从而形成典型的恶性循环。在现代社会中，增强躯体化和医疗化的趋势越来越明显。

　　随着本书的展开，一个主题将会变得显而易见，那就是人们通常会对心身疾病的诊断结果感到不适。许多人会立刻拒绝，做出"你是在说这些都是我的想象吗？"或者"我精神没有问题"此类的反应。当我开始撰写有关心身疾病的文章时，很明显，"心因性"的含义是模糊不清的，而且至今仍没有一个明确的定义。就其基本用法而言，心因性是指因为心理因素而导致的疾病，而非因为器质因素。这又是什么意思？由心因性和器质性原因引起的症状和出现该症状的患者完全一样。此外，心理社会因素在所有神经系统疾病形成的过程中都至关重要，例如脑瘤引起的疾病、多发性硬化和帕金森病。不管这些症状的潜在机制是器质性的、心因性的，还是两者结合的结果，都会激活相同的大脑通路，它们都是神经系统的症状。

英语中的前缀"Psycho"源于希腊语"*psyche*"这一单词，意思是精神或灵魂。由于与肉体分离的超自然灵魂这一概念很大程度上被归为宗教信仰，所以在现代用法中，psyche 即指"精神（mind）"，是大脑的一部分，它允许人感知、理性思考并有意识地知道自己是一个独特的实体。尽管大多数科学家同意精神（mind）存在于大脑中，但思想在大脑中的所处位置及存在方式却远不清楚。现代神经科学对于理解精神如何形成这一问题已取得一定进展，但仍有很长的路要走。大脑功能的一个重要组成部分是学习能力，而且大脑的独特设计是通过建立联系来学习新信息的。人们通常很快就能学会各种各样、好的坏的行为，就像学习历史和地理一样。这些行为大多是由他们所处的社会环境及文化环境所塑造的。在学习的过程中，大脑中的化学物质和连接会发生实实在在的变化，并且这种变化会持续很长时间，甚至永久（称为神经可塑性）。不过，尽管大脑具有非凡的学习能力，但是也存在一些瑕疵和局限。大脑可能会因为预先的期望和信念而被愚弄，而且极易受到暗示的影响。心身疾病是一种习得行为，心身疾病患者大脑的变化与器质性疾病患者的大脑变化一样真实。

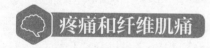

## 疼痛和纤维肌痛

乔安妮·杰尔马诺塔是一位超级巨星，30 岁时她就荣获了大多数艺人一生都无法企及的赞誉。她在舞台上的活力似乎无穷无尽，她能做出令人难以置信的身体扭转和平衡动作，但有时却几天都动弹不得，痛苦地缩成一团，疲劳得下不了床。杰尔马诺塔被诊断患有纤维肌痛，这种神秘的疾病，通常会使人全身疼痛、十分疲劳，还会伴有许多目前无法治愈的衰弱症状。尽管身边有一批治疗专家为她服务，她还是不得不因自身疾病取消了一场大型欧洲音乐巡演。杰尔马诺塔有个广为人知的艺名"Lady Gaga"，在 Netflix 播放的纪录片《女神嘎嘎：五尺二寸》[3]中，她讲述了自己的奋斗历程，以及不断出现在聚光灯下的压力，和忍受慢性疾病的痛苦。这部纪录片鼓舞着同样患有纤维肌痛的患者，同时为慢性疾病患者的身心之间复杂的相互作用提供了见解[4]。

大多数医师认为，纤维肌痛的形成背后有心理社会因素在起作用。当然，与所有疾病一样，生物因素同样十分重要，例如遗传易感性变异、过往病史和疼痛的经历，以及与压力有关的激素变化。因为纤维肌痛造成的疼痛和任何器质性疼痛一样严重，人们可能会不禁地问：心因性疼痛和器质性疼痛是否有所区别？鉴于目前对脑疼痛机制的理解，只能得到否定答案，器质性疼痛和心因性疼痛之间没有明确界限。对于慢性疼痛，不管其成因如何，脑疼痛的通路都会发生化学变化和结构变化，从而产生"中枢敏化"（见第5章）。使问题更复杂的是，感染和受伤等器质性因素会引起疼痛，而恐惧和压力等心理社会因素则会决定疼痛是消失还是变成慢性的。

美国神经学先驱西拉斯·威尔·米切尔在其职业生涯中花费了大量时间研究疼痛，包括器质性及心因性疼痛的起源，并认识到心因性疼痛可能与美国内战时期士兵所经历的最严重的疼痛一样令人生畏。米切尔在其1881年出版的专著《针对女性的神经系统疾病之漫谈》一书中他描述了一位19岁的姑娘，她躺在担架上来找他看病，蒙着眼睛以防阳光照射，因为全身持续剧烈疼痛，她无法走路。米切尔的诊断结果为神经衰弱，这是当时常见的一种心因性疾病，他用著名的休息疗法进行治疗：让姑娘一直待在床上，一连几周给她吃大量的高热量食物，治疗结束之后，姑娘的情况逐渐好转（见第3章）。回到家后，姑娘给米切尔写了封信，表示自己的疼痛始于精神和社交压力。"在那之前的两年里，我一直饱受背痛之苦，经常感到疲惫，大部分时间都在床上度过，而且很少运动……为了减轻自己的负担，我想说的是，这种疼痛真实存在，并非凭空想象。不管疼痛的成因如何，也不管多么容易避免，当时它的确让我深受折磨。[5]"尽管他同时代的许多医师对此不太认可，但米切尔心里十分清楚，心因性疼痛和其他任何类型的疼痛一样真实存在。

即便只是看着别人遭受疼痛，也会激活大脑中与情感有关的部分，即边缘系统，从而让观察者产生疼痛[6]。1892年，法国医师保罗·乔伊尔描述了一个年轻人，当他看到自己姐姐在排胆管结石时遭受的剧烈腹痛，自己也出现了类似的疼痛。"他的行为和不适与他姐姐完全一模一样，他发出同样的叫声，同样攥紧手指抓着身体右侧，像是要把伤害他的东西撕扯出来一样。过了一阵子，这种疼痛似乎开始向上腹、胸部和下腹放射。之后的8天，他都蜷缩在床上，扭成一团，和他姐姐完全一样。这种场面复刻得再完美不过了。要不是发作结束时表现出来一个完全不同的来源，人们可能真的就会相信这是胆绞痛"[7]。这个年轻人是典型的癔症发作，之后疼痛就消失了。

尽管古希腊人认为疼痛会随着癔症产生，但直到19世纪，医师才开始关注癔症性疼痛的本质。19世纪30年代，英国医师约翰·康诺利着重强调了癔症患者所遭受的不同疼痛的多样性和严重性。他注意到有些疼痛可能非常剧烈，就像一颗钉子被插进前额一样，即"癔症性钉脑痛"，或类似腹膜炎的剧烈腹痛[8]。1846年，法国医师赫克托·朗杜齐在其有关癔症的开创性著作中写道："癔症性疼痛一个不变的特征是其剧烈程度，而且目前还没有能够解释这种剧烈疼痛的局部发现。我们只能轻轻触碰患处，然后从患者的尖叫声中感受他们的疼痛程度。我记得有两个癔症患者，为了摆脱疼痛，一个要求膝盖以下截肢，另一个则要求切除坐骨神经并摘除股骨头[9]。"

尽管全身疼痛自古以来就是癔症和神经衰弱等心因性疾病的一部分，但在现代，这种症状已经成为一种单独综合征的基础：纤维肌痛。现代患者不太愿意接受对其症状的心因性解释，而且他们想要将其症状归为某种器质性原因来进行确认[10]。医师在形成和传播患者症状和疾病解释方面，发挥着至关重要的作用，和患者一样，大多数医师并不愿意进行心身性诊断，他们更喜欢将临床症状与某种器质性疾病结合起来考虑。许多人甚至仅仅提及心身疾病这一话题，都会浑身不自在。在实际操作方面，现代医学通常首先会列出一长串器质性疾病名称的清单，然后安排检查逐一排除这些疾病。这种方式并不怎么适用心身疾病，它通常会加重症状，如同火上浇油一般。

## 大脑的缺陷

人脑这一器官尽管独特非凡、能力广泛，但它也存在"设计缺陷"，那就是容易受到外界的暗示和操纵。广告商和政客们就经常利用这些缺陷来影响我们在购物和投票方面的行为。这些设计缺陷可以追溯到先天和后天两个方面。大脑经过数百万年的进化，从圆形蠕虫的大约300个神经细胞，到海螺的大约2万个神经细胞（于第5章探讨），再到现代人类的大约900亿个神经细胞。进化的过程并非整齐有序，而是相当随意的，大脑深处的原始模块和大脑皮质中新进化模块之间存在复杂的相互作用。人类的许多情绪和行为都根植于我们的大脑深处、早已编码在基因中的原始模块中。例如，恐惧作为所有情感中最基本的一种，在我们的生活中发挥着重要作用，但是人类并不能完全有意识地控制。从进化角度来看，恐惧发挥着重要的保护作用，也就是"逃跑或战斗"反应。它帮助动物免受致命危险，物种想要繁衍，首先必须存活。不过，我们基因中固有的一些进化特性，虽然曾经对我们的远祖有益，如今却有可能成为现代人类大脑中的设计缺陷。

加州大学洛杉矶分校的神经科学家迪恩·布奥诺马诺在其专著《脑虫：大脑缺陷如何塑造我们的生活》中指出恐惧战胜理性的两个重要原因："首先，决定人类与生俱来的恐惧的基因子程序不仅是为不同时间、不同地点编写的，而且很多密码也是为完全不同的物种而编写的。人类古老的神经操作系统从来没有收到过此类信息：捕食者和陌生人不再像之前那样危险，还有更重要的事情需要恐惧……我们与恐惧相关的第二个原因是，人类已经做好了充分的准备，通过观察来学习恐惧。观察学习在语言、书写、电视机和好莱坞出现之前就已经进化了——在人类能够了解现实世界发生的事情之前。因为替代性学习 ❶ 在某种程度上是无意识的，它似乎在某种程度上抗拒理性，而且没有准备好区分事实和虚构"[11]。难怪许多美国人对在恐怖袭击中受伤或死亡的恐惧远远超过他们对在车祸中受伤或死亡的恐惧，尽管后者发生的可能性比前者要多很多。我们大脑软件中的这些设计缺陷让人类更易受到非理性恐惧的影响，从而改变大脑中的化学物质和生理功能，从而产生各种症状。这种用计算机软件问题进行类比的叙述方式被证明对于解释纤维肌痛患者的症状十分有用[12]。

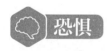

## 恐惧

杏仁核是一种进化而来的原始结构，是大脑深处边缘系统的一部分，它对恐惧的表达和学习以及焦虑的发展至关重要（见第5章）。杏仁核一旦损伤，则会导致动物异常胆大以及无法表露情绪。当人类的原始祖先在丛林漫步时，突然出现的意想不到的气味或声响会让他们感到恐惧，产生"逃跑或者战斗"反应。正如巴甫洛夫的狗学会一听到铃声就大量分泌唾液一样，危险的声响一旦持续不断地出现，就

---

❶ 替代性学习即观察学习。

会越来越能激活杏仁核引起恐惧和焦虑的通路。恐惧及与之相关的焦虑是许多心因性疾病的一部分。例如，恐惧症表现为对某一特定环境的过分、不恰当的害怕，比如被限制待在一个封闭的空间或者在洛杉矶的高速公路上开车。在创伤后应激障碍（PTSD）的患者中，恐惧和焦虑会变得普遍，由让患者想起先前创伤经历的想法或事件所引发，例如把门砰地关上会让士兵想起作战经历。大脑中的恐惧回路已经习惯对这些通常是良性的环境做出反应。但是为什么恐惧会对人类的推理能力产生如此大的影响呢？杏仁核与前额叶皮质密切相关，前额叶是进化过程中对"执行功能"（如决策和控制原始情绪）至关重要的新大脑区域，这些大脑模块不断地在情感和理性之间寻找平衡，做出妥协。但是，从杏仁核到前额叶皮质的神经连接的数量超过了从前额叶皮质到杏仁核的连接[13]。因此，可能存在一种解剖基础，让情绪支配执行功能，如理性思考（见第 5 章）。有没有可能增加前额叶皮质和杏仁核之间的连接数量，从而更好地控制恐惧等原始情绪？认知行为疗法和对前额叶皮质进行的磁/电刺激也许能够做到这点，而且现代的大脑成像技术可以用来记录这种变化（第 10 章将详细探讨这些话题）。

 **焦虑**

焦虑和疼痛一样，自古以来就是心身疾病的一部分，但焦虑可能是生物学上的概念这一想法在 20 世纪 20 年代随着怀特·坎农提出的"战斗或逃跑"假说而流行起来（见第 5 章）。坎农通过向动物体内注射肾上腺素，来触发肾上腺素的释放，从而产生了许多焦虑的特征。随着人们对边缘系统及其与下丘脑和关键脑干中枢的联系的理解不断加深，焦虑的神经生物学模型也在不断发展。如前所述，杏仁核是产生恐惧反应的关键结构，而大脑皮质对杏仁核的控制对调节这种反应至关重要。大脑皮质对杏仁核的控制一旦受损，就会导致误解身体信号以及对恐惧网络的不当激活。在恐惧网络中编码关键蛋白质的基因稍微发生变异，就会使人更容易产生焦虑症状[14]。与血清素（一种神经递质）有关的蛋白质编码基因的变异受到了最广泛的关注，这是因为提高大脑中血清素水平的药物对治疗焦虑是有用的。

和慢性疼痛一样，焦虑也与"中枢敏化"有关。焦虑症患者对光线、声音、运动、疼痛和气味等感官刺激非常敏感。轻轻一碰都会吓到他们。不过矛盾之处在于，尽管敏感度提高了，但大脑的整体功能却效率低下。当与患者谈论这个问题的时候，我经常会用失灵的马达来比喻。患者很难集中注意力（所谓的脑雾）。他们很容易分心，工作效率也比较低。此外，他们还难以入睡，从来不会感到精力充沛。焦虑产生时总会伴随许多心身症状，它是许多神经退行性疾病的一部分，甚至可能是一种神经系统疾病的最初表现。

焦虑症患者除了会感到焦虑，也会出现疼痛、疲劳及头晕等躯体症状。通常，他们会断定这些症状是导致他们焦虑的原因。例如，有位中年女性在10年前就已经开始抱怨她所说的"脑雾"[15]。为此，她看过57位不同的医师，然后还拿出一堆标注仔细的记录来证明这一点。脑雾持续存在，与注意力无法集中和入睡困难有关。在之前，她被诊断为纤维肌痛，每天全身都十分疼痛。她还抱怨自己记忆力不好，不是忘记人名，就是忘了把东西放在哪里。当她咨询的一位医师暗示她可能患了一种十分少见的痴呆症时，她的症状变得更加严重了。在过去的10年里，她一共做了7次脑部MRI检查，7次检查结果都很正常，而且她的神经系统检查也完全正常。她每天大部分时间都坐在家里的椅子上，因为她相信，进行任何形式的身体活动或者待在嘈杂拥挤的地方，自己的症状都会恶化。医师也叮嘱她要尽量避免参加那些加重她脑雾的活动。

关于心身症状及其在美国的解决方式，这个悲剧性的故事又可以告诉我们什么？事实上，为了看病她总共找了57位不同的医师，这似乎已经很极端了，但相信我这绝不是有史以来的最高纪录。为什么患者会去看这么多不同的医师？他们通常会有许多亚专科的症状，所以会针对每个症状寻找不同的亚专科医师。初级保健医师可能会看到整体情况，但他们时间有限，无法处理一系列的复杂症状，而且许多初级保健医师也觉得没有能力处理疼痛和头晕等症状。但是如前所述，要求检查并表示可能有潜在的器质性疾病通常会适得其反，最终加重症状。我们需要的是这样一个人，最好白发苍苍、自信外露，可以告诉患者这些症状真实存在，并非凭空想象，而且这些症状是由大脑变化引起的，可以通过治疗转逆，来让患者放心。向精神科医师推荐认知行为疗法及一些药物治疗可能是治疗过程的一部分，但是，如自序所述，许多精神科医师并不愿意诊断疼痛、疲劳和头晕等躯体症状。而且他们可能通过提高器质性疾病确诊的可能性，然后告诉患者去看不同的亚专科医师，他们本身可能也会加入"医师追逐"的行列。

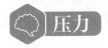 **压力**

每个人都经历过压力，但大多数人都很难准确地说出压力到底是什么。心理学家将情绪压力定义为一个过程，即环境需求超过了一个人应对能力的过程。无法应对的感觉以及我们对这种感觉的反应方式会影响人们的整体健康和对疾病的易感性。短期的情绪压力可能不是问题，甚至可能还会提高运动员或学生的表现。但长期的精神压力几乎总是有害的，会导致情绪和身体问题。在工作中，压力会导致同事间发生冲突、注意力不集中以及表现不佳带来的焦虑；在家里，压力会导致家庭不和、疲劳、失眠、暴饮暴食和酗酒。慢性压力对健康的负面影响同样令人担忧。在美国，75%的就诊者或多或少都与慢性压力有关[16]。慢性压力会导致各种各样的身体不适，例如头痛、腹痛、腰背痛、慢性疲劳、睡眠障碍、头晕和抑郁等。据估计，80%~90%与工作有关的事故都是因为个人压力问题以及员工缺乏应对压力的能力，而且大约有一半的旷工都与压力有关。

但是，是压力本身还是对压力的感知导致了这个问题出现呢？对经常抱怨各种症状（常称为躯体意识或躯体关注）的人所进行的研究往往会产生总体负面影响，这意味着即使身处没有压力的环境下，他们也会感到高度的压力和不满[17]。每日报告的症状数量与负性情绪的相关性远远大于其与客观衡量健康状况的相关性。由此可见，健康专业人员通常用来筛查患者的症状调查问卷是一种比健康状况更好的衡量负性情绪的一种方法，而且感知到的压力和客观的压力一样致命。

研究最多的应激表现之一是其对免疫系统的影响[18]。一个人的身体健康与大脑和情绪之间的联系的概念可以追溯到古代。近些年来，精神神经免疫学领域的研究重点集中在精神、大脑与身体防御感染和癌症的相互作用上。毫无疑问，压力会压抑免疫系统，使人更容易受到感染，尤其是病毒感染，比如普通感冒[19]。在压力下，多种免疫细胞会释放一种叫做信使小分子的细胞因子，它会引发炎症反应和与压力相关的疾病。给动物注射细胞因子会引发全身性疾病，还会伴随严重的全身疲劳。阻断细胞因子的药物可以改善类风湿关节炎患者的慢性疲劳[20]。对免疫系统的器质性和心因性抑制似乎也是通过相同的机制来发挥作用的（第5章探讨）。

## 慢性疲劳综合征

慢性疲劳综合征与纤维肌痛有关，表现为严重的持续性疲劳及各种其他症状，如头晕、疼痛和认知障碍。许多人认为慢性疲劳综合征属于纤维肌痛 / 慢性疲劳综合征这一疾病谱。2003 年，作家劳拉·希伦布兰德在《纽约客》上发表了一篇题为《一场突如其来的疾病，我的生活是如何改变的》[21] 的文章，这是外行对慢性疲劳综合征最成功的描写之一。"一天早上，我醒来后发现四肢特别沉重，像灌了铅一样。我想坐起来但发现根本做不到。我躺在床上，耳边都是室友们早晨例行公事的声音。过了 2 小时我才站起来。去洗手间的路上，我不得不拖着肩膀靠着墙才能把身子挺直。"这件事发生在劳拉上大学的第 3 年，因此她不得不辍学回家，而且回家后的 3 年里，她几乎没法四处走动。在终于有所好转时，却因为一次可怕的经历又复发了。有次下暴雨的时候她被困在了车里。"连续两个月的时间，我都下不了楼。洗澡几乎也不可能。大约每周一次，我会坐在浴缸边上，拿毛巾把自己擦拭一遍。稍微用点力气就会发生意外。首先，我的腿会没有劲儿，根本没有站起来的力气。坐也坐不起来。接下来就是我的胳膊，根本抬不起来。还翻不过身。很快，我就连说话的力气也没有了。只有我的眼睛能动。每呼吸一次，我就在想还会不会有下一次。"除了极度疲劳，她还有许多其他症状，例如喉咙痛、恶心、头晕、发冷、出汗和思维混乱。"和别人说话的时候，我想的是一个词，但说出来的却是完全不相关的另一个词：'酒店'变成了'浮游生物'；'杯子'说出来的却是'松紧带'。我没法长时间地保持某个想法并在最后完整地表述出来。要过马路的时候，我会觉得人们在漫无方向地开车，让我一动都不能动。我与整个世界在感官上保持着一种距离，就像被裹在透明塑料袋里一样。"

希伦布兰德的就医经历代表了医学界对待这种怪病的态度。一开始医师认为她受了感染，可能得了链球菌性咽喉炎，但青霉素等任何抗生素对她都没有起作用。她又去看了一位内科专家，一系列检查后医师告诉她，问题不在于她的身体，而是精神上的问题，她应该去看精神科医师。然而，精神科医师却告诉她，他敢拿自己的名誉打赌，她的精神状况良好，只是得了生理上的疾病。看了这名精神科医师的检查报告，之前那位内科医师告诉希伦布兰德："再找一位精神科医师。"神经科医师对她也进行了检测，但仍无法解释她的症状。有的医师认为这是某种病毒，症状很有可能是单核细胞增多症，不过希伦布兰德转诊到一位专门治疗单核细胞增多症的医师那里时，医师却告诉她爱泼斯坦－巴尔病毒（于第8章探讨）血清检测呈阳性。医师十分确信希伦布兰德患有"爱泼斯坦－巴尔病毒综合征"，之后开始让她服用补充营养的药丸，而且标榜这些药丸可以治愈这种疾病。但是去过几次之后，希伦布兰德就不再抱有幻想了，因为不仅她的病情没有好转，她还发现这个医师把前来就诊的每个患者都诊断为爱泼斯坦－巴尔病毒综合征，甚至陪她前来就诊的母亲也包括在内。希伦布兰德还去找了一位女医师，几次过后，医师告诉她："我不明白为什么你一直要来。"然后医师走进候诊室对她母亲说："什么时候她才能意识到她的问题都是自己想象的？"在彻底放弃就医之前，希伦布兰德决定听从这位精神科医师的建议，去找约翰斯·霍普金斯大学医学院传染病科主任约翰·G.巴特利特医师。巴特利特医师看了希伦布兰德的病例并进行了一系列检查后告诉她，她确实得了一种"客观存在"的疾病——慢性疲劳综合征。病因还未可知，但是巴特利特医师认为可能源自某种病毒，不过肯定不是爱泼斯坦－巴尔病毒。巴特利特医师无法提供治疗，但称有些患者会自行康复。不过，当被问到这是不是意味着有些人无法康复时，他也做了肯定回答。尽管看起来很奇怪，但这次咨询似乎给了希伦布兰德一些安慰，因为有人认识到了她的病情，而且这些症状都是"真实的"。但症状一直还在，问题是如何与之共存。

眩晕有多种形式，是希伦布兰德慢性病的一个显著特征，从"脑雾"到近乎昏厥的眩晕。她说自己坐在床上看杂志的时候房间就会突然剧烈地旋转起来。"我扔下杂志，一把抓住梳妆台。感觉自己待在一艘远洋航行的船上。我紧紧抓住梳妆台。等着这种感觉消失，但是并没有……眩晕的感觉一直没有停止。与其说我躺在床上，不如说是骑在床上，因为我觉得床在不停地摇摆旋转……房间里的家具变得弯曲，四处滑动，四周的墙似乎也在不停开合。每隔几天，我都会有一种突然坠落的感觉，然后我就会伸出双臂抱紧自己……睡眠并没有带来任何缓解；梦里不是站在上下颠簸的船上，就是坐在失控的过山车上，又或者是待在遭遇强气流的飞机上，甚至处在一直坠落的电梯里。近距离看任何东西都会让我感觉天旋地转。我没法读书，也没法写作。我订阅了有声图书，但我没法一直跟着叙事者的思路。"

随着时间的推移，希伦布兰德的症状逐渐好转，但是她再也没能像常人一样，而且总是会有病情恶化的危险。"稍微出点差错，就能让我躺在床上好几个星期，所以，即使像洗澡和去邮箱拿东西这样再小不过的事情我都得费心考虑可能的代价。有时候病情莫名其妙就复发了。永远都在担心会不会突然垮掉，这种生活让我有很大压力，但我身体状况比较好的时候，会感觉相当不错。"也正是在身体状况比较好的时候，希伦布兰德才能完成她的畅销书《奔腾年代：一个美国传奇》（2001）和《坚不可摧：一个关于生存、韧性和救赎的第二次世界大战的故事》（2010），总销量超过1300万册。写作过程十分艰难，就像她说的那样，"一旦我低头工作，整个房间就会开始旋转，所以我把电脑放在办公室的一堆书上……当我累得坐不住的时候，我就把电脑放在床上。当我晕得看不了书的时候，我就躺下，闭上眼睛写东西。把要写的内容当成躯壳活在其中，我就会忘记这副让自己深受折磨的身体。"

心身疾病的症状怎么会如此严重，如此持久？希伦布兰德的一生都伴随着这种疾病，在许多方面，这比患有糖尿病和癌症等严重的器质性疾病还要糟糕。然而，医师也被难住了，无法解释她的症状。偶然的机会，当我读到劳拉·希伦布兰德的病例时，我收到了一封电子邮件，邀请我参加一项关于慢性疲劳综合征的调查。我看到的第一个问题是：你认为慢性疲劳综合征是一种神经系统疾病吗？这一提问概括了医师在处理心身疾病时所遇到的问题。当然，不管医师承不承认，慢性疲劳综合征都是一种神经系统疾病。任何称职的神经科医师看了希伦布兰德对其症状的描述后，都能意识到她患有神经系统疾病。所以，是时候摆脱术语方面毫无意义的冲突了。生理因素和心理社会因素是所有神经系统疾病产生的重要原因。有些疾病可能会导致重大的结构改变，而另一些疾病只会导致大脑发生生理变化，但其最终结果都如出一辙，即引起客观存在的症状。

## 诊断的不确定性

尽管绝大多数医学上无法解释的症状起源于心身疾病，但MUS和心身疾病症状并不等同。有些MUS的生物学原因尚待确定，而有些则是良性的生物学紊乱，无须治疗即可好转。医师们早就知道，当诊断存疑时需要等待一段时间，观察症状是否消失。对于慢性症状，最大的问题是需要多少检查来排除生理原因？不论检查次数多少，所有医学诊断都存在不确定性。19世纪末，著名的医学教育先驱威廉·奥斯勒在一场面对医学院毕业生的演讲中，强调了医师必须学会如何处理诊断上的不确定性："在你们即将进入的生活中，有一种令人苦恼的特点，一种会给你们良好品行施加压力、让你们无法冷静的特点，那就是不确定性，这不仅存在于科学艺术之中，还存在于让人之所以成为人的希望和恐惧之中。在寻求绝对真理时，我们的目标是不可达到的，必须满足于发现破碎的部分[22]"。一般说来，医师在向患者解释医学不确定性方面做得不好，特别是有关心身症状的不确定性。一些被误诊为心身疾病的普通生理疾病包括自身免疫性疾病、罕见疾病（遗传和获得性疾病）和许多女性疾病，尤其是心脏病。但正如前所述，心身症状更有可能被误诊为生物学症状。

心身疾病是一种单独的疾病吗？当前流行的生物-心理-社会医学模式假设了一系列疾病，从最有可能由生理导致的疾病到最有可能由心理-社会导致的疾病，但所有疾病背后都存在生理因素和心理社会因素。通常，医师在探讨症状的生物学意义时做得相当好，但在探讨心理社会意义上时却做得不尽如人意。为了规避患者的抗拒心理，医师要么通常使用一些模棱两可的术语，要么干脆回避这一话题。患者期望听到什么？患者向医师描述他们所认为的生理症状时，他们是否赞成医师评估心理社会问题？医师通常认为患者会赞成，这是因为根据希波克拉底的传统，医疗实践要求医师从精神、生理两个方面整体考虑。然而，生物伦理学家黛安·奥利瑞指出，患者不一定有这种概念基础："从最基本的意义上看，患者知道自己已经和医师达成一种不用挑明的协议，即他们为了自身症状而寻求的生理医疗服务是要收费的。所以医师一旦谈到情感领域而非进行生物治疗时，就不难想象患者通常会觉得这不是他们来的目的——这给了我们一个解释，一个患者为何会对心因性诊断表达不满的现成的解释[23]。"

患者真的如此抵触心身诊断吗？其实全在医师如何表述。显然，"这全是凭空想象"或者"你需要看精神科医师"此类的话注定会遭到失败。以我的经验，大多数患者愿意探讨心理社会问题及其对他们症状的影响。事实上，许多患者都抱怨，医师根本不会在这些问题上花费时间。患者需要时间诉说自己的故事，而且大多数情况下，如果给患者足够的时间，他们会介绍自己的心理社会问题。然而，时间是个关键因素，在当前的医疗体系中，医师觉得他们没有足够时间来解决复杂的心理社会问题。理想情况下，医师应该对所有症状都一视同仁，询问可能的生理因素和心理社会因素，让患者感到他们的症状受到了重视。心理社会因素是所有症状的成因，所以针对所有患者，医师通常都应该提供各种治疗方案，例如体育运动、压力调节技巧、应对策略、良好的睡眠习惯和健康饮食等。正如后文所述，无论患者症状的成因如何，这些治疗方案通常都是最有效的可用选择。在讨论目前有关心身症状的生物及心理社会原因的想法之前，看看这些想法在历史上是如何发展的是很有帮助的。这些知识将为理解心身症状的现代概念提供必要的知识背景。

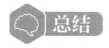 **总结**

尽管大多数医学上无法解释的症状是由心身疾病引起的，但患者通常会得到这些症状的医学诊断并接受治疗。如果暗示这些症状可能是潜在重大疾病的先兆，并且提供意义可疑的检测结果，医师就可能在无意中加重患者的症状。慢性疼痛是迄今为止最常见的医学上无法解释的症状，其次是疲劳和头晕。压力，被定义为无力应对，是大多数心身症状的根源，调节压力应该是任何治疗方案的中心任务。

## 参考文献

［1］　Scheurich N. Hysteria and the medical narrative. Perspect Biol Med. 2000;43:465.

［2］　Barsky AJ, Borus JF. Somatization and medicalization in the era of managed care. JAMA. 1995;274:1931–4.

［3］　Netfix documentary, Gaga: Five Foot Two. Director, Chris Moukarbel, Live Nations Productions.

［4］　Banach JE. Lady Gaga's new Netfix documentary is a rallying cry to those who suffer from chronic pain. Vogue, September 22,2017.

［5］　Mitchell SW. Lectures on diseases of the nervous system, especially in women, vol. 1881. London: Royal College of Physicians of Edinburgh. p. 87–8.

［6］　Osborn J, Derbyshire SWG. Pain sensation evoked by observing injury in others. Pain. 2010;148:268–74.

［7］　Shorter E. From paralysis to fatigue: a history of psychosomatic illness in the modern era. New York: Free Press; 1992. p. 286.

［8］　Shorter E. From paralysis to fatigue: a history of psychosomatic illness in the modern era.

New York: Free Press; 1992. p. 288.

［9］Shorter E. From paralysis to fatigue: a history of psychosomatic illness in the modern era. New York: Free Press; 1992. p. 288.

［10］Shorter E. From paralysis to fatigue: a history of psychosomatic illness in the modern era. New York: Free Press; 1992. p. 295.

［11］Buonomano D. Brain bugs. How the Brain's flaws shape our lives. New York: WW Norton; 2011. p. 141.

［12］Hyland ME, Hinton C, Hill C, Whalley B, Jones RC, Davies AF, et al. Explaining unexplained pain to fibromyalgia patients: finding a narrative that is acceptable to patients and provides a rationale for evidence based interventions. Br J Pain. 2016;10:156–61.

［13］Sah P, Westbrook RF, Lüthi A. Fear conditioning and long term potentiation in the amygdala. Ann N Y Acad Sci. 2008;1129:88–95.

［14］Bystritsky A, Khalsa SS, Cameron ME, Schiffman J. Current diagnosis and treatment of anxiety disorders. Pharm Ther. 2013;38(1):30–8.

［15］Private patient of RWB, details changed to protect privacy.

［16］LeDoux JE. The emotional brain. New York: Touchstone; 1996. p. 303.

［17］Watson D, Pennebaker JW. Health complaints, stress, and distress: exploring the central role of negative affectivity. Psych Rev. 1989;96:234–54.

［18］Segerstrom SC, Miller GE. Psychological stress and the human immune system: a meta-analytic study of 30 years of inquiry. Psychol Bull. 2004;130:601–30.

［19］Cohen S, Tyrrell DA, Smith AP. Psychological stress in humans and susceptibility to the common cold. N Engl J Med. 1991;325:606–12.

［20］Rider P, Carmi Y, Cohen I. Biologics for targeting inflammatory cytokines, clinical uses, and limitations. Int J Cell Biol 2016, pp1–11.

［21］Hillenbrand L. A sudden illness. How my life changed. The New Yorker, 2003 July 7.

［22］Osler W. Aequanimatas. With other addresses to medical students, nurses and practitioners of medicine. 3rd ed. Philadelphia: P. Blakiston's Son and Co.; 1932. p. 6–7.

［23］O'Leary D. Why bioethics should be concerned with medically unexplained symptoms. Am J Bioeth. 2018;18:8.

# 第**2**章　对癔症的早期看法

基本观点仍然是：疾病这一领域的划分并不稳定，病因学和疾病分类学总是会不同程度地发生改变，医师通常和患者一样，也无法摆脱所处时代下的看法和偏见。

安德鲁·斯卡尔[1]

癔症（Hysteria）这个词源自希腊语子宫（hysterika）。在古代文明中，这个词通常用来描述一种神经过敏、昏厥、疼痛、疲劳、虚弱等多种症状的综合征，而且通常认为这些症状只会出现在女性身上。对癔症的确切描述首次出现在《希波克拉底文集》中，这是一本公元前 5 世纪的文集，其中有许多都被认为是医学之父、古希腊医师希波克拉底的作品。希波克拉底及其拥护者都认为，癔症是由"子宫游离"所引起的。尽管在今天看来很奇怪，那些古代的医师认为子宫可以移动到身体各处，出现何种症状由子宫最后所处的位置决定。疲劳、缺乏水和食物、缺乏性生活以及子宫过于干燥或者轻盈都是引起子宫移动的因素。子宫在女性体内向上移动时会强行进入身体中心的拥挤地带，会使人呼吸困难，然后说不出任何话来，甚至晕厥。一些古代医师将子宫比作一只邪恶的动物（"动物体内的动物"），会胡乱地四处移动，并入侵肝、脾、胃等器官，还会下垂到阴道的位置[2]。由于医师觉得子宫喜欢香气、排斥臭味，所以他们治疗癔症的方式包括用蜂蜜按摩阴道以及让女性嚼蒜。当医师一旦诊断子宫向上移动到了腹部，就会用手把它往下按压，并在胸腔下方绑紧绷带让子宫往下移动。

## 癔症和女性性行为

古罗马著名医师盖伦对子宫游离这一论断提出了质疑，但他也认为子宫是问题所在，可能子宫会向上释放气体，从而影响了身体的其他器官[3]。原因是对性生活的剥夺，治疗方法也就相应变成增加性活动。医师会让出现癔症症状的已婚女性和丈夫同房，要求适婚年龄的单身女性准备结婚。至于其他女性（寡妇、婚姻不幸的女性和修女），治疗方法包括骑马的时候剧烈晃动、在秋千或椅子上晃动骨盆以及让医师或者产婆用手指帮她们按摩外阴。这种认为癔症是一种女性特有的疾病，而且可以通过性生活来治疗的观念贯穿了整个中世纪，一直延续到现代。盖伦对常规医学实践的影响持续了一千多年。17世纪，被誉为"英国的希波克拉底"的著名医师托马斯·西德纳姆注意到，在他以往的诊断中，只有"发烧"这一症状比癔症更常见。17世纪法国著名外科医师安布鲁瓦兹·帕雷建议癔症患者应该增加和丈夫的性生活。有趣的是，医师不允许患者自慰，甚至认为自慰会引起或加重症状。医师会试图让患者"癔症发作"，但并没有提到性高潮是他们刺激治疗的目标。对女性性满足的理解在当时受到了严重的限制，人们普遍认为，女性获得"真正"性满足的唯一方法就是让勃起的阴茎插入阴道以及男性性高潮。

许多医师觉得用手指按摩来治疗癔症的过程单调乏味而又特别费时，所以他们让产婆来做这项任务[4]。一些有钱的女性会被介绍去泡温泉，接受水按摩疗法。在美国，女性通常是这些所谓水疗机构的老板。19世纪后半叶，美国内科医师乔治·泰勒发明了一种蒸汽动力的振动器，用来按摩癔症女患者的骨盆，并获得了专利。泰勒告诫不要"过度沉迷"他发明的振动器。几年后，英国医师约瑟芬·莫蒂墨·格兰威尔发明了第一台电池驱动的机电振动器，尽管他最初只建议用来按摩肌肉，不过很快就在治疗癔症方面得到了广泛应用。20世纪初，这些设备的销售目的是恢复女性健康，给她们带来"青春的所有乐趣"，同时男性也可以把设备当成礼物送给妻子或者女朋友，让她们"重新容光焕发"。西尔斯和罗巴克公司的产品目录就宣传过一种多功能的振动器，可以用于搅拌、研磨和调配等各种家庭杂事。

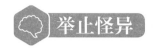 **举止怪异**

如前所述，许多症状都被归因于癔症。非特异性症状如头晕、疲劳、体虚、全身疼痛、情绪爆发、认知障碍和头痛是最为常见的。还有一种窒息感，就好像喉咙里面有个球挡住呼吸一样，这就是所谓的癔球症。在公元1世纪，古罗马著名医师塞尔苏斯指出，癔症发作和癫痫发作十分相似，但通常不会出现痉挛和口吐白沫。麻木、面部和肢体抽搐，跑、跳、打滚以及嘶喊（尤其是咒骂）等行为，都是癔症患者表现出来的症状。

14世纪中期，欧洲莱茵河流域有数百人都莫名其妙地跳起了舞[5]。他们不分昼夜地跳，不吃饭也不睡觉。这种情况后来出现在整个欧洲的城镇，几个月后逐渐平息。一个多世纪后，这种所谓的"跳舞狂潮"又在斯特卡斯堡重新出现，当地的医师和修道士详细记录了这次情况。大约有400名男性、女性和儿童参与其中，数十人死亡。大约在同一时期，在15世纪后期，在整个欧洲的女修道院里爆发了一种奇怪的行为。成群的修女嘶喊谩骂，进入一种恍惚状态，还会模仿猫狗的行为，甚至做出一些下流的动作，比如掀起道服、模仿性交。有些修女还会向牧师求欢，声称自己与魔鬼或是上帝存在肉体关系。

不出所料，人们怀疑她们可能是被魔鬼附身了，很多人都接受了驱魔仪式，修女尤其如此。当时有些医师认为这可能是某种群体中毒，比如吃了被麦角菌污染的食物，但他们无法找到解释这种现象的某种食物或者环境污染。最有可能的是，这些怪异行为的流行代表了第一个有记录的群体癔症——现称为群体心因性疾病，定义为在无法明确病原体的情况下，两人及两人以上出现生理症状及其相关信念。

**癔症和神秘学**

在17世纪，人们将癔症归因于女巫的咒语，为人们理解该病及其产生环境的重要性提供了弥足珍贵的视角。有两起记录详细的案例都认为是女巫引起的癔症，一起发生在 20 世纪初的伦敦，另一起发生在同一世纪末的马萨诸塞州的塞勒姆镇。1602 年，伦敦一位富商 14 岁的女儿玛丽·格洛弗在喝牛奶酒时突然出现了一种窒息感[6]。她的喉咙似乎肿了起来，甚至咽不下光滑细腻的流食。这些症状始于一位上了年纪的女邻居伊丽莎白·杰克逊，她来到玛丽家，向玛丽母亲抱怨称她受了玛丽的虐待。当杰克逊瞪着玛丽不停咆哮的时候，症状就开始了。玛丽就会开始喘不上气，同时也听不见、看不到，通常是由试图进食而引起。玛丽的症状特别严重，家人一度觉得她会因此丧命。有邻居听到杰克逊夫人感谢上帝让折磨自己的人遭到了报复。接下来的几天，玛丽一碰到杰克逊夫人，就会出现一些奇怪的翻滚症状，先是把头向后伸，然后身体向后倒，接着不停翻滚，把头弯在两腿中间。需要好几个女人才能阻止玛丽翻滚，以免她伤到自己。

接下来的几周，玛丽出现各种各样的症状，她会扭曲自己的身体，在房间里跳来跳去，做出奇怪的呼吸方式以及大喊大叫。有时候，她会大声赞美上帝，请求上帝把她从痛苦中拯救出来。玛丽这些奇怪的症状传遍了整个伦敦，一些虔诚的清教徒和怀疑人士都会前来目睹一番。最后，玛丽被带到当地警长办公室，与被指控犯下这种恶行的杰克逊夫人对质。在这次及之后几次和杰克逊夫人的会面中，玛丽甚至会表现出更加夸张的症状，会大喊大叫、睁大眼睛发呆，还会抽搐以及扭曲身体，这些症状会连续出现几个小时。她会用力闭紧嘴巴，鼻子里面发出一种含糊不清的声音，听起来像"绞死她"。这些症状只有杰克逊夫人在场的时候才会发作。

当然，会有人怀疑玛丽这些奇怪行为的真实性。玛丽是否只想报复她认为折磨自己的杰克逊夫人呢？玛丽和杰克逊夫人都被要求向当时的伦敦特委法官克鲁克先生报告情况，以进一步评估此事。克鲁克先生首先让另外一名女性扮成杰克逊夫人走进房间，试图欺骗玛丽，但玛丽并没有任何反应。当杰克逊夫人乔装走进房间后，玛丽立刻开始发作，鼻子发出一阵怪声。接着克鲁克决定在玛丽其中一个症状发作的时候测试她，她会一直盯着某个地方，但不会做何反应。克鲁克拿了一根燃烧的蜡烛，把火焰首先靠近玛丽的脸，然后靠近眼睛，就好像要烧她一样，但是玛丽没有躲闪，也没有眨眼。克鲁克接着拿了一个燃烧的纸团放在玛丽的右手手心，但她还是没有任何反应，即使症状消失以后她的手心被烧伤了。

最终的判决是：有人对玛丽施了咒，导致她被魔鬼附身，而这一切都源自杰克逊夫人。审判在普通诉讼法院进行，由埃德蒙·安德森爵士担任审判长。埃德蒙·安德森是一位旨在寻找女巫的法官，臭名昭著。在审判中，伦敦医师学会的一位杰出成员爱德华·乔丹作证道，他相信伊丽莎白·杰克逊没有使用巫术，玛丽只是患有一种叫癔症的身体疾病。他指出因为玛丽的子宫和大脑先后受到影响，才会出现一些奇怪的症状，人们应该寻找药物进行治疗，而不是将其归因为超自然。不过乔丹也承认自己无法证明这一诊断，也无法保证能治好玛丽。安德森法官不同意乔丹的这种说法，并提醒陪审团杰克逊夫人在念主祷文时磕磕绊绊，身上还有女巫标记（疣）。陪审团判定杰克逊夫人使用巫术，法官最后判她入狱并示众。幸好支持伊丽莎白·杰克逊的人表示担忧，杰克逊的判决才被暂缓，但是两年后法律得到修改，将使用巫术定为死刑，导致许多女性因为使用此类女巫咒语而被绞死。

1692 年，马萨诸塞州塞勒姆镇有位名叫萨米尔·帕里斯的牧师，他 9 岁的女儿和 11 岁的侄女突然出现了一些奇怪的症状，她们变得精神恍惚，大骂上帝，还做出一些奇怪的行为，例如学狗叫，在房间里面四处跑跳打滚[7]。后来有关这些症状的消息传遍了整个塞勒姆镇，而且又有几个年轻姑娘开始做出同样的行为。就像玛丽·格洛弗的情况一样，人们觉得这些症状可能是由邪恶力量造成，要求姑娘们指出她们症状的来源，这些姑娘称镇子里有 3 个女人是女巫。一个名叫提图芭的黑奴，在牧师帕里斯家做工；一个人缘不好的女人，镇子里的人都知道她威胁过邻居；一个还没结婚就和男人同居好几个月的女人。塞勒姆镇的执法官审问了这 3 个女人，结果其中两人否认自己是女巫，也不知道与此相关的任何事情，但对超自然事物兴趣浓厚的提图芭欣然认罪，还扬言塞勒姆镇还有很多人会巫术。接下来的几个月里，塞勒姆镇 150 多人都被指控使用巫术，其中有 14 个女人和 5 个男人被处以绞刑。第 20 名受害者是位名叫吉尔斯·科里的农民，为了让他招供，人们在他身上放了一块木板，然后把石头放在上面，最后压死了他。对女巫的搜寻甚至蔓延到了塞勒姆镇附近的安多佛镇。

在 17 世纪的伦敦和新英格兰，这些年轻姑娘所患的疾病有些相似之处。一些常见的症状包括睁大眼睛一直盯着、说不出话也看不见东西、吞咽困难、呼吸异常、感到窒息、奇怪地扭曲身体、姿势奇怪地站着、行动或说话时都会抽搐。同一家庭或同一村镇如果有很多人都出现这些症状，就说明症状有固定的出现模式。甚至在早些时候，有人怀疑这些症状的真实性。这些姑娘是不是在装病，企图利用这些怪异行为来获取好处？就像玛丽·格洛弗的情况一样，医师等许多表示怀疑的人士试图通过一些手段让这些姑娘暴露自己的欺骗行为，但明显没有成功。这些姑娘似乎处于一种精神恍惚的状态，面对威胁和痛苦都无动于衷。

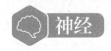 神经

17 世纪初期，人们对神经、大脑及其它们在控制行为中的作用知之甚少。神经和大脑功能的相关理论是建立在动物精神和灵魂等难以解释的事物的基础上的。17 世纪法国著名哲学家勒奈·笛卡尔提出了一个内容丰富的理论，来解释大脑在自愿行为和非自愿行为中的作用[8]。他认为神经是一些中空的管道，连接着大脑中充满液体的区域（称作脑室）。至于反射行为，例如疼痛刺激会导致回缩，笛卡尔假设每个神经管中都有一些细丝，控制着脑室中的微小瓣膜，从而使动物精神进入神经。引起皮肤疼痛的挤压或温度会移动细丝（就像拉绳子摇铃一样），打开瓣膜，将动物的精神从脑室中释放到神经，从而导致肌肉反射收缩。对于自愿行为，笛卡尔认为松果体中含有理性永生的灵魂，可以感知疼痛和快乐，还能决定脑室中小瓣膜的开合以此控制精神流动。打个比方，蜘蛛待在蛛网中央就能察觉到蛛丝上任何细微的晃动。灵魂与大脑各自分开，人死后还可以继续存在。笛卡尔选择松果体的原因是，松果体只有一个（因为只有一个灵魂），并且位于脑脊液包围着的左右两个侧脑室之间。但批评论者立即指出这一含义不变的事实：松果体在进化级别较低的动物中比在人类中更为明显，而且松果体位于脑室之外，因此不与脑脊髓液接触。

笛卡尔的理论简单机械地解释了反射行为，因此变得非常流行，但也导致了一些意想不到的后果。该理论引发了一个有趣的提问：动物是否能感到疼痛？科学界顿时出现了激烈的讨论。笛卡尔所信奉的天主教教义教导，只有人类才有永生的灵魂，因此非人类的动物无法"感受"疼痛。非人类动物的脑室尽管也有控制反射行为的动物精神，但缺乏感知疼痛和快乐等情绪的永生灵魂。这听起来有些可笑，因为我们都见过动物受伤后也会龇牙咧嘴地呻吟，这表明它们在饱受痛苦。然而笛卡尔却把这些对痛苦的反应看成自动反射，说明不了动物可以"感受"到疼痛。这就导致笛卡尔及其众多拥护者会对动物进行实验，但却不考虑它们是否疼痛。果不其然，反对笛卡尔的人士发起了一场反对活体解剖的运动。

1644 年，笛卡尔出版了他的著名著作《哲学原理》，与此同时，英国牛津大学的一位年轻医师托马斯·威利斯正在忙着解剖数以百计的动物和人类，其中包括许

多他自己的患者，他们都死于脑部疾病。威利斯用放大镜观察神经时发现，它们都是一些实心的绳索，而不是中空的管，所以他觉得神经上一定有特别细小的毛孔才能让动物精神穿过。在威利斯看来，动物精神是一种源自灵魂的基本力量，可以在神经中移动。他发明了将大脑从头骨中分离并保存的方法，以便他能进行更细致入微的研究。威利斯推测，反射过程和认知过程的核心在于大脑本身，而不在于脑室。通过感觉神经到达大脑的动物精神，要么向下被反射回肌肉的运动神经以引起反射行为，例如疼痛刺激会让人把手往回缩，要么穿过大脑皮质蜿蜒曲折的沟槽，从而产生一些复杂的想法以及引起行为反应，例如痛苦和快乐。威利斯还认为，动物精神由神经传入肌肉，不会导致肌肉膨胀，而是引发一种化学反应——能使肌肉收缩的"一种爆炸"[8]。威利斯不仅是位医师，还是一名炼金术师。他在 1664 年出版的《大脑解剖学》中使用"神经学"一词来解释自己的"神经学说"。

威利斯在他的书中指出，对神经系统的研究"揭示了我们身体中发生的许多行为和情感的真实原因，否则要解释这些问题简直难如登天：从此处，一些通常认为源于女巫施咒的隐藏疾病和症状会被发现并得到满意的解释"[9]。也就是说，癔症和类似的疾病根源于大脑。威利斯认为，古代的子宫游离理论从解剖学上看，并不可能，而且他观察到经前和绝经后女性都会出现相同的癔症症状，这与另外一种流行理论即月经期间释放的蒸汽在体内向上移动也不相符。此外，威利斯还观察到，男性和女性一样也会出现相同的癔症症状，不过名称不同，比如会被叫作疑病症，而且会被归因于其他原因，如脾脏阻塞等。威利斯建议治疗患者时可以说些"好话"，以"更温柔的态度进行诊断"，而不是通过放血、灌肠和催吐等传统疗法来清空身体[10]。

## 🧠 癔症，一种神经紊乱

到了 17 世纪末，尽管有关癔症的传统妇科理论仍然在广泛的医学实践中根深蒂固，但大城市的医师和他们的许多富人患者都接受了这种疾病源于"神经"。像专属于女性的癔症、气雾症与专属于男性的疑病症和脾脏等术语经常交替使用，用来描述一些区别于精神失常、精神错乱和重度抑郁症等严重神经系统疾病的轻微神经系统症状。理查德·布莱克默尔爵士是 18 世纪早期皇室及富人阶层的一位杰出医师，他出版了一本题为《脾气论：或癔症和歇斯底里的情感》的著作，他在书中写道"女性体内的蒸汽及男性体内的怒气是两种性别都不愿意拥有的"[11]。他强调道，患者不愿接受这些诊断，因为许多普通人都觉得它们纯属凭空想象，但是他们所受的疼痛与折磨却与其他疾病患者所遭受的一样客观存在。针对这些神经系统疾病，布莱克默尔反对放血和灌肠等过激疗法，而是建议使用鸦片等镇静药物，使患者精神放松从而恢复健康。他进一步指出，这类患者中有许多人都患有焦虑和抑郁，休息和镇静药物也能缓解这些症状。毫无疑问，布莱克默尔的读者不仅包括他的医师同行，还包括那些受教育程度高的富人患者，相比布莱克默那些同行提供的过激疗法，这些富人更愿意接受温和的治疗方法。与当今的医疗实践一样，18世纪的医师要想维持生计，就需要接受心因性疾病患者。

## 癔症的早期治疗

16世纪，将哲学家和炼金术士集于一身的瑞士籍德裔内科医师菲利普斯·冯·霍恩海姆首次以鸦片酊的形式将鸦片引入欧洲医学界。鸦片酊由鸦片和酒混合而成，可以用来治疗神经紊乱。冯·霍恩海姆更广为人知的名字叫帕拉塞尔苏斯，在拉丁语中意思为"等同于塞尔苏斯"（古罗马一位著名医师），他用德语而非拉丁语进行讲学，这样普通民众也能理解他的想法。在英国，托马斯·西德汉姆使用鸦片酊制剂来治疗癔症和各种各样的神经系统疾病。他指出，癔症可以模仿任何器质性疾病，例如脑卒中、伴有呕吐的头痛（偏头痛）和心悸。西德汉姆将鸦片融在雪莉酒中，然后加入藏红花、肉桂和丁香，最后制成鸦片酊。随着使用鸦片酊治疗神经系统疾病变得越来越受欢迎，鸦片酊成瘾成了英国社会的一大健康问题。柯南·道尔笔下的神探夏洛克·福尔摩斯和维多利亚时期作家托马斯·德·昆西，就是对鸦片酊成瘾的两个著名人物，其中昆西的《一个英国鸦片吸食者的自白》至今仍被视为有关毒瘾的最好著作之一。

在整个18世纪和19世纪，患有癔症等心因性疾病的患者是欧洲医学实践的主要对象，伦敦、巴黎和维也纳这样的大城市更是如此，这些城市吸引着最好的医师。医师通过将患者的症状归因于神经过敏，并将其置于躯体疾病的框架中，医师就能证明长期就诊和进行一系列的治疗是合理的，尤其针对富人客户。他们治疗的目的是缓解神经过敏。他们会使用包括溴化物、鸦片、奎宁、士的宁和砷、汞在内的许多药物。在美国，被誉为美国精神病学之父、《独立宣言》签署人之一的本杰明·拉什认为，精神疾病可以通过改变大脑循环而引起一些躯体症状。1812年，他出版了美国第一本关于精神疾病的教科书《精神疾病的医学调查与观察》，在这本书中，他试图在精神病学和普通医学之间架起桥梁[12]。在医学实践中，作为费城学院的医学教授，拉什会使用一些现在被认为是过时甚至残忍的疗法。例如，他支持以甘汞的形式使用水银，称其可以消除大脑的病态兴奋。不幸的是，水银是一种可以杀死神经细胞的有毒物质，所以要想达到镇静效果，就要以牺牲一些神经细胞为代价。拉什还特别喜欢给患者放血，有时候患者总血量的一半都被放出体外。拉什所采用的清洗和放血疗法是19世纪初美国医学实践的缩影。

通常，医学治疗的补充是建议患者去海边或者山上，清澈的海水和清新的山间空气有助于缓解神经过敏。在英国，非常流行去巴斯沐浴、再喝点含硫水。医师还会建议泡热水澡或冷水浴来缓解神经过敏，所以德国一些温泉浴场在治疗神经系统疾病方面广受欢迎。许多人仍建议用温水按摩骨盆来刺激女性生殖器。这种所谓的水疗的确招来了批评，欧洲许多杰出的医师认为这是一种骗术。电疗法是另一种治疗癔症的方法，始于18世纪中期，但直到19世纪末和20世纪初，才广泛用于治疗心因性疾病。在18世纪后半叶，有几篇关于莱顿瓶的报道，这是一种可以储存和释放电火花的便携式仪器，用来治疗癔症导致的体虚和疲劳。美国电力爱好者本杰明·富兰克林称用莱顿瓶治好了一位姑娘的癔症。18世纪末，意大利生物学家路易吉·伽伐尼机在机缘巧合下观察到可以用电脉冲刺激青蛙的腿，使其抽搐，从而首次了解了神经是如何工作的。伽伐尼认为神经会产生电流，他观察到的肌肉抽搐是由电流引起，而不是"动物精神"。这种观点十分具有革命意义，因为当时人们相信生物体与无生物体是由完全不同的原则所支配的。如果电能激活神经，那么它可能对于治疗神经紊乱有帮助。19世纪末，世界各地的大医院都设置了电力科，配备了莱顿瓶以及新开发的一些电池，可以将电流施加到身体的不同部位，包括头部。

尽管接受了这些不同的治疗方法，但癔症患者似乎很少出现好转的迹象，如果经济条件允许，他们会继续咨询很多医师。毫不奇怪，有些患者会对医疗行业产生敌意。但医师也抱怨称，他们得和这些长期抱怨的患者打交道，这些患者似乎铁了心想要一直病下去。许多医师认为症状要么源自病变，要么源自欺骗。只有这两种情况。因此，他们建议使用一些具有虐待性质的方法来治疗癔症。当时杰出的英国医师 W. 泰勒·史密斯会用往直肠中注入冰水、在阴道中放入冰块以及在阴唇和子宫颈上放蚂蟥，来治疗那些挤满候诊室的"紧张"的更年期女性[13]。其他医师建议用腐蚀剂来灼烧女性生殖器。尽管这些极端疗法能在早期理论中找到一些基础，但这些方法也反映了许多医师对患有这种疾病女性的愤怒。1853 年，另外一位英国医师罗伯特·布鲁德内尔·卡特出版了一本名为《论癔症的病理与治疗》的专著，他在书中推测，尽管癔症初期可能由某种病变引起，但久而久之就会演变为患者故意表现出来的二级和三级症状[14]。也就是说，卡特认为癔症患者是在假装生病。卡特觉得他们的症状与他们的医师之前提出的疾病有关，或者与他们从别人身上看到的疾病有关，但这些症状并不客观存在，应该遭到鄙视。与史密斯不同，卡特认为给这些患者施加生理疼痛完全没用，这是因为他们给自己造成的痛苦早已超过任何医师所能施加的痛苦。卡特表示，医师必须突破"患者的道德忍耐力"[15]。无论症状有多严重，医师都应该无动于衷，不表现出任何同情或者惊慌。卡特建议医师发起"心理战"，通过羞辱以及扬言公开来达到治疗目的。"任何情况下，都有必要使用直白的语言，直接表明这是自私和撒谎的行为，不用在意是否礼貌得体"[16]。卡特同样指责癔症患者的家属，认为他们经常自鸣得意地支持患者的想法，干涉他治疗患者的过程。家属无法相信他们平日乖巧的女儿竟然是在装病。卡特对癔症患者的强硬管理态度如今在医学领域仍然可见，英国尤其如此。20 世纪 60 年代，我曾在伦敦的圣玛丽医院做交换生，回想起那段时光，我会莫名感到一阵不安。神经科住院主任医师爱德华兹教授通常在检查室接待患者，而我们学生会坐在一旁观察。如果患者的所有症状都表明是癔症，我们也可以判断出来，因为此时爱德华兹医师脖子上的血管会鼓起来，而且满脸通红。随着检查继续进行，如果爱德华兹医师确信患者得了癔症，他就会突然发作大骂患者。有几次情况特别可怕（对我们学生和患者来说），爱德华兹医师直接把患者赶出房间，大叫着"你怎么敢浪费我宝贵的时间？"和当时的其他治疗方法一样，卡特及其拥护者称对抗性治疗的成功率很高，但是没有数据支撑这一说法，而且人们可能会有理由猜测，卡特说的成功是不是指患者几乎没有再来复查。

## 脊髓刺激及脊髓反射理论

在 19 世纪早期，格拉斯哥皇家医院的主治医师托马斯·布朗引入了"脊髓刺激"来解释癔症[17]。过度的感觉刺激会造成脊髓刺激以及一系列感觉症状和运动症状，例如头晕、头痛、抽搐、麻木甚至痉挛。布朗在皮肤上寻找可能是脊髓刺激源的敏感区域，然后用水泡、蚂蟥以及拔火罐来攻击它们。他认为女性的子宫系统会提供一个持续的脊髓刺激源，这也是女性为什么会产生"易怒体质"的原因。脊髓刺激理论的一个内在分支是癔症的脊髓反射理论。脊髓作为控制肌肉和身体器官的反射中枢当时才刚开始被人们认识。来自皮肤和其他身体器官的感觉信号触发了脊髓的反射性运动反应。由于脊柱在当时被认为是神经系统的主要反射中枢，因此脊柱中的神经可以控制所有身体器官，并可以在潜意识水平上产生症状。反射理论同时还解释了身体某个部位的疾病如何影响其他部位。人们认为女性生殖器官最容易受到刺激，所以这些器官也最能触发导致全身症状的反射反应。大多数医师仍然认为子宫是产生反射的主要器官，但这是因为子宫患病或者发炎，而不是古代所称的子宫游离。通过脊柱反射，它会影响身体所有的器官，包括心脏、胃、皮肤、眼睛和耳朵等。眼科医师诊断癔症，是起源于子宫的眼疲劳。消化不良和胸痛也都归因于子宫刺激。反射还可能波及大脑，压制理性，从而导致各种各样的神经系统症状。安德鲁·斯库尔在其著作《癔症》中幽默地总结了脊髓反射理论具有以男性为中心的基本特征："女人拥有一个体积庞大而结构复杂的生殖器官，但智商却很一般，因此相比同一物种的男性，她们更容易受到反射作用的支配，从而丧失理性思维"[18]。

脊髓反射理论通常可以将癔症分为运动性和感觉性两种。运动性癔症的特点是会让患者出现麻木、抽搐、肌肉收缩和痉挛运动症状；而感官性癔症的特点则是让患者出现疼痛、麻痹、感觉异常、头痛、头晕和疲劳等感觉症状。大多数患者会同时表现出运动症状和感觉症状，但也有一些患者只会出现其中一种。我们会看到，这种综合征久而久之就会从以运动症状为主演变为以感觉症状为主。

19 世纪中期，莫里茨·隆伯格（柏林）和夏尔.爱德华·布朗－塞加尔（巴黎）这两位杰出的神经科医师采用脊髓反射理论来解释他们的患者身上出现的一系列症状[19]。隆伯格因以其名字命名的神经系统测试而广为人知，患者在测试中双脚并拢站立，先睁开眼睛然后再闭上。闭上眼睛会导致失去平衡，说明丧失了对周围的感觉，例如周围神经病变就会导致这种情况。在隆伯格所处的那个时代，这个测试对确认脊髓痨最有帮助，而脊髓痨是神经梅毒的一种变体，会选择性地感染脊髓背部（脊柱）的感觉束。隆伯格和许多人一样认为，男性和女性都会患上癔症，但在女性群体中更为常见，这是因为女性生殖器官长期受到刺激，而男性生殖器官则更稳定。对女性来说，经期和孕期会增加刺激，从而可能引起癔症发作。隆伯格对宫内系统使用局部疗法来减少兴奋，并建议通过休息和沐浴来减少反射神经兴奋。他同时建议女性抵制身体冲动，即自慰。他认为自慰会冲击脊髓，使神经冲动引发反射性感官及运动症状。隆伯格为以后采用更残忍的疗法来防止自慰奠定了基础。

布朗-塞加尔1818年出生在巴黎，父亲是美国人，母亲是法国人。他先在巴黎接受医学培训，之后在哈佛医学院任教，然后在纽约和伦敦从事神经学，最后回到巴黎接替克洛德·贝尔纳担任法兰西公学院实验医学教授。布朗-塞加尔在其职业生涯早期关注的是脊髓中的感觉和运动通路，他首先用豚鼠进行研究，之后再在患者身上研究。切断豚鼠右侧脊髓会导致其右腿丧失肌肉功能，其左腿丧失痛觉和温度感觉。他的结论是，疼痛信号和温度信号进入脊髓后相互交叉，并反向运行。后来布朗-塞加尔详细描述了对脊髓受损患者的研究；在研究中，他精确标记了痛觉、热觉、冷觉和触觉消失的位置，认为每种感觉会从脊髓的不同传导束中向上移动。一条腿无力、另一条腿丧失痛觉和温度感觉，这种神经系统症状（布朗-塞加尔综合征）仍是脊髓一侧（无力一侧）受损的可靠指标。布朗-塞加尔根据脊髓反射理论，对癔症患者的皮肤进行了详细检查，试图寻找他们症状的触发点。一旦明确触发点，他就会用棉芯（泡在一种叫作艾的可燃物中）烧灼这些区域的皮肤。通常情况下，这种治疗造成的疼痛会非常强烈，患者一般会痛苦地大叫，许多人还会被严重烧伤，几个月后才能痊愈。

布朗-塞加尔在英国医学杂志《柳叶刀》上发表了一系列文章，他提出受到刺激和患病的神经产生的分泌物会进入血液，影响包括大脑在内的远处器官，这为癔症反射理论增加了新的见解[20]。他觉得生殖泌尿器官中的神经尤其容易产生遍及全身的分泌物，从而导致疼痛和消化不良等症状。如果这些分泌物流到大脑，就会导致癔症和精神失常等许多神经系统疾病。而所有这些危害极大的神经系统疾病可能只是因为骨盆神经稍微受了刺激。布朗-塞加尔72岁时声称已经发现了不老秘密，他给自己注射了豚鼠和狗睾丸中提取的液体，引起一时轰动。布朗－塞加尔注射这些液体之后幸存了下来，不过几年之后却死于自然原因。

## 攻击女性的生殖器官

19世纪中期，尽管神经学家及其理论对女性生殖泌尿系统造成了威胁，但相比一些亚专科医师，他们所采用的疗法还是相对温和的。神经科医师（当时被称为精神病学家和精神病院监督员）认为女性自慰是造成癌症和精神错乱的关键因素。这一理论催生了许多疗法，例如用热熨斗烧灼女性的生殖器官或者在上面涂抹各种腐蚀剂，以阻止这种"肮脏的习惯"。与妇科学这一新发展起来的亚专科对女性生殖器官的攻击相比，一些具有虐待性质的治疗方法甚至都相形见绌。这些男性医师中有绝大多数都认为，患者的盆腔器官正在危害患者的情绪健康。此外，这些医师使患者相信自己的盆腔器官有毒，而且需要切除。

英国著名的妇科医师艾萨克·贝克·布朗认为阻止自慰的疗法治标不治本，并建议直接瞄准问题所在，切除女性的阴蒂。贝克·布朗以其外科技术而为人所知，他是在分娩和妇科手术中使用三氯甲烷的首位医师。1854年，他出版了《女性外科疾病》一书，确立了自己作为妇科医师的杰出地位，而且后来当选为伦敦医学会主席。贝克·布朗在后来的一本书中明确告诉读者，自慰会引起脊髓刺激，从而导致癌症、痉挛、白痴、躁狂，甚至死亡[21]。他称自己的极端疗法是防止自慰引起的神经衰弱的唯一方法。为了切除阴蒂，贝克·布朗会用一把弯钳夹住它，并用一块烧红的烙铁沿底部移动。他夸口称患者只要做了这个手术就会恢复健康[22]。贝克·布朗不仅向同行医师还向普通民众宣传他的手术。《教堂时代》有篇文章公开支持贝克的手术，并敦促牧师将手术推荐给教区居民[23]。这项手术在19世纪后半叶的欧洲基本上被废除了，但在20世纪后期的美国仍然受到欢迎。

莫里茨·隆伯格不仅为妇科医师攻击女性阴蒂搭建了舞台，他还帮助人们将注意力集中在卵巢上。他声称，只要把手放在小腹往下推，就能刺激卵巢，从而使癌症发作[24]。随后，欧洲和美国的一些医师就声称，可以对卵巢施加压力来促进或停止癌症发作，正如后文所述，甚至法国杰出医师沙尔科也会经常按压女性患者的卵巢来进行检查。人们认为，癔症发作在月经前后更为常见，所以反射卵巢性癔症这一概念就言之有理。卵巢切除手术首次常规用于治疗各种疾病是在19世纪中期，但首次用于治疗癔症是在1872年，由美国佐治亚州罗马市一位名叫罗伯特·巴蒂的妇科医师进行的[25]。罗伯特·巴蒂的患者是一位单身姑娘，出现了头痛和痉挛等一系列癔症症状，在手术后还患上了败血症，不过最终痊愈，巴蒂称这个姑娘所有的神经系统症状都消失了。巴蒂的一位同事建议将该手术称为巴蒂手术，之后一些同行的妇科医师经常使用"巴蒂手术"来表示切除正常卵巢以治疗神经系统疾病。这项手术很快就传到欧洲，特别是英国和德国，但由于沙尔科的反对，在法国几乎没有取得进展。在美国，直到19世纪末，卵巢切除手术才越来越多地用于治疗神经系统疾病，而不是卵巢疾病。直到20世纪中期，还有医师在进行这项手术。

人们可能会问，为什么女性会让医师对她们的生殖器官进行如此残忍的手术？答案要比单纯的厌女主义更为复杂，当然厌女主义确实发挥了重要作用。医师确实相信癔症的反射理论，普通大众也一样，尤其是可以支付这些昂贵手术费的富裕阶层。在很多情况下，女性会要求医师进行外科手术，以治疗让其无法忍受的症状。这些女性知道她们的症状正如别人所说的那样"不仅仅与大脑有关"。让医师诊断再接受外科手术会向家人和朋友证明，她们的症状"客观存在。"甚至更为引人注目的是，尽管女性医师在当时十分罕见，但美国一些杰出女性医师也会赞成采用卵巢切除手术来治疗女性的神经系统疾病。大多数医师开始接受男性也会出现癔症症状这一事实，但几乎不用切除睾丸来治疗男性的这些症状。以男性为主的医师是否对切割同性患者的生殖器官感到不安？似乎很有可能。20世纪初，伊利诺伊州西北大学的杰出神经学家阿奇博尔德·丘奇指出"男性不会平静地接受使其失去男性特征的生殖器的切割手术，而女性只要能够免除一些暂时的小病小痛，就可以平静地接受使其失去性别特征的手术，而且也不怎么纠结手术后的影响"[26]。

19世纪后半叶，脊髓反射理论的支持者，特别是在新建立的鼻科这一亚专科中，他们表示鼻黏膜反射性地与身体其他器官相连，因此不同器官出现的疾病可以通过鼻子进行治疗。基本的想法是，鼻子和脸的主要感觉神经三叉神经通过脑干细胞核与其他器官的神经相连。1884年，巴尔的摩耳鼻喉专科医院的外科医师约翰·麦肯齐提出，生殖器官和鼻子可以相互产生十分强烈的影响[27]。麦肯齐为了证明自己的观点，指出月经期间鼻黏膜会肿胀，因此鼻血可能会代替月经。他还引述了之前的报道，即男性鼻子的大小与其阴茎大小一致，而且鼻子和阴茎的勃起组织在组织学上也十分相似。麦肯齐告诫道，鼻子受到刺激会导致生殖器官受到刺激，而过度频繁自慰则会造成鼻腔问题。鼻腔烧灼器和鼻腔冲洗器很快就广泛用于治疗许多发生在男性女性身上的神经系统疾病。柏林有位名叫威廉·弗里斯的全科医师是西格蒙德·弗洛伊德的朋友，他声称在鼻黏膜上发现了生殖部位，并且在此部位涂抹可卡因来治疗女性症状[28]。西格蒙德·弗洛伊德后来还让医师烧灼他的鼻黏膜来治疗许多心身症状。

 ## 癔症和年轻姑娘的禁食行为

有关年轻姑娘拒绝吃饭的禁食历史由来已久、极具魅力[29]。正如癔症的早期症状一样，人们起初觉得这种禁食行为源自超自然生物的控制并相应进行了驱魔仪式，但后来才意识到禁食是癔症的一种常见症状。13世纪，英国莱斯特的一位修女据说已经禁食7年之久，每周日的圣餐是她唯一的食物来源。圣公会林肯教区的主教安排了15名公职人员监视这个修女的每日活动，时刻将其盯在视线之下，15天后，主教宣布这个姑娘的言行真实可信。他们证实这个姑娘没有进食但仍能保持良好的体力和健康。据说，包括锡耶纳的圣加大利纳、利马圣罗斯和阿尔坎塔拉的圣科勒特在内的许多圣人都只靠圣餐中的面包过活。阿基坦的圣普罗斯珀说有个年轻姑娘被恶魔附身，70天都没有进食，但仍身体健康、充满活力。他称每当午夜来临，恶魔就会安排一只小鸟给她送食。人们认为年轻姑娘的禁食行为由魔鬼附身引起，这些姑娘中有许多人还会出现腹痛和腹部僵硬等胃肠道症状，同时感觉"喉咙里面有肿块"，这是癔球症的典型症状。1595年，意大利著名解剖学家兼外科医师法布里休斯检查了一个13岁的女孩，女孩的父母称她已经3年不吃不喝，许多公职人员也都证实了他们的说法。法布里休斯注意到女孩面容忧郁，但整体看起来没有太大毛病，但她的腹部扁平，似乎紧贴着脊柱。除此以外，女孩的肝脏和肠道一碰就会变硬，她也排泄不出任何粪便或者尿液。她憎恨任何一种食物，要是有人试图把食物塞到她的嘴里，她就会昏厥过去。法布里休斯讶异于尽管女孩不吃东西，但她仍有和孩子们一起跳舞玩耍的能力。几乎在同一时期，荷兰默尔斯据说有位姑娘从1597年21岁时就开始禁食，直到1611年36岁时才结束，历时14年之久，而且默尔斯的地方法官和一位牧师可以作证。牧师让这位姑娘在自己家里待了 13 天，仔细观察姑娘的一举一动，发现她并没有吃任何东西。她的故事后来被写入一首拉丁诗中名传后世：

> 默尔斯一位姑娘已经三十六，
>
> 可她有十四年都没吃过任何食物；
>
> 她面容苍白，独自端坐，
>
> 只有花园是她深爱着的[30]。

19 世纪开始强调医学的科学性，人们开始怀疑有关长期禁食的报道。英国斯塔福德郡有位名叫安·摩尔的姑娘声称自从 6 年前她为一名全身溃疡的女性洗过床单以后就没有吃过任何东西[31]。安一看到食物就会觉得恶心，而且因为禁食身体十分消瘦。为了证实自己的说法，安同意接受一批志愿者为期 3 周的观察，事后志愿者证明在观察期间安没有吃任何食物。随着安的名声不断向外传开，人们从英国各地赶来，然后留下几百英镑的捐款。但是仍然有人怀疑，于是安同意再次接受观察，观察者中包括当地一位杰出的医师和他的儿子。安每天都称体重，而且她的体重在一天天减轻，到了第 9 天，她变得憔悴不堪，医师告诉她要是再进行下去她就会丧命。安最终承认，过去的 6 年里她一直在偷偷地进食，第一次接受观察的时候，安和女儿一起密谋，让女儿拿来浸满牛奶的毛巾，然后亲吻女儿的时候嘴对嘴获取食物。伦敦圣乔治医院的约翰·奥格尔称有位 20 岁的姑娘因为癔症住院数月，而且拒绝进食任何东西，如果硬塞给她就会立即导致呕吐。一个偶然的机会，有位工作人员发现了一张她写给另外一名患者的纸条："亲爱的埃文斯太太，我很抱歉昨天麻烦你给我切了一块美味的黄油面包。我本来想拿走的，但他们都看到是你送的，要是我拿走的话他们肯定又有得谈论了。但是如果你能再给我切一块美味的面包皮，然后把它夹在一张纸里或者别的什么东西里，我会非常感激，这样他们就看不见了，因为他们会经常盯着我，我很乐意成为你的朋友，我也乐意把你当成朋友。温斯洛太太（护士）要去做礼拜。我能走远的话一定会报答你。如果你也不够吃的话，就不用给我送了。再见，上帝保佑你[32]。"尽管这位姑娘一开始否认写过这张纸条，但她最终承认并离开了医院。

19 世纪，有关长期进食文献记载最充分、谈论最多的案例是莎拉·雅各布，也就是"威尔士禁食女孩"。爱丁堡一位名叫罗伯特·福勒的医师对此产生了兴趣，并于 1871 年简单写了本书来记录这些事实[33]。据说，莎拉长得非常漂亮，经常阅读宗教书籍，她天资聪颖，父母是威尔士一对淳朴的农民。10 岁的时候，她就开始称肚子痛，不久之后就出现了第一次癔症发作。癔症发作的时候，她的身体会扭曲成经典的倒 C 姿势，只有头和脚在床上。肌肉疼挛一旦停止，她就会全身倒在床上。接下来的 1 个月里，她会反复发作而且几乎不吃东西。然后她会有一段时间反应迟钝，之后又突然清醒过来，莎拉的父母说她吃的少量食物也都被反刍出来。莎拉也很少排便，她所有时间都待在床上。1867 年 10 月 10 日，莎拉停止进食，偶尔只喝点水。她的父母坚持自己的说法，称莎拉不吃任何食物，甚至提起食物都会让她不安，从而引起癔症发作。当地一位牧师和几位护士也都证明莎拉不吃任何东西。但是有些人表示怀疑并告诫莎拉父母，他们说不吃东西的话人就活不下去，其他类似的案例最终都证明是人为欺骗。但是莎拉的父母却坚信这次是个奇迹。他们的女儿得到了"全能的上帝"这位"超级医师"的庇护。就像其他案例一样，莎拉开始变得越来越有名气，人们从四面八方闻讯赶来，留下一些金钱和礼物，尤其是一些漂亮的衣物。这位不吃东西就能活下来的漂亮女孩精心打扮去朝圣参观，尽管营养不足，她的身体状况却有所改善。除了一些怀疑论者，普通大众都相信这个孩子说的是实话，1869 年 2 月，他们给当地一家报社寄了封信，信中写道：

《威尔士人》的编辑：

　　"您好：请允许我给您的读者提供一个值得注意的特殊案例。12 岁的小女孩莎拉·雅各布是本教区莱特纽阿德埃文·雅各布先生的女儿，过去的 16 个月，她一丁点食物都没有吃。起初几个月，她还偶尔喝几滴水，但现在她连水也不喝了。她的脸庞依旧美丽，头脑也仍然清醒。无论是在这个方面还是其他方面，她都是个特别可爱的小女孩。医师一直称这种事情根本就不可能，但非常了解这件事的所有近邻都没有任何疑问，我自己也这么认为。难道不值得让医师去调查一下这个奇怪的案子到底是怎么回事吗？埃文·雅各布先生会很乐意让任何有礼貌、迫切想要亲眼看看的人去他家拜访。另外，莱特纽阿德是本教区的一所农舍，距离纽因客栈大约 1 英里。

　　谨启，

　　兰菲汉格尔阿尔特村的牧师"[34]。

根据牧师的这封信，社区组织了一次公开集会，最终决定成立一个志愿观察委员会，从而对这个小女孩进行为期两周的监督。监督人员都是一些乡绅，他们每12个小时轮班看着莎拉，确保她没有吃任何东西。一共有7个监督人员，其中包括3个先前持怀疑态度的人，他们都证实在监督期间莎拉没有吃任何东西，但是后来被质疑这种监督并非没有任何漏洞，因为有人在观察还没结束之前就离开了，有几个人在喝酒，还有一个人实际上在监督期间都喝醉了。即便如此，监督结果公布以后，莎拉的名声越来越大，前来参观的人也越来越多。

正是在这种马戏团似的氛围之中，福勒医师于 1869 年 8 月 30 日首次踏上了拜访莎拉的火车。他一下火车就能看见一些小男孩举着牌子，上面写着"禁食女孩"和"这是前往兰菲汉格尔阿尔特村最近的路"[35]。福勒医师走进莎拉的房间后注意到："这个女孩躺在床上，打扮得像个新娘，头上戴着一个系有漂亮丝带的花环，丝带底下还有一小束花，样式和当下流行的女士帽子上的小细绳如出一辙……她的脸蛋胖乎乎的，脸颊和嘴唇都特别红润，十分美丽。她的眼睛炯炯有神，瞳孔非常大，因为阳光透过窗户照在了床架的一侧，导致这个孩子的脸和头就相对来说比较暗。她的眼睛经常焦躁不安地转向眼角，这是模拟疾病的一个特点。考虑到这个女孩长期不进行活动，她的肌肉发育良好，脂肪层也不少"[36]。福勒检查莎拉的时候，莎拉说别人一碰她她就会感到疼，然后发出一小会歇斯底里般的叫声和哭泣，她母亲称这是疾病发作。尽管莎拉的父母称自己的女儿在过去的 23 个月都没有吃任何东西，但福勒检查发现莎拉的肠鸣音没有任何异样。福勒在给《伦敦时报》的信中总结道："整个案例实际上是一种模拟性癔症，这个女孩为了达到欺骗的目的才会这么做。这可能与长期禁食的能力和习惯有关。患者及其母亲都承认会偶尔出现一种被称为癔球症的窒息感[37]。"

不足为奇，这封写给《伦敦时报》的信重新激起了人们对这一案例的兴趣，第二次公开会议后，大家决定从伦敦盖伊医院引入一批受过专业训练的护士进行第二次监督，而且精心安排以防止任何可能的欺骗。大家提出要求，如果莎拉想要吃东西，这些有经验的护士可以给她，但一定要保证莎拉不能偷偷吃任何东西。这次监督于 1869 年 12 月 9 日开始，然后莎拉的情况开始逐渐恶化，到了 12 月 16 日，护士们变得非常担心，告诉莎拉的父母莎拉已经奄奄一息，必须停止这次监督。但是莎拉的父母表示拒绝，称莎拉之前就有过这样的表现，不是因为没有吃东西。莎拉第二天就死了。这立刻就引起了公众的愤慨，验尸官的检查显示莎拉死于饥饿，她的父亲也因此受到谴责，并犯了过失杀人罪。在随后的审判中，莎拉的父亲和母亲都被判有过失杀人罪，分别被处以 12 个月和 6 个月的劳役监禁。经裁定，向护士提供建议但不参与监督的医师不会受到立案侦查。

1878 年 10 月，《纽约先驱报》发表了一篇题为"没有食物的生活"[38]的文章，使纽约布鲁克林区一位禁食姑娘的故事闻名于全世界。这个案例的独特之处在于，这位名叫作莫莉·芳婕的年轻姑娘曾经发生过一起事故，严重损伤了她的脊髓，导致其腿部瘫痪，她会表现出癔症的典型症状，同时也声称能预知未来、招魂通灵。与其他案例不同的是，莫莉的父母常年隐居，并没有寻求关注，当地几位医师都证实了莫莉称自己好几年都没吃东西的说法，其中包括莫莉的家庭医师斯皮尔医师。美国神经学的创始人之一及内战时期的军医处处长威廉·哈蒙德医师给《纽约先驱报》写了封信，认为人不吃任何东西根本活不下去，并称如果莫莉及其家人允许一批神经学家对她进行为期几周的监督且证明其确实没有食用任何东西，那就愿意给他们捐赠一千美元[39]，自此，这个案例就变得越来越臭名昭著。在充分了解了莎拉·雅各布的案例之后，哈蒙德医师保证，他们会配合莫莉的家庭医师，莫莉的情况一旦恶化，他们就会给她嘴里塞点东西以挽救她的生命。哈蒙德医师撰写过大量有关年轻姑娘挨饿的文章，也对预知能力和招魂通灵非常感兴趣，他在信中表示，莫莉所说的读心术只是"骗人的把戏"。不过莫莉和她的家人并没有回应哈蒙德提出的挑战。

有关这些禁食姑娘的一个关键问题是，她们是否有意欺骗医师和普通民众。她们有些人最终被证明在偷吃东西，因为一连几周不吃东西，人的身体根本无法承受，最终会因此丧命。哈蒙德医师指出，癔症患者确实具有一种独特的能力，可以长时间不吃东西，他曾经见过患者禁食 1 天到 11 天，但是一旦超过 11 天，症状就会变得无法忍受，导致患者最终总会放弃。至于莫莉·芳婕到底有没有蓄意欺骗，哈蒙德认为，正如脑组织炎症及任何疾病一样，癔症也是超出患者控制的一种疾病。就像疼痛是胸膜炎的主要表现一样，模仿和欺骗的倾向也是癔症的一种症状。因此，称她假装禁食、谎称食量并不是在指责她不诚实，不过每一个人也都可以怀疑她的品德和可信度。其他的女性，自然也像她一样，在癔症的影响下，也曾施过最粗俗的欺骗，而这些欺骗也常常以同样的方式表现出来。莫莉并不是唯一的案例，也不是前所未有的一种情况，正如有位医师说的那样，这并不是"推翻现存的所有医学理论，总的来说就是不可思议的案例"[40]。这些患有癔症的禁食女性和患有神经性厌食的现代女性一样吗？相同之处是她们都一心决定要拒绝进食，而且强迫进食时都会感到恶心和反胃，但神经性厌食导致的节食通常是因为患者想要追求身材曲线而担心长胖，而癔症导致的禁食则是因为腹痛、腹部不适等一些胃肠道症状和喉咙肿胀（癔球症）。

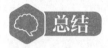 总结

从古代的子宫游离和蒸汽游离到中世纪的恶魔附身和超自然现象，再到 19 世纪初源自女性生殖器官的过度感觉信号而造成的脊髓反射刺激，有关癔症成因的早期理论在不断发展。相关症状包括麻痹、怪异行为、禁食、腹痛、吞咽困难，以及全身疼痛、疲劳和头晕。治疗方法主要针对女性的生殖器官，从增加性生活到减少自慰，再到手术切除阴蒂、子宫和卵巢。19 世纪，随着医学科学的发展，这些早期的理论受到了质疑，甚至遭到嘲笑。即便如此，许多古老的、歧视女性的观念仍然广泛存在于大众对癔症的认知之中。

## 参考文献

［1］ Scull A. Hysteria: the disturbing history. New York: Oxford University Press; 2009. p. 11.

［2］ Rousseau G. A strange pathology: hysteria in the early modern world. In: Gilman SL, King H, Porter R, et al. Hysteria beyond Freud. Berkeley: University of California Press; 1993.

［3］ Scull A. Hysteria: the disturbing history. New York: Oxford University Press; 2009. p. 12–25.

［4］ Maines R. The technology of orgasm: "hysteria," the vibrator and Women's sexual satisfaction. Baltimore: Johns Hopkins University Press; 1999.

［5］ Waller J. A forgotten plague: making sense of dance mania. Lancet. 2009;373:624–5.

［6］ MacDonald M (ed. and intro.). Witchcraft and hysteria in Elizabethan London, Edward Jorden and the Mary Glover case. London: Routledge/Tavistock; 1991.

［7］ Schiff S. The Witches of Salem. The New Yorker 2015 September 7.

［8］ Zimmer C. Soul made flesh: the discovery of the brain–and how it changed the world. New York: Free Press; 2004.

［ 9 ］ Willis T. Cerebri anatome. London: Royal College of Surgeons of England; 1664. p. 124.

［ 10 ］ Willis T. An essay on the pathology of the brain and nervous stock. London: Dring, Harper and Leigh; 1681.

［ 11 ］ Blackmore R. A treatise of the spleen and Vapours: or, Hypochondriacal and hysterical affections, vol. 1726. London: Pemberton. p. 97.

［ 12 ］ Rush B. Medical inquiries and observations upon the diseases of the mind. 5th ed. Philadelphia: Gregg and Eliot; 1835.

［ 13 ］ Smith WT. The climacteric disease of women. Lond J Med. 1848;1:607.

［ 14 ］ Brudenell Carter R. On the pathology and treatment of hysteria. London: Churchill; 1853.

［ 15 ］ Brudenell Carter R. On the pathology and treatment of hysteria. London: Churchill; 1853. p. 108.

［ 16 ］ Brudenell Carter R. On the pathology and treatment of hysteria. London: Churchill; 1853. p. 114.

［ 17 ］ Brown T. On irritation of the spinal nerves. Glasgow Med J. 1828;1:131–60.

［ 18 ］ Scull A. Hysteria: the disturbing history. New York: Oxford University Press; 2009. p. 73.

［ 19 ］ Shorter E. From paralysis to fatigue: a history of psychosomatic illness in the modern era. New York: Free Press; 1992. p. 42–6.

［ 20 ］ Brown-Séquard E. Course of lectures on the physiology and pathology of the central nervous system. Lancet. 1858;ii:519–20.

［ 21 ］ Baker Brown I. On the curability of certain forms of insanity, epilepsy, catalepsy, and hysteria in females. London: Hardwicke; 1866.

［ 22 ］ Scull A. Hysteria: the disturbing history. New York: Oxford University Press; 2009. p. 79.

［ 23 ］ Scull A. Hysteria: the disturbing history. New York: Oxford University Press; 2009. p. 7981.

［ 24 ］ Shorter E. From paralysis to fatigue: a history of psychosomatic illness in the modern era. New York: Free Press; 1992. p. 43.

［ 25 ］ Shorter E. From paralysis to fatigue: a history of psychosomatic illness in the modern era. New York: Free Press; 1992. p. 75.

［ 26 ］ Shorter E. From paralysis to fatigue: a history of psychosomatic illness in the modern era. New York: Free Press; 1992. p. 93.

［ 27 ］ MacKenzie JN. Irritation of the sexual apparatus as an etiological factor in the production of nasal disease. Am J Med Sci. 1884;87:360–5.

［ 28 ］ Sulloway FJ. Freud: biologist of the mind. New York: Basic Books; 1979.

［ 29 ］ Hammond WA. Fasting girls: their physiology and pathology. New York: GP Putman's Sons; 1879.

［30］ Hammond WA. Fasting girls: their physiology and pathology, vol. 1879. New York: GP Putman's Sons. p. 9.

［31］ Hammond WA. Fasting girls: their physiology and pathology, vol. 11. New York: GP Putman's Sons; 1879. p. 12.

［32］ Hammond WA. Fasting girls: their physiology and pathology, vol. 1879. New York: GP Putman's Sons. p. 13.

［33］ Fowler R. Complete history of the case of the welsh fasting girl. London: Henry Renshaw; 1871.

［34］ Fowler R. Complete history of the case of the welsh fasting girl. London: Henry Renshaw; 1871. p. 15,16.

［35］ Fowler R. Complete history of the case of the welsh fasting girl, vol. 1871. London: Henry Renshaw. p. 29.

［36］ Fowler R. Complete history of the case of the welsh fasting girl. London: Henry Renshaw; 1871. p. 30.

［37］ Fowler R. Complete history of the case of the welsh fasting girl. London: Henry Renshaw; 1871. p. 31,32.

［38］ Hammond WA. Fasting girls: their physiology and pathology, vol. 1879. New York: GP Putman's Sons. p. 49.

［39］ Hammond WA. Fasting girls: their physiology and pathology, vol. 1879. New York: GP Putman's Sons. p. 75.

［40］ Hammond WA. Fasting girls: their physiology and pathology, vol. 1879. New York: GP Putman's Sons. p. 57.

# 第 **3** 章 癔症的黄金时期

> 19 世纪是癔症的黄金时期，因为正是在这一时期，医师的道德素质在调节亲密生活方面的问题时具有前所未有的规范性。
>
> 罗伊·波特[1]

19 世纪标志着传统医学向科学医学的逐步演变。像"体液"及"生命力"这种古老的概念逐渐被基于实验测量的新概念所取代。许多中草药的有效成分被分离出来，并合成完全不同的药物。"水肿"及"热病"等模糊的医学诊断被详细临床表现和尸检下的更具体的诊断所取代。随着大脑在整体健康和疾病中的重要性变得越来越明显，一个新的亚专业——神经学出现了。第一次，脑卒中、多发性硬化和癫痫等神经系统疾病的临床特征在许多患者身上得到确认。19 世纪的神经学家在重新定义癔症方面也发挥了关键作用。

## 布里凯综合征

英国医师托马斯·威利斯和托马斯·西德纳姆之前就曾表示癔症是一种大脑疾病，男女都会出现，但直到法国医师保罗·布里凯于 1859 年出版《论癔症》一书[2]后，这一观点才得到了广泛认可。布里凯在这本书中记录了他在巴黎夏利特医院 10 年来观察到的癔症患者的临床和流行病学特征。布里凯将癔症定义为"大脑的神经症"，它不仅会影响女性，还会发生在儿童以及男性身上[3]。布里凯不太喜欢癔症这个单词所具有的女性歧视内涵，但他称这个词自从希波克拉底时代就被广泛接受，可能久而久之就会丧失其贬损内涵。令人意想不到的是，近来有些人建议用"布里凯综合征"取代癔症一词，以避免其负面含义[4]。尽管布里凯提供了几个记录详细的男性癔症患者案例，但他强调，这种疾病在女性群体中更为常见。布里凯还在查阅夏利特医院的档案时发现，有 1000 名女性被诊断患有癔症，而只有 50 名男性被诊断患有癔症。在他的样本中，女性患癔症的概率是男性的 20 倍。他在医院任何给定的时间里调查女性患者时发现，其中有大约 25% 的人患有癔症，还有 25% 的人非常容易患上癔症，这意味着她们情绪极不稳定，女性患者出现癔症或者极易出现癔症的比例非常高，布里凯对此做了解释。"女性比男性更敏感，与男性相比，女性的情感更容易被唤起，体验感更加强烈，在整个社会受到的影响也更多"[5]。传统观念认为癔症是一种中年女性才会患上的疾病，但与此矛盾的是，布里凯发现，20% 的癔症患者在青春期前就会发病，而一半以上的癔症患者在 20 岁前就会发病。而且，人们一旦要考虑这些患者的整体不良预后时，这一观察结果就会变得更为重要。布里凯指出，"有四分之一的癔症患者永远都治不好，要一辈子忍受这种疾病……一些还没到十二三岁就患上癔症的女孩注定要一辈子都承受这种折磨和不安，甚至还有可能患上其他重病。她们总是生病，容易流产，而且即使她们足月分娩，可能也只会生下患有癔症的孩子。一些患者会一直病到老年，变得暴躁、消瘦、易怒，甚至未老先衰，让自己和周围的人都过着悲惨的生活[6]。"布里凯首次令人信服地证明了癔症的主要遗传因素。他比较了夏利特医院癔症患者及普通患者一级亲属（父母和孩子）的癔症患病率，结果发现，大约 25% 的癔症患者亲属患有癔症，然而只有 2% 的普通患者亲属患有癔症。如果只观察女性患者的女儿，女性癔症患者女儿患癔症的概率是普通女性患者女儿患癔症概率的 12 倍。

布里凯认为癔症患病风险较高的女性存在一种"道德倾向"，"她们从小就极其敏感还非常胆小，特别害怕受到批评，生气的时候会突然大哭然后跑开。长大以后，她们会因为一点点原因就情绪大发，听到感人的故事时会放声大哭，还特别胆小羞怯，她们害怕一切东西[7]。"男性如果具有这些特点也容易患上癔症。同先前的报道不同，布里凯的结论是，癔症在下层社会比在上层社会更为常见，因为前者的生活更加困难。"快乐、幸福以及身体和精神上的愉悦从来不会引起癔症，然而悲伤、担心和伤心、极度恐惧以及忧虑最容易让人患上癔症[8]。"有关性生活对癔症的影响，布里凯比较了三类人群的癔症患病率——修女、女仆和妓女，结果发现，癔症患病率最高的是妓女，他将其归因为她们艰难的生活而不是过度的性生活。患有癔症的年轻姑娘应该结婚，这一观念十分普遍，但与之相反的是，布里凯举了几个案例，称一些女性在结婚以后才会患上癔症，而丈夫死后这些症状就消失了。

布里凯详细记录了与癔症有关的一系列症状。他将这些症状分为感觉过敏、感觉缺失、感觉反常、痉挛、惊厥、麻痹以及肌肉收缩、呼吸和分泌异常。他强调"肌肉疼痛十分常见，每个患有癔症的女性在发病期间都会感到肌肉疼痛"[9]。布里凯指出，麻木区域通常会呈现出一些怪异的形状，视觉、嗅觉及触觉等任何基本感觉都有可能变得异常。他还详细讨论了如何区分癔症发作和癫痫发作，而且正如沙尔科后来强调的那样，布里凯也注意到了模仿对疾病发作的影响，"在我的病房里，癔症发作最严重的患者会给其他患者奠定疾病发作的基调"[10]。总的说来，布里凯在 19 世纪对癔症进行了最详细的临床描述。

## 沙尔科和他癔症的马戏团

让－马丹·沙尔科是 19 世纪后半叶最著名的神经学家，他深受布里凯有关癔症研究的影响，也认为癔症不是女性生殖器官的一种疾病，而是一种男女都会出现的大脑疾病。对沙尔科而言，癔症和其他大脑疾病的唯一区别在于，癔症发生发展的过程和原理还有待发现。沙尔科是一位十分体贴的临床医师，有好几个神经系统疾病都以其命名，但从许多方面来看，沙尔科对癔症的研究让他原本可以辉煌灿烂的事业沾上了污点。

沙尔科虽然出生在一个制造马车的工人家庭，但却凭借拿破仑时代的择优教育体系在医学界声名鹊起。完成医疗培训之后，沙尔科便受邀在巴黎郊区一所专门接收贫困女性的公立医院——萨伯特医院工作。这里的患者行为异常，症状也不尽相同，可谓神经病理学的"博物馆"。有些患者甚至会在医院度过一生。沙尔科革命性地将临床和病理关联在一起，用创新的方法来研究神经系统疾病。患者死前可观察的症状和体征与死后的尸检结果有关。沙尔科及其学生详细记录了几十年来观察到的症状和体征，由于他的大多数患者都贫穷无依，所以尸检也可以顺利进行。沙尔科个人就确诊了许多疾病，如多发性硬化（当时他称为弥散性硬化症）、肌萎缩侧索硬化（通常被称为夏科病，因纽约洋基队棒球运动员卢·伽雷死于该病，在美国又称作卢·伽雷病），以及最常见的遗传性神经病，现在被称为腓骨肌萎缩症。沙尔科在神经学领域超群拔萃，其诊断无人质疑。一旦他做出诊断，患者的问题就解决了。但沙尔科对癔症的尝试研究却改变了这一切。

如同英国许多医师一样，当时的一些法国医师也认为，女性癔症患者其实是在装病，应该受到医学界的唾弃和谴责。相比之下，沙尔科强烈认为，癔症是一种根源于大脑的器质性疾病。虽然沙尔科无法具体确认癔症的病理，但他并不感到意外，因为当时他也无法具体确认癫痫和舞蹈症等其他神经系统疾病的病理。可能是神经系统的疾病在死后的大脑中不会留下可以观察到的任何物质痕迹。当然，沙尔科使用的简单显微镜也限制了他发现这些痕迹的能力。

沙尔科认为，癔症的特征性症状和体征会在一个人的身上表现出来，同时还伴随潜在的遗传性感染，即"一种内在的弱点"[11]。癔症患者具有家族性的特点并不是什么新鲜事，但遗传易感性这种提法还前所未有。沙尔科认为，这种固有的弱点会使患者受到一些诱因的影响，例如身体或情绪创伤，甚至是另外一个癔症患者的出现。他先前观察到，癔症患者如果和癫痫病患者住在同一个病房，往往就会出现癫痫似的发作。因此，癔症症状可能会在易感患者之间传播，从而导致癔症爆发（群体癔症）。像所有神经科医师一样，沙尔科除了在医院坐诊以外，也避免不了会去看一些医院外的癔症患者，而且他觉得自己可以通过特征性症状和体征做出诊断。沙尔科的研究对象主要是女性，他认为癔症在女性群体中更常见，但男性也会出现相同的症状。对于女性而言，沙尔科指出卵巢压痛是一种常见的生理症状，按压卵巢可以触发或者缓解症状。对男性来说，挤压睾丸可以产生相同的效果[12]。这种观察结果似乎有点奇怪，因为之前沙尔科认为癔症是一种大脑疾病，但他认为生殖器官和大脑之间存在某种神经上或化学上的相互作用，无论是神经还是化学物质，都可能引发癔症。脊髓反射理论在医学思想中仍然根深蒂固。

就像他对其他神经系统疾病所做的那样，沙尔科及其助手描述了他们认为癔症发作时（"重大癔症"）的一种病态症状模式[13]。他将其分为四个阶段：（1）癫痫阶段，表现为四肢抽搐；（2）剧烈运动阶段，患者会奇怪地扭动肢体（例如玛丽·格洛弗表现的倒 C 姿势）以及大声喊叫；（3）激情阶段，患者好像处于一种宗教或情色引起的迷幻之中；（4）谵妄阶段，表现为幻觉和妄想。尽管沙尔科使用这种假定的、刻板的症状和体征模式来支持他的观点，即癔症是一种器质性的大脑疾病，但更有可能的是，这种模式是由于过度积极的助手以及想要满足患者渴望的结果。沙尔科自己是否意识到了这些不足尚不清楚，但他会例行在每周二展示疾病的不同阶段。

沙尔科从临床科学领域转到了戏剧领域，他每周都要上演一场癔症的"马戏表演"。起初，这些只是同行医师和学生参加的医学活动，但随着沙尔科的名声和财富不断上升，他的这些定期活动在整个巴黎富裕阶层都变得众所周知。作家、艺术家、学者、商人以及王室成员都会来参加，活动期间，沙尔科会向大家展示一位穿着轻薄的女性癔症患者，患者通常会怪异地扭动肢体，做出一些奇怪的动作。沙尔科对自己的科学任务十分关注，他把这些年轻姑娘像马戏团里的动物一样带到观众面前，显然不在乎她们可能遭受的痛苦和折磨。许多患者会定期参与沙尔科的活动，有些患者甚至成了巴黎上流社会的明星人物。布兰奇·威特曼就被称为沙尔科的癔症患者宠儿以及癔症患者女王，她因 1887 年法国学术史画家安德烈·布鲁伊耶的一幅画而闻名。在这幅画中，沙尔科正在向神经学的同行展示布兰奇，布兰奇则昏倒在沙尔科助手约瑟夫·巴宾斯基那张开手臂的怀里，一对乳房若隐若现，脑袋侧向一边，面容扭曲，仿佛处在达到高潮的痛苦之中，同时还暗示性地指着沙尔科。值得一提的是，威特曼在萨伯特医院待了 16 年，按要求为沙尔科进行表演。更值得关注的是，威特曼出院后成了玛丽·居里的实验室助理，后来死于镭中毒。

## 癔症和催眠

沙尔科进行的癔症活动直到他开始对患者使用催眠才真正在大众中引起轰动。患者被催眠后会说一些怪话，还会做一些怪事。有时，一些症状会暂时消失或者演变成其他症状。催眠和癔症之间的相互关系漫长而又复杂。沙尔科及一些前人都认为，只有癔症患者才能被催眠。因此，只要我们可以理解催眠的机制，就能洞察癔症的发生过程和原理。催眠的起源可以追溯到奥地利医师弗朗兹·安东·麦斯麦，他提出的"动物磁力说"在 18 世纪后半叶的维也纳和巴黎先后引起轰动[14]。

当时医师面临的一个主要难题是精神和身体的关系。传统意义上，心理学是哲学的一个分支，是独立于物质世界的一门学科。然而，人们越来越认识到精神疾病其实就是大脑疾病，因此从逻辑上讲，大脑就是精神功能的物质载体。许多医师越来越觉得，理解大脑的生理功能就可以解决与精神有关的一些问题，因此，心理学可能会过时。在他们的日常实践中，经常能看到精神事件是如何依赖于大脑的功能状态。但仍有二元论的支持者认为精神和大脑在功能上是相互独立的。麦斯麦声称已经在精神和大脑之间发现了一个新的工作原理，可以让他帮助精神紧张的患者恢复健康。他认为神经连接在精神和大脑之间，具有两者的特征。当时，人们对神经的工作原理知之甚少。麦斯麦首先使用电和磁铁进行实验，他发现了一种他认为是人类独有的力量，叫作"动物磁力。"某些人（尤其是麦斯麦）拥有影响大脑和治疗许多疾病的特殊能力。麦斯麦可以通过简单地触摸或者盯着患者，或者在患者身体表面腾空移动双手，就能释放这种神秘的力量。他发现，自己可以同时治疗大量患者，方法就是装满一浴缸铁屑，患者可以抓住突出的杆子来接收储存在里面的磁能。麦斯麦会播放背景音乐，有时由他用玻璃竖琴演奏，然后这个身着淡紫色丝绸长袍的伟大治疗师就会走到许多面露感激的患者面前，用一根磁化了的长棍触碰他们。维也纳和巴黎一些医学界人士先后质疑了麦斯麦的说法，称他是个庸医。毫无疑问，前往麦斯麦集会的大批富有女性患者促成了他们这种想法。在巴黎，皇家科学院成立了一个杰出的委员会来调查这种所谓的江湖骗术，这个委员会远近闻名，包括法国著名化学家拉瓦锡和美国政治家本杰明·富兰克林。委员会最后断定动物磁力纯属无稽之谈，是麦斯麦凭空想象出来的，而且麦斯麦所谓的治疗只是一种暗示的结果。麦斯麦后来离开巴黎，最终无人问津，但他提出的动物磁力说在巴黎富裕阶层仍具有魅力，后来又以催眠的形式重新出现。

19世纪中期，苏格兰外科医师兼"绅士科学家"詹姆斯·布雷德得出结论，麦斯麦及其支持者使患者出现的昏睡状态并不是因为神秘的动物磁力，而是由于大脑的一种生理状态，布雷德将其称为催眠[15]。这种方法可以让神经系统进入一种不同的状态，和睡眠十分相似。布雷德还表示，催眠的整个过程并不需要一个具有特殊精神力量的人，反而可以自己完成，也就是自我催眠。有意进行自我催眠的人只需要把思想、注意力和视线集中在一个物体上并压抑呼吸。布雷德建议在眼睛上方45厘米处放置一个明亮的小物体。显然，有些人比其他人更容易被催眠。女性比男性更容易被催眠，但总的来说大部分人都容易被催眠。布雷德有一次在800个人面前展示催眠，共有14个人被叫到台上，他可以不同程度地催眠其中10个。参与者将注意力集中在他们额头上的一块软木上，或者盯着观众席中的某些物体。有些人仍会有一些意识，而有些人则全身僵住，感受不到疼痛，恢复意识之后也不记得被针扎过。随着布雷德的观察结果变得越来越广为人知，外科医师开始在患者催眠状态下对其进行手术，而患者完全感受不到任何疼痛。

更值得注意的是，催眠过程中产生的潜意识暗示可能会改变随后的行为。例如，如果布雷德催眠一个人后，并告诉他每次听到圣诞节这个词的时候就要跳起来挥动双臂，等催眠结束以后，只要有人提到圣诞节，这个人不论场景合不合适，就会做出之前那些奇怪的动作。而且他还会详细解释刚才的行为，例如是因为抽筋需要舒展，但是完全不知道这种行为的真正原因。

## 催眠的边缘领域

美国精神病学的创始人之一威廉·哈蒙德在第 2 章中提到了催眠与梦游症、招魂及超自然现象等其他几种可改变的精神状态之间的相似之处[16]。在这几种精神状态之下，人会变得恍惚，不过清醒程度因人而异，而且就像被催眠一样，人会完全感知不到疼痛，但可以进行复杂的肢体活动，过后就会忘记发生的一切。哈蒙德推测，这些精神状态是一种"无意识行为"，即低位大脑和脊髓活动发生在意识层面之下。有人请哈蒙德去见一位长相迷人但每晚都会梦游的姑娘，在母亲和其他几位家人死于霍乱之后，这个姑娘就一直处在巨大的情绪压力之下。她的父亲必须安排一名护士在晚上陪她，以防她会在梦游时伤到自己。哈蒙德深夜来到姑娘家进行观察。"她走得慢条斯理、不慌不忙，抬着头，睁着眼睛，手耷拉在身体两侧。我们站在一边让她通过。她没有注意到我们，然后下楼到了客厅，我们在后面跟着。她掏出一根从自己房间拿来的火柴，在壁炉架的底部擦了几下才把火柴点燃，然后打开煤油灯，把它点燃。接着她又一屁股坐到手扶椅上，眼睛紧紧盯着挂在壁炉架上方的她母亲的一幅画像[17]。"哈蒙德在那个位置检查了这个姑娘的神经系统功能。哈蒙德用一本大书挡住姑娘前面的视线，但她仍然盯着同一个方向，好像书不存在一样。哈蒙德还做了几个似乎要打向姑娘脸的恐吓动作，但她并没有阻止这些威胁的动作。哈蒙德又拿笔尖触碰姑娘的眼角，但她继续盯着，眼睛眨也不眨。哈蒙德然后测试了姑娘的嗅觉和味觉，但不管是把嗅盐放在她的鼻子下还是把泡过柠檬或奎宁的面包放进她半张开的嘴里，她都没有任何反应。即使突然在她耳边发出巨大的响声、用别针刮她的手、拽她的头发或者掐她的脸，她也没有任何反应。挠她的脚底也只能使她往回缩，并不会让她大笑或者产生其他情绪。

检查结束以后，这个姑娘从椅子上站起来，来回踱步，紧攥着双手，开始哭泣。哈蒙德拉着她的手，让她又坐到椅子上，然后她又安静地坐在那里，直视着前方。大约20分钟后，哈蒙德试图叫醒这个姑娘，首先摇晃她的肩膀，然后又用力摇晃她的脑袋。"她突然就醒了过来，向四周看了一眼，似乎极力想要知道发生了什么，然后突然又歇斯底里地哭了一阵。恢复平静之后，她完全不记得发生过的一切，也不记得做过什么样的梦[18]。"

哈蒙德指出，这位年轻的女士最初通过"恰当的医学治疗"（可能是他常用的溴化物），情况开始得到改善，但随后她的父亲告诉哈蒙德，她的梦游症开始复发，而且她还出现了一些睡眠以外的症状，她的父亲将其归因于对哲学的狂热兴趣所导致的过度精神消耗。再次见到这个姑娘的时候，哈蒙德发现她掌握了一种可以随意进行自我催眠的能力。研读哲学著作的时候，她会选择一个需要深入思考的部分，然后紧紧盯着前方，但不注视任何特定的物体，而是专心致志地思考刚刚读过的内容。这会让她进入一种恍惚的状态，就像梦游一样。"据说进入这种状态以后，她可以正确地回答问题、阅读身后的书、看到远处发生的情景，还可以为死者传递信息。因此，根据信徒们特有的信仰宗旨，从任何方面来看，她都具备成为占卜师或者灵媒的资格[19]。"

这个姑娘有次在进行自我催眠的时候，哈蒙德仔细观察了她，发现她对威胁和疼痛没有任何反应，就像梦游时一样，但她可以自如地回答问题，必要时还会编造答案。例如，哈蒙德问她房间里面是否有灵魂时，她回答有苏格拉底、柏拉图和施莱尔马赫（她最近一直在读施莱尔马赫的《柏拉图对话录导论》）。哈蒙德然后略施一计，捏造了施莱尔马赫的忠实伙伴这一人物并问他是不是也在。短暂的停顿之后，这个小姑娘说施莱尔马赫朋友的灵魂也在，而且还详细描述了一番。然后哈蒙德要求她转述房间里面其他灵魂透露的消息，然后她自如地描述了他们的对话。接下来哈蒙德测试了这个姑娘对暗示的敏感性，哈蒙德告诉姑娘她现在在海上的一艘船上，遇上了强烈风浪，问她害不害怕。"当然，我特别害怕，我该怎么办？天哪，救救我！救救我！[20]。"哈蒙德问了一些只有自己知道答案的问题，来测试她预知未来的能力，她回答得轻松自如、内容详细，但所有答案都不正确。哈蒙德断定"她现在处在一种类似做梦的状态，因为这些画面和幻象要么与她之前的想法有关，要么通过她的听觉直接暗示给她。有些大脑功能被激活，而有些则还处于静止状态。没有正确的判断，也不能自主选择。想象、记忆、情绪及受暗示影响的能力呈现的程度都很高"[21]。哈蒙德描述了类似现象多发生在癔症患者、被宗教体验所束缚的人和进行性幻觉的透视者的身上。他们可能完全感受不到疼痛、眼前出现逼真的错觉和幻觉以及进行复杂的肢体活动，但事后却什么都不记得。值得注意的是，哈蒙德称青蛙、蛇、狗、猫，甚至老虎、愤怒的公牛等许多动物也会出现这种恍惚状态，在此期间，动物感觉不到任何疼痛，还会变得温顺。这种情况会不会是大脑的固有特征？

## 先天还是后天

毫无疑问，沙尔科提及的癔症患者固有的弱点其实是指遗传特性，但当时有关基因和遗传的知识，人们知之甚少。许多医师认为，癔症主要是一种出现在上流富裕阶层的疾病，这可能是因为上层阶级是他们主要的病人来源。沙尔科认为遗传易感性并不专属于社会的任何阶层，事实上萨伯特医院许多女性癔症患者都来自社会较低阶层[22]。尽管有医师已经表示男性也易患上癔症，但人们认为这种男性缺乏男子气概，不是"真正的男人。"沙尔科强调，他在自己门诊看到的大多数男性癔症患者都来自劳动阶层，肌肉发达且富有阳刚之气，并且他于 1882 年在萨伯特医院设立的特别病房的情况也是如此[23]。为什么男性就不能因为遗传而更易患上癔症呢？对于遗传易感体质的人来说，某些环境因素可能会加速癔症发作。沙尔科表示，工业和铁路事故等创伤事件是一些常见的加速因素，对于男性女性都是如此。沙尔科透露，观念和情绪可能也会加速癔症发作，但他当时并没有想到精神创伤可能会转化为身体症状。

对于沙尔科来说，催眠是一种对暗示高度敏感而意识逐渐下降的状态。对暗示做出反应是人类的天性，但有些人的反应会更加敏捷。沙尔科认为只有癔症患者才能受到催眠，导致这种想法的原因并不清楚。但沙尔科一定注意到了，在一些公开集会中，催眠师会从观众里面随机抽人，然后让他们产生一系列症状，例如浑身麻痹或者做出一些奇怪动作。然而，这些公开的表演并不是没有受到怀疑，有些人表示被选中的参与人员只是在观众面前表演，而有些人则表示这是彻头彻尾的欺诈。同样，怀疑论者称沙尔科的癔症患者也在欺骗医师和观众。有关催眠的现代观点强调，在大脑运动控制和意识系统分离的状态下，催眠具有高度暗示性。新的功能成像技术可以洞察参与这些过程的大脑区域[24]。

## 癔症有关看法的演变

在职业生涯的最后几年，沙尔科开始研究导致癔症的心理作用[25]。他后来的催眠实验让他相信，癔症症状的背后可能是观念想法在作祟。例如，催眠状态下，一个想法可能会导致麻痹，同样地，一个想法也可能使其消失。但是，受测对象并不会意识到这个想法。沙尔科也对精神创伤（他称之为创伤性神经症）导致的癔症症状产生了特别的兴趣。他指出催眠引起的症状和精神创伤引起的症状十分相似。两者都源于一个想法，对于催眠来说，这种想法来自催眠师的暗示，而对于创伤性神经症来说，这种想法来自自我暗示。沙尔科催眠创伤性神经症患者时发现，重现最初的精神创伤可以再现这些症状，这与布洛伊尔和弗洛伊德在维也纳的观察结果类似（见第4章）。在生命的最后几年，沙尔科甚至越发倾向于用心理因素来解释癔症，当时他让一位名叫皮埃尔·珍妮特的年轻心理学家领导萨伯特医院的实验心理学实验室。和沙尔科一起做研究的时候，珍妮特得出结论，一个人过去的情绪创伤会导致癔症症状，就像催眠暗示一样，是意识分离的一种情况。珍妮特是使用分离这一概念来解释癔症的第一人。在他晚年发表的一篇文章中，沙尔科感叹了精神和想法对身体的显著影响，尤其是在易感人群之中。但即便如此，他也强调，如果不对大脑某个区域的神经信号进行修改，就不可能产生结论。换句话说，精神即是大脑。

值得注意的是，沙尔科的"重大癔症"这一提法在其死后的10年内基本上就消失了[26]。约瑟夫·巴宾斯基是沙尔科的忠实弟子，因其大脚趾症状而闻名于神经学领域，他后来指出，沙尔科活着的时候，每天都有患者出现癔症危机，而且经常有许多患者同时发作或者相继发作。沙尔科死后的几年内，这种情况的癔症发作几乎就消失了。约瑟夫·朱尔斯·德杰林在沙尔科去世几年以后接管了他的位置，他向患者和工作人员明确表示，绝不能容忍癔症危机。他对癔症患者十分残忍，后来还夸口称在萨伯特医院的8年里，他几乎没有看到癔症发作。作为沙尔科的徒弟，巴宾斯基花了很长时间才脱离了沙尔科有关癔症的思想，最终提出了自己有关癔症的思考。癔症只是一种症状，可以通过暗示产生，通过劝说消失，而且癔症也可能是暂时的，并不总是生来就有或者伴随一生。沙尔科还有一位名叫乔治·吉勒斯·德拉·图雷特（图雷特综合征因其命名）的著名学生，他不赞成沙尔科对卵巢研究的迷恋，并告诫不要通过对卵巢进行手术来治疗癔症。

如果说我们可以从沙尔科及其"重大癔症"中学到什么的话，那就是医师在塑造心因性疾病患者的症状方面发挥着重要作用。沙尔科所处的时代结束以后，癔症患者发生抽搐的情况不再常见，但头痛、头晕、全身疼痛和疲劳等感觉症状仍然出现在他们身上。剧烈的运动症状转变成了更不易察觉的感觉症状。医师通过暗示在很大程度上决定了患者会出现哪些感觉症状以及这些症状会持续多长时间。我本人就观察过心因性疾病患者的症状是如何在不同专科医师的诊断过程中变化和增加的。就像盲人一样，每个亚专科医师只是从某一特定角度去"感受"大象，只关注属于自己特定领域的症状，而往往忽略了整体情况。

## 神经衰弱和神经症

在沙尔科的"马戏团"和一个世纪的虐待治疗及不断变化的症状综合体的影响下，癔症的诊断在19世纪末期开始失去地位。除此以外，许多医师在诊断男性是否患有癔症时会感到不舒服。脾脏和疑病症等诊断就曾被用于诊断有癔症症状的男性患者，但这些术语根植于似乎不再相关的古老概念。德语中的神经质这一术语和英语中的神经衰弱这一术语广受欢迎，用来描述男性和女性身上出现的各种各样的身体和精神症状，而且被认为可能源于"神经"一词。神经衰弱是一种身体和精神的普遍衰竭，自古以来就是癔症症状的一个表现。但神经衰弱在1869年被重新定义，当时纽约的一位电疗医师乔治·比尔德发表了一篇文章，将神经衰弱描述为一种症状广泛的功能性神经系统疾病[27]。他声称已经使用电疗治好了许多患者。1880 年，比尔德的书《美国焦虑》将神经衰弱确立为是男性和女性最常见的神经系统疾病[28]。其症状包括疲劳、头痛、身体疼痛、失眠、麻木及麻痹。比尔德断言，这些症状是由于大脑中的细微化学变化导致的"神经力量"的缺乏。比尔德的神经衰弱很快在美国和欧洲确立下来，并且在迅速壮大的富裕的中产阶级中成为一种专属有钱人的流行诊断。

比尔德从一个独特的美国视角看待神经衰弱。他认为美国人追求成功的欲望及当代生活的快节奏引发了神经系统疾病。比尔德注意到，电报和蒸汽机等科学发明加快了日常生活的节奏，再加上想要不断超前的动力，神经系统就会超负荷工作，最终走向崩溃。此外，比尔德指出，神经衰弱多发于高成就人士，即承受巨大现代生活压力的那些人。因此，神经衰弱成了一种状态诊断，比尔德甚至认为自己也是患者之一。西格蒙德·弗洛伊德和欧洲许多杰出的知识分子也认为他们自己是神经衰弱症患者。比尔德强烈认为，神经衰弱是一种真正的身体疾病，而不是意志薄弱或者装病的表现。

## 过度神经紧张

大约在同一时期，"过度神经紧张"这一术语开始在非专业媒体上流行起来[29]。这个术语的确切来源尚不清楚，但人们认为美国心理学家威廉·詹姆斯（作家亨利·詹姆斯的弟弟）普及了该术语的用法。简单来说，过度神经紧张就是比尔德所说的神经衰弱。美国忙碌的日常生活导致了一种伴有多种症状的独特神经系统疾病。美国人通常会紧张焦虑，因为他们不得不前进以获取物质财富，但他们的目标往往无法实现。治疗男性过度神经紧张的建议是停止担忧并学会知足。减少工作，和孩子们玩捉迷藏。女性应该利用家庭聚餐来改变丈夫和孩子，告诫他们细嚼慢咽，放慢吃饭的速度。20 世纪初，几乎所有身体疾病和社会弊病都归咎于过度神经紧张。过度神经紧张的最终"解药"是 1929 年的大萧条，到了 20 世纪 30 年代中期，这一术语几乎就不再出现了。

和欧洲一样，神经学在 19 世纪后半叶的美国也是一个新兴的亚专科。人们普遍认为，通过大脑神经的电信号会影响人类的所有行为，因此调整电信号就可以调整人的异常行为。精神和大脑完全是一回事。神经科医师向他们的患者保证，他们可以治疗神经衰弱、头痛、头晕、失眠和情绪烦躁。他们可以使用许多药物，例如水合氯醛、溴化物和阿片类药物等镇静剂及咖啡因和可卡因等兴奋剂。各种形式的电疗被用来"震动"神经系统，也有一些治疗癔症和神经衰弱的不寻常疗法[30]。就像许多欧洲同行一样，美国也有一些神经科医师在想这些患者的症状是客观存在还是凭空想象的。然后，所有人都得承认，他们的症状不管是真是假，都是顽固的，而且往往以巨大的个人和社会损失为代价。美国年轻的神经学家西拉斯·威尔·米切尔和他的纽约同事乔治·比尔德的观点一致，认为癔症和神经衰弱都是真实存在的精神系统疾病，并不是主观臆造的症状。从很多方面来看，米切尔可谓美国神经学的沙尔科。

 ## 西拉斯·威尔·米切尔和美国内战

　　威尔·米切尔（他更喜欢别人叫他威尔）生于1829年，父亲是费城一位杰出的医师[31]。1850年，21岁的米切尔从杰斐逊医学院毕业，之后在欧洲游历了1年，途中在巴黎和著名生理学家克洛德·贝尔纳待过一小段时间。米切尔喜欢引用贝尔纳对他天真推测的回应，贝尔纳说："能做实验的时候为什么非要想来想去呢？""把实验彻底完成之后再进行思考。[32]"米切尔回到美国之后就加入了父亲繁忙的临床工作，开始了一个关于蛇毒的研究项目。在此过程中，他和威廉·哈蒙德建立了持续一辈子的亲密关系，正如前文所述，哈蒙德是美国内战时期的军医处处长。米切尔和哈蒙德年纪相仿，在医学和文学上都颇有建树，两人后来都成为美国神经学领域的杰出领袖。1859年，他们共同发表了两篇有关蛇毒的论文。米切尔后来比较了自己在从事科学和小说方面的工作经验，强调了在这两种工作中保持思想开放的重要性。"毕竟，从事任何形式的生产工作时，我的心思会特别集中，就像给一台机器上紧发条等着看会有什么样的结果一样。我似乎是在处理我所谓的自己大脑里的想法，但这一过程如何进行，在某种程度上，还是个未解之谜。我说：'我会仔细考虑的。它看起来怎么样？它会导致什么结果？'然后从内心的某个地方，就会对我一无所知的根源提出批评、建议，总而言之，就会产生一些想法。"[33]

随着美国内战的爆发，米切尔开始在联邦军队中担任合同军医。尽管米切尔为弟弟谋得了一个军官职务，但他自己并没有加入联邦军队。1855 年，米切尔的父亲病重，不得不放弃行医。在父亲去世后，米切尔在 1859 年结婚，他成了一大家子唯一的经济来源，于是他决定花钱找别人代替他参军。这个决定困扰了米切尔一生，他常常在想要是当时参军作战现在会是何光景。他的小说基本都是从一些参加了内战主要战役的朋友和患者那里听来的故事。米切尔一开始驻扎在第 16 大道的一个旧军械库，当时那里正用作联邦军队的医院。也就是在这里，米切尔第一次对神经系统疾病产生了兴趣，他劝说军医处处长哈蒙德安排一间病房，专门治疗这种疾病[34]。米切尔对神经衰弱的最初印象是，人们对其成因知之甚少，相关治疗也大都无效。他比较喜欢一些温和的治疗方法，例如休息、按摩和健康饮食，不过他也赞成使用电疗。随着受伤士兵在成倍增加，米切尔转移到了特纳巷的一所规模更大的医院，士兵们称之为"树桩医院"。在这所医院，米切尔和同事乔治·里德·莫尔豪斯及威廉·威廉姆斯·基恩都注意到了神经损伤。米切尔后来创造了"幻肢"这一术语，他指出 95% 的男性在截肢后都会感觉四肢还在。大多数人觉得幻肢比真实的四肢要短，且大多数人称幻肢仍会产生疼痛。1864 年，米切尔和同事莫尔豪斯及基恩出版了一本有关疼痛和战时伤害的经典教科书[35]。这本书详细描述了枪伤造成的各种令人痛苦的症状。书中描述的最严重的疼痛综合征也就是后来被熟知的"灼痛"，英语是 causalgia，是希腊语中热和痛的合成词。士兵称这种疼痛具有"烧灼感"、呈现"芥末红色"或是像"用炽热的锉刀刮擦皮肤一样"。这种疼痛通常出现在手掌或者脚背。米切尔和同事们注意到，这种疼痛会使患者焦躁易怒，明显干扰睡眠。他们采用了一系列的治疗方法，如使用反刺激剂和向疼痛部位注射吗啡，不过都收效甚微。许多患病士兵都央求切除他们疼痛的四肢。米切尔和同事们描述了其中一个案例，一个来自费城的 17 岁男孩在葛底斯堡战役中肩部中弹。重伤恢复以后，他的双手开始感到一阵剧烈的灼痛，这使他变得"紧张焦虑及歇斯底里"。让他缓解的唯一方式就是双手戴上宽松的棉质手套，他还经常往手套上洒水以保持湿润。这个年轻士兵意志十分消沉，他的家人都担心他会疯掉。

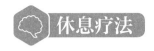 **休息疗法**

内战结束以后，米切尔回到费城，开了一家相当盈利的私人诊所，专门治疗神经系统疾病，而且来往人员大都是一些患有癔症和神经衰弱的富有女性。根据内战期间治疗士兵及战后在私人诊所治疗患者的经历，米切尔提出了所谓的"休息疗法"，这种疗法后来在全世界都声名狼藉[36]。在和密友兼同行威廉·奥斯勒医师的一次交谈中，米切尔表示一名女性患者让他产生了休息疗法的灵感[37]。这位女性智商特别高，仅用3年时间就在享誉盛名的波士顿大学获得了学位，然后她结了婚，还一连生了4个孩子。后来，就出现了彻底的精神崩溃，还伴随极度疲劳，最后被诊断为精神衰弱。医师建议她进行锻炼，但她却拒绝下床。米切尔见到她的时候，她脸色苍白，十分瘦弱，也不怎么吃饭。米切尔决定让她躺在床上，增加她的食物摄入量。令人意外的是，她完全康复了，恢复了作为妻子的职责，例如又多生了几个孩子。矛盾的是，尽管米切尔推崇休息疗法，但他也不断强调体育锻炼对心理健康，特别是对神经衰弱女患者的重要性。事实上，他表示，休息疗法的一个潜在好处就是能让女性渴望恢复包括体育锻炼在内的正常活动。有传闻称，米切尔会采取极端的方式，迫使他的女性患者下床锻炼[38]。有一次，米切尔要送一名患者回家，但开了一半就停车让她自己走完剩下的路；还有一次米切尔对一名女性患者扬言道，如果她再不起床的话就要脱光衣服和她一起睡觉了。考虑到米切尔迂腐守旧的性爱观，后一个故事可能和他的个性不符，但它的确被多个来源报道。

米切尔认为，男性和女性都容易患上癔症和神经衰弱，但女性因为体质虚弱尤其易受影响。他认为14~18岁的年轻姑娘尤其危险，所以女孩在这一年龄段最好不要接受教育。她们有限的精力最好是用来掌握她们未来作为妻子和母亲需要的技能，而不是浪费在精神追求上。米切尔的医学书籍不仅针对科研人员，还面向普通大众。《汗水与泪水，过度劳累的迹象》是他有关神经系统疾病的畅销书，集中体现了他对女性精神健康的歧视性观点[39]。年轻姑娘如果过度考虑错误的精神追求，就注定要"躺在床上，出现神经痛、背部无力和不同形式的癔症，这个家庭恶魔给许多家庭带来了难以言表的痛苦……只有医师知道这些自作自受的患者做了什么，才把家庭弄得一团糟"[40]。米切尔在其另外一本有关医疗建议的书《脂肪和血液：论当今神经衰弱和癔症的治疗》中概述了他针对神经系统疾病提出的休息疗法[41]。女性容易损耗的特点需要长时间的卧床休息和强制喂食。米切尔注意到，休息疗法对患有神经焦虑的男性并没有产生太大效果，所以对于这类患者，例如沃尔特·惠特曼，米切尔推荐"西部疗法"。他会要求患者去美国西部进行剧烈的体力活动，并将其经历记录下来[42]。小欧文·威斯特是米切尔表姐和终生好友萨拉·巴特勒·威斯特的儿子，他就在1884年因为神经衰弱被米切尔建议去西部游历，并在此期间写下了牛仔小说《弗吉尼亚人》[43]。米切尔建议男性和女性每年定期休假，以缓解工作和家庭造成的巨大压力。

米切尔针对女性的休息疗法并不仅仅是好好休息[44]。这些女人会被强制与家人隔离以避免干扰，并被限制卧床6~8周。至少刚开始的时候她们得在床上排便排尿。每天早晚两次，她们会被抬到床边休息，等到床被重新整理干净再回去。从早到晚，她们不断地被喂食大量高脂肪食物，包括高达两加仑❶的牛奶。这么做是为了恢复可能由于压力和过度工作而消耗的"脂肪和血液"。这种疗法最残忍的环节就是患者不能阅读、写作或是进行任何形式的脑力活动。甚至缝纫和编织等手工工作也不被允许。为了弥补缺失的体育活动，有人会给她们的肌肉进行按摩和电刺激。除了"脂肪和血液的恢复"，休息疗法是否成功还取决于米切尔提供的常识性心理治疗。在这个过程中，"一位训练有素的护士会一直体贴地对待患者[45]。"米切尔十分清楚，任何治疗是否能成功，医师都发挥着重要作用。米切尔在《脂肪和血液》中写道："如果医师具有重拾患者自信和尊重所需要的人格力量，那他也拥有更多的能力，而且应该机智地抓住恰当的时机，将其患者的想法从责任义务转移到其他方面，转移到患者生活更易产生的利己主义上来[46]。"米切尔还认识到，有些医师具有协助完成治疗的能力，而有些医师没有。"会在一个人手中获得成功而在另一个人手中完全没有效果的只有医疗卫生建议，因为我们毕竟是一群艺术家：使用同一种手段来达到某种目的，但最终成败则取决于我们使用该手段的方法[47]。"

米切尔的休息疗法迅速在欧洲和美国受到欢迎，特别是在患有饮食失调、厌食性癔症和神经性厌食症的年轻姑娘中。沙尔科显然对这种疗法的结果产生了兴趣，导致在其职业生涯后期，他开始渐渐考虑癔症可能是一种心因性疾病而不是神经系统疾病。但接受米切尔休息疗法的女性患者对此有何感受？大多数人会乖乖地吃药，

---

❶ 1加仑≈3.785升

并对这位伟大的神经科医师所进行的神奇治疗给予他应有的评价。从妻子和家庭责任中解脱出来可能对她们的精神健康有益。然而事实上，许多人在治疗期间胖了一倍，从而影响了她们的自尊。米切尔的患者中有几位是著名的社会名流和小说家，例如夏洛特·珀金斯·吉尔曼、威妮弗蕾德·豪威尔斯、伊迪丝·华顿和弗吉尼亚·伍尔夫。米切尔建议吉尔曼停止所有的创作活动，这几乎把吉尔曼给逼疯。吉尔曼有过一段失败的婚姻，可能患有产后抑郁症，她后来写道"利用残存的理智以及在一位睿智朋友的帮助下，我放弃了这位知名专家的建议，然后继续工作——工作才是每个人的正常生活。在工作中可以感受快乐、获得成长、享受服务，没有工作，人就是废物，就是寄生虫——最终恢复了相当多的力量"[48]。吉尔曼后来在 1892 年发表了一篇名为《黄色壁纸》的短篇小说，稍微报复了米切尔一番。小说以第一人称叙述，描写了一位年轻姑娘因为接受休息疗法而被强迫停止所有身体和精神活动，最后逐渐崩溃的故事[49]。许多精神科医师（当时被称为心理学家）称赞这篇小说是有史以来对精神疾病最好的描写之一。而其他医师却告诫患者不要阅读这篇小说，因为可能会使他们发疯。吉尔曼回应称，她并不是为了吓唬女性，而是为了拯救她们，让这些女性避免休息疗法带来的折磨。吉尔曼的回应确实有点让人出乎意料，因为她一开始称休息疗法"令人舒适"[50]。米切尔看了《黄色壁纸》之后，称其"令人毛骨悚然"[51]，后来又暗示这篇小说影响了他对休息疗法的看法。威妮弗蕾德·豪威尔斯的情况甚至更加可悲[52]。威妮弗蕾德被诊断出患有癔症这种慢性疾病已有 8 年，后来她生活在纽约的父母决定送她到米切尔那里进行休息治疗。威妮弗蕾德当时 25 岁，但只有 57 磅（25 公斤）❶重。做出这个决定对她的父母来说十分不易，这是因为整个治疗项目需要花费 2000 美元，相当于今天的 5 万美元。通过强迫进食，威妮弗蕾德确实重了大约 10 磅（4.53 公斤），但她的症状仍在持续恶化，几个月后因为心力衰竭骤然死在了费城。验尸结果最后确定，她患的是器质性疾病而非癔症。

许多人都认为米切尔的休息疗法可以温和有效地治疗癔症和神经衰弱。而且当时并没有很多其他的治疗选择。不管人们对米切尔休息疗法的效果有什么看法，休息疗法确实给米歇尔带来了许多财富。人们对休息疗法的需求非常大，米切尔甚至在费城周边开了许多附属休息治疗中心，由他亲自培训的护士进行管理。休息疗法

❶ 1磅≈0.4536千克

的全盛时期，米切尔的医疗业务在全美占据一席之地，年收入超过 10 万美元，相当于今天的 250 万美元[53]。

##  西拉斯·威尔·米切尔，难以琢磨的人

作为一名美国神经学家，我不禁对威尔·米切尔怀有一种复杂的情感。他对新兴的神经学领域的迅速发展做出了重大贡献，尤其是他在有关蛇毒和神经损伤方面的研究，而且他和哈蒙德是美国神经学的两位重要创始人。除此以外，他还被选为美国神经学协会的第一任主席，后来又被选为美国国家科学院的主席。但是这些名声都被他专横的态度以及歧视女性的观点给败坏了，而这种态度和观点在当时的男性医师身上并不少见。就像夏洛特·珀金斯·吉尔曼一样，有些女性患者认为米切尔自负且冷漠，缺乏同情，但有些女性患者却认为米切尔不论作为医师还是朋友，为人都很体贴，芝加哥作家及女权主义者阿梅利亚·格雷·梅森就和米切尔一直保持着联系[54]。尽管梅森和几位与米切尔定期联系的女性知识分子不同意米切尔对女性在社会角色中的看法，但是她们发现米切尔为人体贴，愿意接受任何反对意见，不过他还是坚持反对女权主义。1895 年，迪恩·艾格尼斯·欧文邀请米切尔为拉德克利夫学院第一届年轻女士们做演讲。米切尔认为体育锻炼和户外运动十分重要，可以平衡学习生活，并对此提出了一些中肯的建议，但他也明确表示反对女性进入职场。演讲结束时，他非常傲慢地说道："船一旦受损就再也无法在海上航行。我想告诫那些正在翻滚的海浪上航行或即将航行的人，这难道有什么奇怪的吗？亲爱的迪恩以及所有在场的女士，我希望这些海岸上的沉船不会漂进我的船坞。有时候我还可以修理受损的船，但有时候，唉，我也无能为力[55]。"

米切尔富有创造力而且创作丰富，这无可置疑。除了一百多本科学文章和书籍，他还出版了包括小说、散文和诗歌在内的 50 多本文学作品。米切尔在晚年一直到 83 岁都会每年定期创作一到两部小说，是世纪之交最畅销的美国小说作家。我有幸在部门图书馆大扫除时得到了他的几本小说，尽管这些小说不能算作文学巨著，但大都十分有趣，让人可以了解他的思考历程。米切尔的优势在于人物塑造，尤其是女性角色，其中许多女性都有神经衰弱的特征。《康斯坦丝·特斯

科特》是 1905 年米切尔 76 岁时出版的一部作品，米切尔在作品中创造了一个有意志坚强的女人，不惜一切代价都要为她惨遭谋杀的丈夫报仇[56]。康斯坦丝是那种"罕见的女人，会因为一些莫名其妙的性别特点招来是非"。对于离婚及被毁的家庭，甚至自杀和谋杀，这部作品没有进行分析，而是做了简单的说明[57]。米歇尔 1896 年出版的畅销书《休·韦恩》是一本关于美国独立战争的传奇史书，由主人公休以第一人称进行叙述，但有时也会因为插入朋友的一篇日记而转为第三人称[58]。休·韦恩描述了他在费城的家人会遵守"完全自我压制及隐藏情感的贵格会❶习惯"[59]，这无疑反映了一个世纪后米切尔在费城成长的各个方面。这本书总共卖出 50 多万册。米切尔夸口称，他从来没有在任何小说中写过让女孩脸红的话。米切尔的传记作家欧内斯特·斯特内斯特这样说："很少有智力超群的领袖在看不清所处时代弊病的情况下就能取得巨大成就。米切尔虽然没有超越所处的时代，但他却是当时的一个伟人"[60]。不知何故，米切尔的小说总是陷入"维多利亚时代的泥沼。"

可能米切尔对后世最重要的影响是他对待心身症状患者的方法。他既有洞察力也具有务实精神，同时坚信者可以得到帮助。米切尔并没有遵循特定的科学理论，但他确实理解大脑和身体的相互关系对症状的产生十分重要。他会用常识治疗症状，而且不管方法如何。有一次，米切尔采用休息疗法治疗一位富有的新英格兰年轻女子，这个女子患有神经衰弱，病好之后，米切尔让她每天都喝香槟，并安排一名女仆在身边伺候。但这个女子的母亲禁止她喝酒，她母亲后来给米切尔写信谴责这种建议，称"她女儿可能会获得身体上的舒适安逸及健康享乐，但也可能因此失去不朽的灵魂"[61]。而且，如果这些年轻的女性患者不听从米切尔的指示，米切尔还会拿着皮鞭威胁她们。米切尔认识到，相比出现的表现形式，症状往往具有更深层次的含义，让患者了解她们的情况十分重要。他不喜欢精神疗法，而且十分厌恶弗洛伊德提出的性学说。米切尔对自己的能力最为自信，总是态度乐观地安慰患者。他认为医学是门艺术，而他具有一种独特的能力，可以将医学想法传达给患者，这种特点在医学专业人士身上十分少见。米切尔一生中的大部分时间都在读书写作，每周都要如饥似渴地读两到三本小说。他对书籍的热爱在他的诗集《书与人》中表现

---

❶ 贵格会，又名教友派、公谊会，兴起于17世纪中期的英国及其美洲殖民地，创立者为乔治·福克斯。贵格会的特点是没有成文的信经、教义，最初也没有专职的牧师，无圣礼与节日，而是直接依靠圣灵的启示，指导信徒的宗教活动与社会生活，始终具有神秘主义的特色。

得十分明显。1914 年米切尔去世，他在内战期间的同事威廉·基恩在悼词中称他是一个"酵母般的人"，这是因为他思维活跃、思想丰富。

> "在精神上，他们是骄傲的贵族，
> 富有公平和礼貌的绅士，等待着我们的意志。
> 当学者喜欢的孤独时光来临，
> 壁炉生起了火，整个房子都寂静无声。"[62]

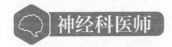 **神经科医师**

到了 19 世纪的最后几十年，以妇科为关注点的神经系统疾病反射理论在整个欧洲几乎都无人问津。越来越多的妇科医师认为这一理论愚蠢荒谬，并告诫应避免没有必要的妇科手术，否则可能只会加重病情。威廉·普莱费尔是伦敦一名杰出的妇科医师，也是将米切尔的休息疗法传到欧洲的第一人，他强烈反对对盆腔器官进行手术来治疗神经症[63]。他还强调对于一名精神焦虑紧张的女性来说，最不需要的就是反复进行阴道检查，以及接受纠正子宫轻微移位、烧灼宫颈或者刮除子宫内膜的手术。这些手术可以有效治疗妇科疾病，但不能用来治疗神经紊乱。此外，男性和儿童也会出现和女性一样的神经紧张症状，但并不会患妇科疾病。

有许多患有神经疾病的富有男人和女人，新近发展的精神病学目前正在拉动如此大量的潜在人群前来就诊。总的来说，这种新型的"神经科医师"认为中枢神经系统是导致疾病的根源，同时认为仍专注于脊髓反射理论和女性泌尿生殖系统的医师十分可笑。威廉·格里辛格是 19 世纪末德国一位杰出的神经科医师，他认为精神疾病和神经疾病是同一回事，都属于大脑疾病[64]。格里辛格借用隆伯格提出的大脑过度兴奋这一说法，表示大脑越兴奋，就越有可能患上神经症。大脑一旦处于刺激和兴奋的状态，就不能有效运转，就像齿轮脱开的汽车一样。像沙尔科一样，格里辛格也认为神经症具有遗传易感性，所以某些人就更易受到"脾气暴躁这一性格弱点"的影响。维也纳大学的杰出学术精神病学家狄奥多·梅涅特研究了人死后的大脑，以寻找精神疾病产生的病理，他还表示精神疾病属于前脑疾病。维也纳的精神科医师因专注于大脑病理学而在当时被称为神经病理学家。尽管沙尔科等许多人认为人们最终会发现所有精神疾病的病理，但也有人将精神病和神经症区分开来，认为精神病是一种器质性大脑疾病，而神经症则是一种轻微的，较温和的神经系统功能障碍，没有可论证的病理变化。

## 进化与大脑

1859年，查尔斯·达尔文的《物种起源》一书出版，晴天霹雳般地震撼了科学界，而且仅仅用了20年的时间，人们就广泛认为进化论是个事实。进化论影响了科学界的所有领域，但对神经科学的影响最大。用进化树来表示物种之间的进化关系时，我们会发现复杂的大脑结构会进化得越来越复杂。低级别的反射行为仍然存在，但是处在高级中枢的控制之下。例如，疼痛刺激会使人回缩，尽管这些"自动"反射由更高级的大脑功能进行调节，但这是通过脊髓中的神经连接而产生的。摆出身体姿势、面露怪相以及皱眉等原始本能反应都是"反射"式的行为，源自大脑进化水平较低的阶段。达尔文在1872年出版的《人类和动物的情感表达》一书中写道[65]，这些类型的面部表情是由预先确定的神经细胞连接产生的，就像一种"习惯"。达尔文每天都记录自己儿子的成长过程，并推断出哭泣和皱眉等表情是习惯强化的反射行为，而不是有意识的行为。尽管这些反射性面部表情始于大脑的一种"本能"，但达尔文认为需要大量练习才能掌握所有表情。

进化的原始"情绪大脑"隐藏在更先进的"思考大脑"之下，这一提法可以追溯至19世纪末英国著名的神经学家约翰·休林·杰克逊。杰克逊深受达尔文的影响，认为大脑进化包括在更原始的结构上建立越来越复杂的结构。杰克逊从理论上称，当低级的原始中枢一旦从高级的皮质中枢中被释放出来，就会导致精神病和痴呆等疾病。这种高级皮质中枢控制的释放可能会让最有教养的人表现得像他的远祖一样，可谓是一种逆向进化。杰克逊15岁时在英国约克郡一名当地医师那里做学徒，虽然没有受过正统的大学教育，但后来对神经学这一新兴领域产生了巨大影响。人们对杰克逊了解最多的可能是，他描述了局灶性运动癫痫发作时肌肉抽搐会沿着四肢缓慢移动，后来被称为"杰克逊癫痫"。根据这一观察，杰克逊推测，额叶的运动皮质上一定存在定位不同身体部位的位置。西格蒙德·弗洛伊德后来深受杰克逊的影响。弗洛伊德提出的本我指的就是原始大脑，具有原始的激情和冲动，而自我就是认知大脑，可以阻止这些激情和冲动闯入意识。

休林·杰克逊提出的大脑发育进化模型可以解释癔症发作时引起的心因性运动症状，例如麻痹和抽搐，这是因为进化而来的高级皮质中枢会控制大脑深处原始的情绪中枢和反射中枢。随着对生命和四肢的长期威胁，恐惧等情绪就会占据认知能力的上风，进而导致麻痹和抽搐等原始行为。结构缜密的大脑中枢分管不同的功能，这一概念在不断发展，而且神经学家意识到，病人可能在功能和意识之间存在分离。例如，脑卒中导致的麻痹症患者会否认自己的症状，如果有人问起，他们就会编造故事来解释为什么自己的手臂不能动弹。大脑中枢之间失去关联会导致局部脑损伤，这种观点正在慢慢形成。左脑后方轻微脑卒中会切断视觉中枢和语言中枢，导致患者虽然十分清楚眼前某一物品的用法，但却无法用语言表达出来。不难想象，认知中枢可能意识不到源自原始情绪中枢的活动。如下一章所述，西格蒙德·弗洛伊德使用大脑组织的进化模型构建了心理模型，以此来解释正常和反常的人类行为。

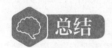 总结

19世纪，癔症的临床表现不断演变，从以麻痹和抽搐等运动症状为主演变到以头痛、背痛、疲劳和头晕等感觉症状为主。19世纪末，对癔症的传统描述几乎不复存在，而对癔症的诊断也由神经症和神经衰弱等更能被社会所接受的诊断所取代。在美国，人们把神经衰弱的症状归因于充满压力的生活方式，治疗方法也集中在休息和减少压力方面。然而直到20世纪，慢性压力和心身症状之间的联系才逐渐稳固确立下来。

## 参考文献

[ 1 ] Porter R. The body and the mind, the doctor and the patient: negotiating hysteria. In: Gilman SL, King H, Porter R, et al., editors. Hysteria beyond Freud. Berkeley: University California Press; 1993. p. 242.

［ 2 ］ Briquet P. Traité de l'Hystérie. Paris: JB Bailiére et Fils; 1859.

［ 3 ］ Briquet P. Traité de l'Hystérie, vol. 1859. Paris: JB Bailiére et Fils. p. 3.

［ 4 ］ Mai FM, Merskey H. Briquet's treatise on hysteria. A synopsia and commentary. Arch Gen Psychiatry. 1980;37:1401–5.

［ 5 ］ Briquet P. Traité de l'Hystérie, vol. 1859. Paris: JB Bailiére et Fils. p. 47.

［ 6 ］ Briquet P. Traité de l'Hystérie, vol. 1859. Paris: JB Bailiére et Fils. p. 584.

［ 7 ］ Briquet P. Traité de l'Hystérie, vol. 1859. Paris: JB Bailiére et Fils. p. 98–9.

［ 8 ］ Briquet P. Traité de l'Hystérie, vol. 1859. Paris: JB Bailiére et Fils. p. 115.

［ 9 ］ Briquet P. Traité de l'Hystérie, vol. 1859. Paris: JB Bailiére et Fils. p. 207.

［ 10 ］ Briquet P. Traité de l'Hystérie, vol. 1859. Paris: JB Bailiére et Fils. p. 371.

［ 11 ］ Shorter E. From paralysis to fatigue: a history of psychosomatic illness in the modern era. New York: Free Press; 1992. p. 166–200.

［ 12 ］ Scull A. Hysteria: the disturbing history. New York: Oxford University Press; 2009. p. 111.

［ 13 ］ Charcot JM. Lectures on the diseases of the nervous system, iii, vol. 1889. London: New Sydenham Society. p. 13–8.

［ 14 ］ Ellenberger H. The discovery of the unconscious. New York: Basic Books; 1970.

［ 15 ］ Braid J. Neurypnology. London: Churchill; 1843.

［ 16 ］ Hammond WA. On certain conditions of nervous derangement, somnambulism–hypno-sis–hysteria–Hysteroid affections, ETC. New York: G.P. Putnam's Sons; 1881.

［ 17 ］ Hammond WA. On certain conditions of nervous derangement, somnambulism–hypno-sis–hysteria–Hysteroid affections, ETC, vol. 1881. New York: G.P. Putnam's Sons. p. 3.

［ 18 ］ Hammond WA. On certain conditions of nervous derangement, somnambulism–hypno-sis–hysteria–Hysteroid affections, ETC, vol. 1881. New York: G.P. Putnam's Sons. p. 5.

［ 19 ］ Hammond WA. On certain conditions of nervous derangement, somnambulism–hypno-sis–hysteria–Hysteroid affections, ETC, vol. 1881. New York: G.P. Putnam's Sons. p. 10.

［ 20 ］ Hammond WA. On certain conditions of nervous derangement, somnambulism–hypno-sis–hysteria–Hysteroid affections, ETC, vol. 1881. New York: G.P. Putnam's Sons. p. 14.

［ 21 ］ Hammond WA. On certain conditions of nervous derangement, somnambulism–hypno-sis–hysteria–Hysteroid affections, ETC, vol. 1881. New York: G.P. Putnam's Sons. p. 15.

［ 22 ］ Scull A. Hysteria: the disturbing history. New York: Oxford University Press; 2009. p. 125–7.

［ 23 ］ Micale MS. Charcot and the idea of hysteria in the male: gender, mental science, and medical diagnosis in late nineteenth-century France. Med Hist. 1990;34:363–411.

［ 24 ］ Hoeft F, Gabrieli JDE, Whitfeld-Gabrieli S, Haas BW, Bammer R, Menon V, et al. Functional brain basis of hypnotizability. Arch Gen Psychiatry. 2012;69:1064–72.

［ 25 ］ Shorter E. From paralysis to fatigue: a history of psychosomatic illness in the modern era. New York: Free Press; 1992. p. 193–6.

［26］Shorter E. From paralysis to fatigue: a history of psychosomatic illness in the modern era. New York: Free Press; 1992. p. 196–200.

［27］Beard G. Neurasthenia or nervous exhaustion. Br Med Stud J. 1869;80:217–21.

［28］Beard G. American nervousness. New York: Putnam; 1881.

［29］Beck J. 'Americanitis': The disease of living too fast. The Atlantic, 2016 March 11.

［30］Gilman SL. Electrotherapy and mental illness: then and now. Hist Psychiatry. 2008;19:339–57.

［31］Earnest E. S. Weir Mitchell, novelist and physician. Philadelphia: University of Pennsylvania Press; 1950.

［32］Earnest E. S. Weir Mitchell, novelist and physician. Philadelphia: University of Pennsylvania Press; 1950. p. 26.

［33］Burr AR. Weir Mitchell, his life and letters. New York: Duffeld and Co; 1929. p. 76–7.

［34］Mitchell SW. Some personal recollections of the Civil war. Philadelphia: Transactions of the College of Physicians of Philadelphia; 1905.

［35］Mitchell SW, Morehouse GR, Keen WW. Gunshot wounds and other injuries of nerves. Philadelphia: Lippincott and Co.; 1864.

［36］Mitchell SW. Rest in nervous disease: its use and abuse. In: Seguin EG, editor. A series of American clinical lectures, Vol. 1, no. 4. New York: Putnam; 1875.

［37］Earnest E. S. Weir Mitchell, novelist and physician. Philadelphia: University of Pennsylvania Press; 1950. p. 81.

［38］Earnest E. S. Weir Mitchell, novelist and physician. Philadelphia: University of Pennsylvania Press; 1950. p. 83.

［39］Mitchell SW. Wear and tear or hints for the over worked. 5th ed. Philadelphia: Lippincott; 1891.

［40］Mitchell SW. Wear and tear or hints for the over worked. 5th ed. Philadelphia: Lippincott; 1891. p. 32.

［41］Mitchell SW. Fat and blood: an essay on the treatment of certain forms of neurasthenia and hysteria. Philadelphia: Lippincott; 1889.

［42］Stiles A. Go rest, young man. Monitor Psychol. 2012;43:32.

［43］Schuster DG. Personalizing illness and modernity: S Weir Mitchell, literary women, and neurasthenia, 1870–1914. Bull Hist Med. 2005;712

［44］Mitchell SW. Fat and blood: an essay on the treatment of certain forms of neurasthenia and hysteria. Philadelphia: Lippincott; 1889. p. 51.

［45］Earnest E. S. Weir Mitchell, novelist and physician. Philadelphia: University of Pennsylvania Press; 1950. p. 83.

［46］Earnest E. S. Weir Mitchell, novelist and physician. Philadelphia: University of Pennsylvania Press; 1950. p. 84.

［47］Earnest E. S. Weir Mitchell, novelist and physician. Philadelphia: University of Pennsylvania Press; 1950. p. 85.

［48］Gilman CP. Why I wrote the Yellow Wallpaper. The Forerunner, October, 1913.

［49］Stetson CP. The Yellow Wall-paper. A story. The New England Magazine. 1892;11: 647–56.

［50］Cervetti N. S Weir Mitchell, 1829–1914. Philadelphia's literary physician. University Park, PA: Penn State University Press; 2012. p. 148.

［51］Cervetti N. S Weir Mitchell, 1829–1914. Philadelphia's literary physician. University Park, PA: Penn State University Press; 2012. p. 150.

［52］Cervetti N. S Weir Mitchell, 1829–1914. Philadelphia's literary physician. University Park, PA: Penn State University Press; 2012. p. 143–4.

［53］Tucker BR. S. Weir Mitchell: a brief sketch of his life with personal recollections. Boston: Richard G. Badger; 1914. p. 15.

［54］Schuster DG. Personalizing illness and modernity: S Weir Mitchell, literary women, and neurasthenia, 1870–1914. Bull Hist Med. 2005:703–11.

［55］Cervetti N. S Weir Mitchell, 1829–1914. Philadelphia's literary physician. University Park, PA: Penn State University Press; 2012. p. 187.

［56］Mitchell SW. Constance Trescot. New York: The Century Co; 1905.

［57］Earnest ES. Weir Mitchell, novelist and physician. Philadelphia: University of Pennsylvania Press; 1950. p. 185.

［58］Mitchell SW. Hugh Wynne. Free Quaker: sometime brevet lieutenant-colonel on the staff of his excellency General Washington. New York: The Century Co; 1904.

［59］Mitchell SW. Hugh Wynne. Free Quaker: sometime brevet lieutenant-colonel on the staff of his excellency General Washington. New York: The Century Co; 1904. p. 131.

［60］Earnest ES. Weir Mitchell, novelist and physician. Philadelphia: University of Pennsylvania Press; 1950. p. 236.

［61］Earnest ES. Weir Mitchell, novelist and physician. Philadelphia: University of Pennsylvania Press; 1950. p. 228.

［62］Mitchell SW. Complete poems of S. Weir Mitchell. New York: The Century Co; 1914.

［63］Shorter E. From paralysis to fatigue: a history of psychosomatic illness in the modern era. New York: Free Press; 1992. p. 206.

［64］Shorter E. From paralysis to fatigue: a history of psychosomatic illness in the modern era. New York: Free Press; 1992. p. 208–10.

［65］Darwin C. The expression of the emotions in man and animals. London: John Murray; 1872.

# 第4章 20世纪的心身疾病

> 正如科学家宣称传染病已经消失一样，精神病学家宣布癔症消失也为时过早。
>
> 伊莱恩·肖沃尔特[1]

19世纪末，神经衰弱在欧洲和美国是最常见的一种诊断。但对不同的人，神经衰弱的含义也有所不同。在普通的外行人看来，神经衰弱是一种全身性的紧张，是有关"神经"的一种症状。但在一些精神病学家看来，神经衰弱和神经症是一回事，都是轻微的神经系统功能障碍，并伴随一些身体状况，以区别于痴呆和精神病等更严重的神经系统疾病。有些人则会将神经衰弱等同于癔症。人们认为神经衰弱和癔症都是由大脑易受刺激的弱点而引发的，但导致神经衰弱的大脑刺激要比导致癔症的大脑刺激"更弱"一些。神经衰弱可能源于过度劳累以及生活压力，这种看法使其更易接受，甚至在某些社交圈中，神经衰弱成了一种荣誉勋章。巴尔的摩约翰·霍普金斯医院著名的医学教授威廉·奥斯勒认为，神经衰弱是一种男性癔症，表现为一种过度反应的状态，这使男性对最轻微的烦恼都会反应过度，无法放松[2]。中产阶级的男性商人成为许多私人诊所有利可图的客户。事实上，就像癔症一样，神经衰弱也包括许多神经障碍，例如抑郁症、焦虑障碍、惊恐障碍、强迫症、纤维肌痛、慢性疲劳综合征和躯体形式障碍。

## 早期的弗洛伊德

　　1873 年，西格蒙德·弗洛伊德进入维也纳大学医学院学习，当时他很想进入学术医学领域，尤其是正在迅速发展的神经科学领域。当时，维也纳处在医学科学的最前沿，拥有许多著名的科学研究人员。弗洛伊德在医学培训期间加入了生理学先驱恩斯特·布吕克的实验室，以增加自己的科研资历。布吕克将德国的实验室医学和维也纳的临床医学结合在一起，也正是因此而为人所熟知。他是自然主义运动的发起人之一，这一运动认为所有生物都是由直接的物理和化学原理所控制的，就像无生命的物体一样。因此，一旦了解了大脑的物理和化学机制，就能理解所有行为，不论正常还是反常。弗洛伊德在布吕克实验室工作的时候遇见了约瑟夫·布鲁尔，布鲁尔当时已经是一位有所成就的学术研究人员，主要研究呼吸自我调节的神经基础（黑 – 伯反射）和内耳前庭（平衡）的生理功能[3]。弗洛伊德对大脑解剖表现出浓厚的兴趣，布鲁尔建议他对听觉神经的根纤维进行一些解剖染色研究[4]。但弗洛伊德 1881 年从医学院毕业时负债累累，他想先考虑结婚，几乎放弃了学术生涯。尽管弗洛伊德一直与布吕克和布鲁尔保持着联络，但他还是决定在维也纳总医院做一名医师，以保障自己的财务状况。弗洛伊德订了婚，然后在全科医学领域做了几年医师，之后布吕克为他争取了一笔小额资助，让他可以去巴黎和沙尔科一起研究，这是布吕克试探弗洛伊德是否还想进行科学研究的最后努力[5]。如果没有这笔资助，弗洛伊德会计划结婚，之后再开一家私人诊所。弗洛伊德离开维也纳的时机也对他有利，因为他对自己和患者进行的可卡因实验在医学界引起了争议。弗洛伊德称可卡因可以有效治疗包括神经衰弱在内的大量疾病，但他最后却对其成瘾。弗洛伊德进行的可卡因实验有一个明显的好处，那就是他观察到可卡因可以有效进行局部麻醉。后来眼科医师进行眼部手术时就会使用可卡因。

　　弗洛伊德只听了一节课就对沙尔科产生了崇拜。他称沙尔科的常识和智慧都很丰富。如何接近沙尔科是个问题。沙尔科当时正处在事业的巅峰，全世界有志向的神经学家都纷纷涌向巴黎，聚集在他的门下。为了引起沙尔科的注意，弗洛伊德主动将沙尔科的系列讲座翻译成德语。这一举动的效果十分不错，弗洛伊德很快进入了沙尔科的核心圈子，时常都会受邀参加沙尔科在圣日耳曼大道宅邸举办的每周晚会。弗洛伊德在巴黎的时光过得很快，他一回到维也纳，就准备用他的新发现让同事们赞叹一番。弗洛伊德尤其痴迷沙尔科对催眠的使用，也信服于沙尔科的假设，即只有天生就容易患癔症的人才能受到催眠。然而，他在维也纳的同事并不以为意，他们许多人都认为催眠只是暗示的结果，更像是诈骗和自我欺骗。弗洛伊德变得意志消沉，决定开一家私人诊所，继续追求婚姻。和弗洛伊德一起在布吕克实验室工作的约瑟夫·布鲁尔已经在维也纳开了一家普通私人诊所（同样出于经济原因），很多十分富有的患者尤其是犹太人，都会前来就诊。布鲁尔帮助弗洛伊德建立了自己的诊所，给他介绍患者并向他提供资金支持。弗洛伊德和布鲁尔之间的关系对于他后来提出精神疗法（"谈话疗法"）至关重要。

 ## 布鲁尔的著名患者——贝尔塔·帕本海姆

布鲁尔对精神病学领域的尝试可以直接追溯到他的一位患者——一个聪明又年轻的女孩，这个女孩非常敬慕她的父亲，但照顾了生病的父亲之后她就得病了[6]。她表现出一系列奇怪的神经症状，起初是剧烈的咳嗽，然后就是一阵辐辏痉挛（双眼不由自主地向内转动），从而造成复视。布鲁尔将其诊断为癔症，但这个女孩很快就出现了其他症状，例如面部抽搐、右臂短暂麻木和麻痹。布鲁尔偶然注意到，当女孩处于自我催眠的放松状态时，就会讲述某个症状出现时发生的事。值得注意的是，说完这些事情以后，症状就消失了。因此，布鲁尔提出了一种新的治疗方法，后来被称作宣泄法。宣泄在哲学上指的是通过艺术来净化情感，可以追溯到几百年前亚里士多德的悲剧原则。弗洛伊德后来写道："根据他所受的教育，没有人会预料他（布鲁尔）可以对癔症性神经症首次提出真知灼见，可以对了解人类大脑做出不朽的贡献[7]。"

这个患有癔症的女孩成了布鲁尔和弗洛伊德合著的《癔症研究》中的一个中心人物，而《癔症研究》可谓是精神疗法发展的起点。女孩在《癔症研究》中化名为安娜·欧，但弗洛伊德的传记作家欧内斯特·琼斯于1953年透露女孩的真实姓名叫贝尔塔·帕本海姆，这不禁让女孩的家人和朋友大吃一惊。可能在医学历史上，有关贝尔塔的记录比任何一位患者的都要多。尽管布鲁尔很有可能早就是帕本海姆一家（著名的维也纳犹太家族）的家庭医师，但他如何成为贝尔塔·帕本海姆的医师尚不完全清楚。

新的治疗方法似乎让贝尔塔的情况有所好转，但布鲁尔暑期度假回来以后，却发现贝尔塔的状态"十分糟糕"，所以他又开始了紧张的日常治疗。布鲁尔发现，贝尔塔讲述某个症状出现时的具体情况时，有关这种情况的谈论和描述一旦结束，症状也会随之消失。顺着这条思路，布鲁尔系统性地消除了贝尔塔的大部分症状。然而，这些症状总是反反复复，布鲁尔开始对这种新型治疗方法的效果产生了怀疑。然后他开始首次使用催眠，试图让贝尔塔再次体验导致症状出现的情况。尽管贝尔塔的症状还是像之前一样持续并反反复复，但布鲁尔这次注意到了一种夸张的反应。

对贝尔塔进行了几个月的治疗以后，布鲁尔开始怀疑自己是否是对其继续治疗的合适人选。然而，布鲁尔每次试着安排别人接手治疗时，贝尔塔的病情总是会重新发作。最终在1882年的夏天，布鲁尔说服了贝尔塔及其母亲，让贝尔塔住进了毗邻博登湖的克罗伊茨林根的贝尔维尤疗养院。尽管不再参与贝尔塔的治疗，但布鲁尔仍对她的病情充满兴趣，并通过与其家人联系获取一些信息。《癔症研究》一书中写道，布鲁尔最终治愈了贝尔塔，但与书中描写相反的是，贝尔塔的病情仍反反复复，1883年~1887年间有好几次还住进了维也纳市精神病院。即使贝尔塔后来成了一名成功的作家和社会工作者，但也会出现一些旧病复发的症状。

布鲁尔停止治疗贝尔塔·帕本海姆的几个月后才将这件事告诉了弗洛伊德[9]。十几年后，1893年二人才初步交流，并于1895年在《癔症研究》中叙述了贝尔塔的病史。《癔症研究》出版前的十几年里，布鲁尔和弗洛伊德一起治疗了许多患者，但他将精神方面的工作留给了弗洛伊德，自己专注于医学方面。为什么弗洛伊德花了这么长的时间才说服布鲁尔和他一起出版专著呢？因为布鲁尔手头事情太多。他还有其他一些任务，包括前庭研究（他大都晚上回家后继续研究）以及诊所繁忙的工作。他偶尔才会碰到心因性患者，但每次也都把他们转交给弗洛伊德进行治疗。没有证据表明布鲁尔再次用过宣泄法进行治疗。布鲁尔也十分担心，在任何出版物中隐瞒贝尔塔的真实身份可能并不容易，但对他来说，和弗洛伊德联合出版的最大问题是，弗洛伊德在其有关癔症成因的理论中越来越强调性欲。人们普遍认为，癔症可能是因为性欲没有得到满足，布鲁尔同意这种看法且也这么认为，但他并不愿意将性欲作为他们有关癔症成因理论的中心论点。但弗洛伊德认为，布鲁尔和贝尔塔之间产生了一种性吸引，这让布鲁尔十分不安，从而迟迟不愿和他一起出版。弗洛伊德传记作者欧内斯特·琼斯的表述甚至更进一步，她称布鲁尔对其患者产生了一种反向移情，这让布鲁尔的妻子玛蒂尔德心里十分痛苦[10]。琼斯推测，布鲁尔意识到对贝尔塔的情感之后感到十分内疚，然后就中断了治疗。贝尔塔面对布鲁尔的离开则出现了癔症性怀孕，这进一步让布鲁尔感到十分害怕。琼斯称，布鲁尔带妻子去威尼斯再次进行蜜月之旅，以期待解决这个问题。但不论是癔症性怀孕还是去威尼斯旅行，布鲁尔的传记作者赫斯米勒都找不到任何相关记录，但他确实认为贝尔塔的治疗对布鲁尔夫妻的关系产生了影响。

 ## 弗洛伊德和布鲁尔有关癔症的合著

《癔症研究》于1895年出版，包括四个部分：由布鲁尔和弗洛伊德共同撰写的有关癔症机制的概述、5个病例（贝尔塔·帕本海姆和弗洛伊德的4个患者）、布鲁尔的理论探讨和弗洛伊德的精神疗法探讨。这种排版十分非同寻常，因为只有引言是由两人共同撰写的。既然如此，为什么还要费时费力联合出版呢？情况很可能是，因为是布鲁尔发现了这种治疗方法，而且他的科学声望会增加这本书获得好评的可能性，所以弗洛伊德认为和布鲁尔联合出版十分有利。弗洛伊德为了让布鲁尔和自己合作，同意将性欲这一主题放在次要位置。另一方面，布鲁尔对弗洛伊德十分忠诚，尽管有些意见，但能一直支持他的工作。布鲁尔在《癔症研究》中理论探讨的中心主题是"脑内紧张性兴奋"及生物体维持大脑持续兴奋的需要[11]。简而言之，他认为"过剩的兴奋"可以进入感觉器官、血管和内脏器官，从而引起可观察到的病理现象。他使用"转化"这一术语来解释情绪性想法引起的兴奋如何转化为躯体症状。久而久之，情绪和想法就会分离，"癔症性转化"从而完成。布鲁尔将这一概念归因于弗洛伊德，但弗洛伊德后来称他只是想出了名字，而转化这个概念是二人共同努力的结果。弗洛伊德将讨论集中在心理学上，断定有几种不同类型的神经症，例如焦虑性神经症、强迫性神经症和癔症，而且他还认为性因素对于所有神经症的成因都至关重要[12]。他认为只有神经衰弱不是由性紧张引起的，而是一种更局限的神经症，主要表现为缺乏精力。尽管这些神经症都有各自的特点，但弗洛伊德认为不同综合征之间肯定存在明显重叠。癔症作为最严重的神经症，通常也有其他神经症的特点，需要针对不同症状采取不同疗法。

弗洛伊德讨论精神疗法时表示，他发现将宣泄精神疗法和米切尔的休息疗法结合起来有助于改善两种治疗的整体效果。考虑到米切尔休息疗法的目标是避免思考、专注于放松大脑，这种提法不禁让人出乎意料。弗洛伊德认为，患者在接受休息治疗时经常会感到无聊、昏昏欲睡，而精神疗法在不干扰休息疗法的同时可以改善其效果。"精神疗法和休息疗法的结合可以产生人们期待的休息疗法能够实现的所有身体恢复，同时还会产生只有两种疗法一起才能实现的对身体的深远影响[8]。"如第3章所述，米切尔十分怀疑心理疗法，担心心理疗法造成的过度自我反省可能会使情况恶化。罗伊·波特也表达了同样的看法，但语气更为直接，他称"沙尔科的周二诊所和弗洛伊德的沙发可以说使癔症更具癔症特点，如同火上浇油一般"[13]。

弗洛伊德描述了他的患者及他们对治疗的反应，弗洛伊德承认这些"小故事"缺乏科学严谨性，但这由话题的本质决定，并非他的偏好。当时人们对这本书贬褒不一，布鲁尔的理论探讨因缺乏细节，尤其缺乏解释大脑过度兴奋的机制而受到批评。后来，弗洛伊德推断，正是因为本书中有关布鲁尔的部分反响不佳，布鲁尔才结束了和他对癔症的共同研究。

布鲁尔和弗洛伊德仍然在临床病理上相互合作，布鲁尔对弗洛伊德逐渐建立的精神疗法理论保持着浓厚的兴趣，但布鲁尔再也没有发表有关精神疗法的任何文章。《癔症研究》最终出版的时候，弗洛伊德已经基本放弃使用宣泄法来治疗癔症。这本书写道，宣泄法可以治疗女性，但实际上她们的症状都在持续恶化。弗洛伊德强调性欲对产生神经症的作用，还断言癔症源自儿童早期受到的性创伤，而布鲁尔则越来越反感这些观点。弗洛伊德明显察觉到了布鲁尔的反感，但他仍然寻求布鲁尔的意见，他需要布鲁尔的肯定。布鲁尔是个天生的经验论者，是个厌恶广义而笼统概括的科学家。他看待事情从来都不会非黑即白，而是会观察到介于黑白之间的不同侧面。相比之下，弗洛伊德就是一个不切实际的狂热分子。对他来说，要么全盘接受，要么全盘丢弃。对他工作某个部分的批评就是对他整个工作的否定。1896年，弗洛伊德和布鲁尔最终分道扬镳。两个家庭中流出一个故事：后来过了几年，布鲁尔在街上碰到弗洛伊德，并张开双臂准备拥抱问好，但弗洛伊德直接扭头，走到街的另一边去了[3]。

## 被压抑的记忆和儿童性欲

弗洛伊德有关癔症和心因性疾病的中心思想是受压抑的记忆和情绪，它们会以某种方式导致身体症状。如果患者能够回忆起受压制的记忆及相关情绪，症状就会消失。弗洛伊德起初尝试了布鲁尔的宣泄法和催眠，但是发现这些方法耗时且效果不好。然后弗洛伊德开始尝试他所称的自由联想，也就是让患者畅所欲言，想到什么说什么，希望患者可以不经意间说出藏在潜意识中的秘密（又称"弗洛伊德式口误"）。但他发现，患者的显意识通常发现不了受压抑的记忆，需要治疗师帮助患者意识到内在的心理冲突。通过仔细倾听患者以及他们对自己梦境的详细描述，治疗师就可以帮助患者解锁受压抑的记忆。

《癔症研究》出版 1 年后，弗洛伊德发表了三篇论文来解释他有关癔症成因的新理论和儿童受压抑的性创伤记忆[14]。性骚扰和乱伦是癔症的根源所在。维也纳医学界的知名人士认为这些看法有点牵强附会，弗洛伊德随后就将理论进行扩展，涵盖了真实或虚构的儿童诱奸。他理论的这一变化还受到某种潜在信息的影响，那就是许多前来就诊的富有女性癔症患者的父亲都是恋童癖，尽管这令人吃惊但却显而易见，甚至弗洛伊德也觉得不太可能。弗洛伊德的父亲 1906 年去世以后，弗洛伊德诊断出自己和几个兄弟姐妹患有某种癔症。弗洛伊德对死亡充满了恐惧，还出现了多次胃肠道和心脏症状，他还相信自己得了危及生命的心脏病。难道他的父亲虐待儿童吗？弗洛伊德不愿接受这一假定，然后开始倾向于在关于性冲动对心因性疾病产生的重要作用这一方面构建一个更为普遍的理论。

1905 年，弗洛伊德出版了《性欲三论》，概述了他关于性冲动对心因性疾病产生的重要作用这一方面提出的新通论[15]。他引入了性欲（力比多）这一术语，代表了与潜意识性冲动有关的能量，是所有神经症背后的主要驱动力。弗洛伊德将儿童发育视为一个又一个的跨栏，而且所有跨栏都充满了可能产生精神功能障碍的潜在陷阱。口腔期（吮吸）和肛门期（大便）之后便是性器期，是欲望和幻想开始受到压抑的最重要阶段。在这一阶段，孩子会意识到自己的性器官会让自己产生快感，并对异性父母产生强烈的性吸引力，但对同性父母产生厌恶甚至仇恨（俄狄浦斯情结）。这会使孩子感到内疚，如果是男孩，就会害怕父亲因自己对母亲的性吸引力而进行报复（导致阉割焦虑）。孩子必须经历一系列的冲突，而成功解决这些冲突则是实现心理健康的必要条件，而心因性疾病则是因为这些冲突没有得到解决所致。

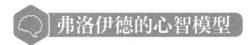

## 弗洛伊德的心智模型

　　大约 20 年后，弗洛伊德提出了他的心智模型，为现代精神分析奠定了基础。他指出了心智的 3 个部分，即本我、自我和超我。本我由性欲等本能欲望构成；超我是一种良知，很大程度上由父母塑造；自我就是"自己本身"，负责调和本我和超我之间的矛盾冲突。自我存在于显意识中，而本我和超我则存在于潜意识中，且超我是一种筛选机制，用来抑制本我寻求快乐的欲望。弗洛伊德后来假定，本我会使用许多防御机制来调和冲突，例如压抑——将冲突抑制到潜意识中；升华——将性欲转移到学术追求等社会可接纳的范围；固定——停留在某一发展阶段；退行——表现出某个早期发展阶段的行为。

　　21 世纪我们如何理解弗洛伊德的心理学"理论"？毫无疑问，弗洛伊德的许多观点渗透到了 21 世纪的词汇之中。转化、弗洛伊德式口误、自由联想、性欲、自我、压抑和升华只是许多观念的一小部分，普通人都听说过。但是否像弗洛伊德自己说的那样，他的理论是有关心智和精神疾病的"新科学"呢？答案显然是否定的。科学理论必须可以通过实验来证明是对是错。弗洛伊德的理论大多基于主观看法，无法用真正的科学方法进行检验。早在两千年前，柏拉图就支持这种以主观看法为基础的理论。更令人吃惊的是，弗洛伊德视自己为神经学家，基本了解大脑的功能及解剖，但他提出的心智理论却没有关注大脑。如果有一件事能让神经学家达成统一看法，那就是大脑即是心智、心智即是大脑。弗洛伊德当然意识到了，心理学本质上是对潜在大脑活动的反应，也就是休林·杰克逊所称的心身平行论。而且弗洛伊德承认，心理现象的分子机制总有一天会得到确认，但是他的理论同时也要做点事情。我们不能因为弗洛伊德所处时代关于大脑功能的信息有限而责怪他，但我们可以怪他导致几代精神病学家关注的是心智而不是大脑。

## 精神分析的整体影响

弗洛伊德提出的精神分析对治疗心身症状的患者有什么影响呢？仅从可及性的角度来看，精神分析并不成功，因为只有一小部分人能负担得起定期且漫长的治疗。除此之外，精神分析的效果也不尽如人意。大多数患者知道自己的症状客观存在，知道是由一些疾病引起。但他们不喜欢转诊到精神科医师那里接受"谈话疗法"，这似乎在暗示他们的症状只是凭空想象。就像大众媒体描述的一样，在精神分析的过程中，一个留着胡子的男人手里拿着根烟，若有所思地坐着，而患者则舒适地躺在沙发上，讲述着自己的性生活和梦境。这种方式怎么能缓解疼痛、疲劳和头晕呢？精神分析的确在 20 世纪初对培训精神科医师影响重大。在美国，弗洛伊德观念主导着大部分精神病治疗培训项目，经常对一般医学培训造成冲击。结果却是，精神科医师通常不愿意治疗出现疼痛、头晕和疲劳等常见心身症状的患者。会不会因此而漏诊某种器质性疾病呢？患者也能察觉到精神科医师对待心身症状的焦虑，而且因为大多数患者已经确信他们患有器质性疾病，所以精神治疗注定会遭受失败。

## 医师、患者和心身症状的关系

关于心身症状，历史告诉我们的是，医师和患者之间存在一种共生关系。医师可以影响患者所表现出的复杂症状，而患者也很清楚他们的医师所期望的症状。这并不是说医师和患者故意计划了这些疾病，而是说症状的复杂性可能是医患关系的副产品。例如，沙尔科经常观察到自己的患者出现一些癔症发作时的典型症状，但沙尔科死后这些症状就消失了。20 世纪初，传统癔症总的来说变得相对少见，英国医师对这些反常行为并不重视，但由于沙尔科的影响，传统癔症在法国持续的时间要比在英国更长。弗洛伊德在越来越了解神经症的过程中注意到了癔症患者症状的演变，而且晚年的他几乎碰不到出现传统癔症的患者。在美国，比尔德对神经衰弱的诊断颇受欢迎，并在很大程度上取代了癔症的诊断。在这里，我们首次清楚地看到压力对心身症状模式的影响。过度神经紧张这一概念与神经衰弱的诊断相互交织，而且比尔德和米切尔出版的医师自助书籍以及非专业刊物上的一些文章都概述了这种社会可接受的综合征。导致传统癔症消失的另外一个因素就是医师对大脑解剖和生理功能有了更深入的理解。神经科医师可以熟练区分出结构性脑损伤引起的症状和心因性疾病引起的症状。他们可以轻松识别出不符合已知解剖路径的麻木和麻痹。患者会很快意识到这一问题，并倾向于更易接受的主观症状，如疼痛、头晕和疲劳。从 20 世纪到现在，心身疾病患者有从运动症状到感觉症状的明显转变趋势，并一直持续到现在。

## 常识性精神疗法

　　暗示性和癔症紧密相连，这一观点可以追溯到沙尔科，他认为对暗示和催眠的敏感性是癔症特有的遗传特点。也就是说，如果一个人能被催眠，就说明他有癔症。大约在同一时期的法国另外一个地方，南锡大学一位名叫希波莱特·伯恩海姆的催眠治疗师却得出了相反的结论：催眠只是一种对暗示高度顺从的生理精神状态，每个人都能受到催眠[16]。受暗示性是人类的基本特征，但程度因人而异。因此医师不管是否进行催眠，都可以使用暗示来治疗心因性疾病患者。讨论患者的问题并提出治疗建议正在成为一种常识性精神疗法。瑞士神经学家保罗·迪布瓦就是这种新型精神疗法的主要提倡者之一。他在 1904 年出版的《神经系统疾病的心理治疗》一书中概述了自己的疗法，即用暗示的力量让患者相信他们可以逐渐恢复。迪布瓦写道："医师一开始就有必要和患者建立一种牢固的信任和关怀纽带……我们从业人员应该向患者展示一种极其真诚和包容一切的关怀，让患者觉得如果病情好转不了都过意不去[17]。"他强调倾听患者十分重要，绝对不要打断患者或者显得匆忙。医师和患者必须以使患者情况好转为共同目标建立关系。这种疗法的一个重要特点就是，患者感觉不到自己是在接受精神治疗，而医师也像对待其他器质性疾病一样对待患者的病情。

　　当然，这种常识性精神疗法已经被全世界许多家庭医师使用过，而且 20 世纪大多数时间都是如此。小镇医师随访了患者多年，了解他们的所有癖好。器质性和心因性症状的治疗方法相同，首先细致探讨，然后再进行安慰。患者去见医师的时候希望自己会逐渐恢复，而且通常情况下确实如此。20 世纪中期，我在宾夕法尼亚西部的一个小镇长大，那里的家庭医师给我的印象十分深刻。他了解并关照镇子的每一个人（约 300 人），而且大部分时间都在和患者交谈。除了偶尔在办公室例行 X 光、血液和尿液检测之外，他几乎不做任何检查。同样，转诊给外部专科医师的情况也很少见。我母亲就是他花很多时间陪伴的病人中的一个典型例子。她是公认的"既焦虑又多愁的人"，不像我们镇上的其他母亲可能患有神经衰弱。她总是担心自己或是 4 个孩子中的某个会患上某种可怕的疾病。她最持续的症状是慢性疲劳和缺乏精力，实事求是地说，她要照顾我们 4 个孩子，还要在家里的杂货店工作。她总是期待每月一次和医师的见面，而且每次医师都会给她注射维生素 $B_{12}$。随着她每月就诊时间的临近，症状开始出现，她的疲劳加剧，但是见了医师之后，又会变得开朗活泼，期待着下个月的就诊。当然，我母亲并不缺乏维生素 $B_{12}$，注射维生素 $B_{12}$ 只是一种有效的安慰剂。医师是因为诊断出心因性症状才故意提供这一安慰剂吗？从医学院毕业以后，我和这位医师见过一次面，当时他已经退休，不过他坚信我母亲和他定期注射维生素 $B_{12}$ 的镇子里的其他女性都存在"维生素 $B_{12}$ 低"的情况（尽管她们从来没有做过血检）。这一信念无疑提高了他维生素 $B_{12}$ 的治疗效果。但是家庭医师正在成为一种历史遗迹。1989 年，只有 20% 的患者称他们信任家庭医师对自己的保健服务，50% 以上的患者表示，他们更愿意选择去医院而不是听从家庭医师的建议。

20 世纪初，美国大部分新发展的精神病学亚专科都迷恋于弗洛伊德的精神动力学理论。阿道夫·迈耶是美国精神病学的奠基人之一，他虽然了解弗洛伊德的观点并对其充满兴趣，但还是支持"常识性精神病学"和"预防精神病学"的观点[18]。迈耶于 1892 年在苏黎世大学获得医学学位，他在上学期间会去伦敦拜访约翰·休林·杰克逊或者去巴黎拜访沙尔科。迈耶在苏黎世没有找到合适的工作，后来就移民到了美国。他起初在伊利诺伊、马萨诸塞和纽约从事有关神经学、神经病理学和精神病学的相关工作，后来在 1910 年成了巴尔的摩·约翰霍普金斯医院的首位精神科主任医师。迈耶教授说，为了清楚患者疾病的身体和心理因素，以及疾病的心理生物学模式，全面了解患者的生活史至关重要。他提出了心理健康预防的新理念，强调家庭、工作场所及社区要进行早期干预，最终导致了美国的精神卫生和职业健康运动。迈耶还在约翰霍普金斯医院成立了著名的菲普斯精神病诊所，他使用临床和实验室测量的方法来研究精神疾病的症状前阶段、急性阶段和缓解阶段。他认为，应该用相同的方式来处理疾病的躯体和精神层面。迈耶从来都不支持精神分析，他在担任美国精神病学协会第 34 届主席的演讲词中称："有些人认为所有精神病学、精神病理学及精神治疗都必须包含许多精神分析的论断和假设，而有些人则赞成或反对针对精神分析的某种看法，但是这两种人都被误导了[19]。"

## 替代疗法和可暗示性

暗示在心因性症状的发展和治疗中发挥着重要作用，因此要想取得成功，心理治疗师对治疗的信念至关重要。信念是大多数替代医学治疗的基础，所以令传统医学界吃惊的是，这些疗法历来都能有效治疗心身症状。例如，几个世纪以来，许多医师都用关节和脊柱推拿来治疗一系列症状[20]。将脱臼的肩膀或者髋关节推回原位无疑可以大幅度减轻患者的疼痛，还会给旁观的人留下深刻的印象。治疗"小骨错位"这一概念成了整个医学实践的基础。外行接骨师在英国和早期美国十分流行。英国众所周知的是莎莉·马普，她是一位接骨师的女儿，她的接骨技术在她的家庭中已经发展了好几个世纪。她被称为"疯狂的莎莉"，会从爱普生的家出发游历整个伦敦，进行"接骨和治病"。《绅士杂志》在 1736 年写道，疯狂的莎莉"将接骨治疗进行得特别出色，有一次治疗特别完美，镇上的人给了她 100 畿尼❶，恳求她再待 1 年"[20]。

脊柱推拿在美国受到了广泛欢迎。丹尼尔·戴维·帕尔默是爱荷华州达文波特市的一名杂货商，起初尝试麦斯麦的磁疗，后来于 1895 年首次为一名失聪的看门人进行了脊柱调整。帕尔默称，这个看门人在一个狭窄的地方干活时突然感到后背砰的一声，然后耳朵就听不见了。经过检查，帕尔默注意到看门人的脊柱上有个肿块，他称之为脊柱错位。然后在他将脊柱复位之后，看门人的听力就恢复了。但是否确有其事还有所争议，这是因为看门人的女儿后来称她父亲只是在开玩笑，讲到笑点的时候，帕尔默突然将一本一直拿在手里的厚书拍在他的背上[21]。在那一击之后，她父亲以为自己的听力恢复了。帕尔默后来提出一种观点，即所有疾病都是

---

❶ 畿尼又称几尼，1畿尼=1.05英镑=21先令，最初是用几内亚（畿内亚）的黄金铸造的，因此得名。

由脊柱错位（"颈椎半脱位"）引起的，会影响他所说的"宇宙智慧"的传递，宇宙智慧是一种通过脊柱连接大脑和其他身体部位的精神能量。传递受到阻断可能导致几乎任何症状。他将这种半脱位比作一个"被压紧的软管"。如果脊柱半脱位存在，尽管会引起各种症状且手工推拿可以对其纠正这种论断缺乏科学依据，但脊柱推拿仍然受到一大批人的青睐，尤其是用来治疗疼痛和疲劳。许多脊柱推拿师建议定期进行推拿，以维持正常健康及预防症状。有趣的是，对患者的调查显示，许多人更愿意让脊柱推拿师而不是医师进行治疗。相比医师而言，脊柱推拿师在患者身上花的时间会更多一些。他们会提供一些吸引患者的解释，还会发挥"按手礼"强大的治愈力量。

当然，将可能患有心身症状的患者转交给这些非传统的医师存在一个问题，那就是有些患者可能患有危及生命的潜在疾病。受过科学医疗培训的人一定会评估患者的病历和检查结果。此外，患者对有关自己疾病的医学知识表现得越来越在行，很多人不愿意接受毫无科学依据以及仅凭个人看法来解释他们症状的说法。医师必须使用一些效果明显的工具，在适当情况下进行暗示和宽慰。为了做到这一点，他们必须抽出时间倾听患者，了解患者的病史。现代诊所的医师通常坐在电脑跟前，询问患者的同时还要打字和翻阅病历，而且每位患者的就诊时间只有 15 分钟，这种诊断模式对患者来说根本行不通。安排检测及进行手术而不与患者交谈，这简直就是火上浇油。一种可能被遗漏的罕见疾病的暗示，或大脑核磁共振成像的偶然发现，可能是导致疾病螺旋式下降的引爆点。当代受过科学培训的医师还有可能有效治疗心身症状患者吗？哪怕医师表现出一丁点怀疑，患者也能注意得到。如果医师认为这些症状都是患者的凭空想象，那么治疗注定会失败。只有认真对待这些症状，才有成功治疗的可能性。心身症状和其他大脑症状没有什么不同。

## 战争和心因性疾病

即使在 20 世纪初，一些医师仍然将癔症视为一种女性疾病，但世界史上有记录的最大癔症爆发涉及的几乎都是男性。第一次世界大战中，"炮弹休克"这一术语最初是指可观察的脑损伤，士兵一旦出现这种症状，就可以光荣退伍，甚至还有可能获得战争抚恤金[22]。但是战争刚开始的时候，许多士兵都明显出现了一系列和炮弹休克患者类似的症状，但是附近却没有炮弹爆炸。症状包括全身颤抖和摇动、麻痹、视力丧失、耳鸣、头晕、头痛、意识模糊、注意力难以集中、记忆丧失和睡眠受损。医学界对这些症状有很多解释。有些人认为是由附近的爆炸冲击波引起的微小撕裂或出血等细微脑损伤，但这种说法无法解释很多与爆炸无关的病理。久而久之，大多数人认为创伤性应激和暗示才是症状的根源所在。精神因恐惧和情绪压力而变得衰弱，所以就容易受到自我暗示。美国、英国、法国和德国许多神经学家和精神病学家后来得出结论，大部分炮弹休克病例只是男性的癔症。驻扎法国的美国远征军精神病学首席顾问托马斯·萨尔摩指出，士兵的癔症症状通常和他们的战争经历有关[23]。例如，有士兵目睹同伴被炸成碎片后会出现失明，还有士兵听到受伤战友凄惨的呼叫声后会出现耳聋。当然，仍有医师认为这些士兵只是为了躲避伤害而装病，应该受到严厉对待，而非同情。

人们认为癔症症状是暗示作用的产物，因此必须说服士兵放弃这些症状[24]。意志薄弱甚至彻头彻尾的虚伪在指挥官身上十分普遍，将军尤为如此。出乎意料的是，炮弹休克在军官中比在士兵中更为常见，或者相比士兵而言，军官会更长时间接受治疗。因为战场上的大批人员伤亡以及补充兵员的需要，无疑会导致对炮弹休克士兵进行更具攻击性的治疗。催眠和精神疗法等传统治疗颇有成效，但尽管如此，法国和德国医师会将强力暗示和电疗结合起来，作为最常用的疗法。德国医师弗里茨·考夫曼发明了所谓的"考夫曼疗法"，将电疗和强制的军事训练结合起来，士兵进行训练时还得大声喊着口号。患有麻痹症士兵的麻痹部位会受到让人疼痛的电脉冲，反反复复直到士兵最终忍受不了，开始移动肢体。维也纳的医师对炮弹休克士兵的嘴巴和睾丸进行电击，而其他士兵则在一旁观看，等着轮到自己。法国神经学家及神经外科医师克洛维斯·文森特沿着卢瓦尔河岸组织了一个再训练营地。士兵会受到惊吓、恐吓以及虐待，直到他们最终放弃自己的心因性症状。文森特因其崇尚暴力的性格而广为人知，会不惜一切代价击垮士兵的意志。他会使用超大电极向士兵体内输送巨大的电流。战争结束以后，战胜国医师的残忍行为大多得到了原谅，但是德国一些士兵及其家人进行了报复，将几个神经学家赶出了诊室。

第二次世界大战士兵报告的各种精神症状与第一次世界大战的士兵相似，但随着时间的推移，在平民人口中出现了运动症状越来越少，而感觉症状越来越多的趋势[25]。伴有麻痹和痉挛的传统癔症（当时称为转换反应）并不常见，而视力模糊、背痛、头晕和听觉受损等轻微的症状则更常见。这些症状在执行外勤任务的士兵身上尤其如此。例如，空军士兵会出现视力模糊、深度知觉受损或夜视能力减弱等症状，从而导致他们无法飞行，但不会致残。神枪手可能只会在用来瞄准的眼睛上出现视觉模糊。正如在第一次世界大战中一样，士兵的症状有时与其战斗经历有关。例如，一名23岁的步兵上士在意大利作战时，右臂肘部以下出现麻痹和麻木、说话结巴以及眼盲。医师对其检查时并未发现任何器质性损伤或者视力丧失，医师安慰他，称他会最终康复。经过休息及进一步的保证之后，他的右臂很快就恢复了力量，言语障碍和视力丧失也都不再发生。这名士兵报告说：

> 当时我在武装部驾驶坦克，我的3个队友在罗马这一边被炮弹炸死了。我们拿下了格罗塞托，攻占了一座小山，我被人用枪把儿打伤了，我用刺刀杀死了他。这让我感到不安，因为我父亲教导我一定不要杀人，他是一个残疾人，还是一名基督徒……我们继续往北进入山区，然后就被困在山里，被炮轰了2小时，我的两名手下和中尉都被杀死了。之后来到一个小镇，营长一时惊慌失措，命令4个人进去，他被抓了，赶紧命令我们撤退。然后大炮就开始轰炸我们（哭泣），杀死了中尉……排长也被击中，然后我就开始负责。我命令手下赶紧撤出来。我停下来准备再开一枪。在被吉普车拉走之前我只记得德国士兵用英语喊着"开火"。我的防毒面具和肩带都被打掉了。紧接着我就陷入昏迷，直到今天早晨才想起所有的事。我手里的枪被炸飞，只剩下扳机。我猜肯定是爆炸发出的闪光让我什么都看不见的。[26]

第二次世界大战的另外一个特点就是对普通民众的全面攻击。将对犹太人的大屠杀包括在内，平民死亡人数远超士兵的死亡人数。而且，平民遭受着前所未有的大规模炮击和轰炸。总的来说，有身心症状的人很大程度上都被忽视了，因为政府正把资源集中在军队上，而且还会描绘出一幅身强体健的老百姓为战争贡献力量的画面，这符合政府的最大利益。医院和诊所变得人手不足，患者很快就意识到自己得不到什么帮助。然而，战争压力的延迟效应影响了很大一大部分人口，导致他们在战后出现了各种各样的症状。第二次世界大战结束以后，这些战争压力的延迟效应首次得到研究。美国精神病学家格林克和施皮格尔在其合著《人类和压力》中描写了65名患有心因性疾病的士兵，该书于1945年战争即将结束时出版[27]。在这本书中，他们区分了作战中的急性症状和战争后延迟的症状。迟发性心因性症状被称为战争神经症，包括心身状态、抑郁、攻击性和敌对反应，甚至类似精神病的状态[28]。这为后来创伤后应激障碍（PTSD）的提出奠定了基础。

## PTSD，典型的迟发性应激障碍

随着朝鲜战争和越南战争的爆发，治疗前线心身症状士兵患者的基本原则已经确立，且与第一次世界大战、第二次世界大战相比，患有急性心理疾病的士兵致残的比例相对较小。另一方面，作战效果迟滞的士兵，包括出现心身症状、酗酒和药物滥用的士兵比例相对较高。据估计，有四分之一的越战老兵都需要特定的心理干预[29]。这种综合征最初被称为越战后综合征，后来又被称为创伤后压力综合征（PTSD），包括三个基本特征：（1）痛苦的战争经历在脑海一闪而过或者出现在梦中；（2）丧失情绪及躲避会引起创伤事件回忆的情况；（3）持续不断的惊醒（焦虑）。多年以来，我们对 PTSD 的理解也发生着变化，这一演变历史为基于症状的心理疾病分类问题提供了很好的见解[30]。

第二次世界大战后，世界各地的精神病学家在心因性疾病的培训和概念架构方面存在差异。例如，PTSD 引发的一些症状能被辨别出来，但诊断结果却各种各样，包括炮弹休克、疲劳、战斗压力和创伤性战争神经症。统一诊断标准因此显得尤为必要，而且当时成立不久的美国精神病学协会于 1952 年出版了第一本诊断与统计手册（DSM-I）。这本手册主要基于专家共识（精神病专家委员会），成为美国及世界大部分地区精神病学实践的"圣经"，而且延续至今。1952 年的手册中包含一种叫作"总体应激反应"的诊断，是由极端身体或精神压力而导致的一种应激障碍。这种症状必须发生在正常人身上，而且必须在几周内消退，否则就应该考虑其他诊断。但总体应激反应的诊断用途有限，而且已经从 1968 年出版的 DSM-II 第一版中删除了。与此同时，越南战争越演越烈，越来越多的士兵被认定患有慢性应激障碍。但是这些士兵返回家园以后却身处一个充满敌意的环境，战争不得人心，他们的战斗贡献也得不到认可。这种环境以及适当治疗设施的缺乏是导致灾难的根源，许多退伍老兵都给自己和家人造成了伤害。20 世纪 70 年代，随着越战后综合征的诊断在退伍老兵中越来越明显，1980 年出版的 DSM-Ⅲ 将 PTSD 列为一个诊断类别。与最初的总体应激反应相比，PTSD 在应激过后通常不会立即发作，而是遵循一个慢性过程。

最初的 PTSD 定义的制定者认为，造成这种疾病的必要压力是一种灾难性事件，也就是超出正常人类的经历范畴。这种对病因的高度重视是精神疾病诊断的独特之处。但是人与人所面临的灾难性压力各不相同。显然，越战期间大多经历创伤事件的人并没有患上 PTSD。怎么区分 PTSD 与焦虑症和抑郁症等其他精神疾病？确诊 PTSD 的患者在受到压力之前是否必须正常？又如何定义正常？存在焦虑和抑郁等潜在疾病的人会不会更易患上 PTSD 呢？尽管 DSM 经过几次修订且 PTSD 的定义经过几次改进，但这些问题的答案仍不清楚。

2013 年最新修订的 DSM-Ⅴ 中，灾难性事件被描述为自己或所爱之人遭受的实质性或威胁性的死亡、伤害或性暴力。即使是听到一起可怕的事故，这种间接遭遇也可能被认为是一种灾难性事件。与 DSM-Ⅲ 和 DSM-Ⅳ 中的描述不同，PTSD 在 DSM-Ⅴ 中不仅是一种恐惧引起的焦虑障碍，还是一种创伤和应激相关的障碍，会出现在不利环境事件发生之后。前文所述的三联症状仍是 PTSD 的特点，但这些症状必须持续至少 1 个月后才能诊断为 PTSD（与 DSM-Ⅰ 的标准完全相反）。

自 1980 年 DSM-Ⅲ 首次对 PTSD 进行描述以来，PTSD 就与一系列生活创伤联系在一起，例如军事战争、自然灾害、恐怖袭击以及身体攻击或性侵。PTSD 已经成为最常见的一种精神疾病诊断之一，会造成严重的个人和社会负担。多达 10% 的美国人都患有 PTSD。更为复杂的是，这些人中大多数符合至少另外一种精神疾病的诊断标准，尤其是抑郁症和焦虑症。与一般人相比，他们会经常去医院就诊，会出现更多并发症，还会进行更多手术。他们会一个又一个地寻求不同的医师，但往往最终对医疗体系感到失望。当前的治疗方法包括认知行为疗法和药物治疗相结合，如选择性血清素再摄取抑制剂，这将在第 10 章进行探讨。

## PTSD 与轻度创伤性脑损伤（MTBI）的关系

随着一些当代战争的爆发，人们对创伤性脑损伤（TBI）在创伤后心身症状中的作用产生了浓厚的兴趣。高速爆炸造成的爆震伤十分常见。经历这些当代战争爆炸的士兵会出现失忆、健忘、焦虑和抑郁等一系列症状。毫无疑问有些症状是由大脑结构性损伤引起的，而有些则具有心因性，由战斗环境所造成的恐惧和压力引起。当有意识丧失和有明显的神经体征时，大多数人都会认为大脑出现了结构性损伤，但如果士兵在爆炸后出现不伴随意识丧失或严重的神经系统疾病迹象的症状时呢？他们大脑也出现了导致这些症状的轻微结构性变化吗？近年来，轻度创伤性脑损伤逐渐变得广为人知，这是脑损伤的一种，情况严重时足以引起一些缺乏明显神经系统疾病迹象的症状。虽然这种脑损伤在医学上被定为轻度，但对伤者及其家人的影响却十分严重。

许多从阿富汗和伊拉克回来的士兵都会称自己出现了一系列慢性症状，例如记忆障碍、头晕、失衡以及决策困难[31]。其中有些士兵还会出现路边爆炸引起的脑震荡，而另外一些士兵也在爆炸点附近，但距离不足以近到造成脑震荡。大多数士兵不在爆炸点附近，至少症状一开始的时候是这样。情况更为糟糕的是，许多士兵会出现持续 1 年以上的慢性症状。美国国防部和美国退伍军人管理局应该如何对待这些士兵呢？他们应该接受长期残疾吗？作为脑损伤或心理原因，他们应该如何治疗呢？这不是一个简单的问题，因为阿富汗和伊拉克战场有超过 2.5 万士兵都被诊断为轻度创伤性脑损伤，而且士兵仍在退伍军人医院接受筛查。此外，被诊断患有 PTSD 的越战老兵可能也符合 MTBI 的诊断标准。这会对经济产生严重影响。战场上对待可能患有 TBI 士兵的方式已经有了明显改变。战地医务人员会用一份标准化的问卷对遭受爆炸的士兵进行评估，内容包括意识丧失、健忘和失忆。出现症状的士兵会被安排休息，还会观察他们是否存在神经系统疾病的症状或迹象。而且还要求军官注意那些枪法差劲、反应迟钝、注意力不集中以及行为异常的士兵。有多处脑外伤的士兵必须退出战斗，以防随着创伤性脑损伤数量的增加，出现创伤性脑损伤后症状和退行性脑疾病。

爆炸如何造成脑损伤？显然，士兵如果被震倒在地或是撞上附近的某个建筑，其大脑就会受到钝力损伤。但如果爆炸发生在附近却没有造成头部创伤呢？人们过去认为，爆炸产生的冲击波主要影响肺、肠等含有气体的器官。相对来说，大脑有坚硬厚实的头盖骨保护，而且士兵还戴着头盔。但对动物的最近研究表明，如果爆炸在附近产生的威力足够大，就会使颅骨内的大脑错位，从而导致大脑深层结构出现细微裂痕。冲击波还有可能通过人体躯干以及供给大脑营养的大血管进入大脑。TBI 除了会改变大脑结构以外，还会像慢性压力一样改变神经递质与激素的产生和释放，从而模糊器质性症状和心身性创伤后症状的区别[32]。

创伤性脑损伤会立即导致许多症状，包括意识丧失、健忘、定向障碍、意识混乱和嗅觉丧失。一般来说，即刻出现的症状有多严重，这与头部创伤的严重程度有关。如果意识丧失少于30分钟，健忘少于24小时，且神经系统疾病的迹象几乎察觉不到，则可以认为是轻度创伤性脑损伤（MTBI），虽然这种切分有些随意，而且不能确切预测哪些人会出现慢性症状。创伤性脑损伤导致的最常见的慢性症状包括疲劳、头痛、失忆、注意力不集中、睡眠紊乱、头晕 / 失去平衡、易怒 – 情绪障碍和抑郁。人们习惯将这些慢性症状的组合统称为脑震荡后综合征，而不考虑患者是否会失去意识。尽管创伤性脑损伤和脑震荡后综合征通常相互关联，但需要注意的是，创伤性脑损伤指的是一种大脑损伤，而脑震荡后综合征指的是创伤性脑损伤后出现的一系列症状。二者并非同一回事。事实上，脑震荡后综合征是一种用词不当，这是因为"综合征"这一术语指的是一组一起出现，以一种特征模式演变，对同一治疗有反应的症状。而有关脑震荡后综合征的流行病学研究发现，几乎没有证据表明症状之间存在耦合，以及症状的维持或对治疗有共同反应[33]。事实上，这些急性症状并不能准确预测创伤性脑损伤导致的慢性症状，治疗也需要各种方法。而且，躯体症状和心身症状并不相关，无法通过创伤性脑损伤的严重程度准确预测。慢性症状和创伤性脑损伤之间的预测性很低，这无疑反映出脑损伤的各种机制都不相同（局灶性或弥散性、结构性或化学性），还反映了不同个体基因和心理社会因素之间存在差异。近来对经常出现创伤性脑损伤和脑震荡的运动员进行了前瞻性研究，结果发现，正如可以通过创伤性脑损伤的本质和严重程度进行预测一样，持续时间超过3个月的脑震荡后综合征也可以通过脑震荡前心理社会因素得到良好的预测[34]。

心身症状患者是否装病、是否有意伪造了这些症状，对此问题的讨论人们都避之不及。考虑创伤后症状时，是否能够获得继发效益显得尤为重要，这是因为可能会有伤残抚恤金、养老金和未决诉讼。此外，这些症状可能是士兵逃离战区的通行证。就在第一次世界大战爆发之前，德国政府通过法律，为铁路和工业事故中患有精神和神经衰弱的受害者提供养老金，从而导致了所谓的"养老金神经症"。随着第一次世界大战爆发，德国政府决定防止再次出现类似的战争神经症，因此他们支持采用具有攻击性且缺乏同情的方式来治疗炮弹休克的士兵。对出现脑震荡后症状人群的后续研究一致表明，相比没有要求赔偿的人，要求赔偿人的症状数量更多且持续时间更长。许多人认为，假装创伤后症状的情况相对罕见，只有功能或检查与声称疾病明显不一致时才会考虑。如果人们相信所有行为都是过往经历和基因的产物（见第 5 章），那么患者是否有意假装这些症状都不再重要，这一论证适合所有心身症状。无论是有意还是无意，这种行为都是环境适应不良的结果，应该帮助患者得到改善。赔偿要求必须迅速得到解决，还应做出积极回应，让患者回归正常生活，甚至可以恢复工作，而不是经过冗长的裁决之后给出消极回应。给患者提供脑震荡后症状的相关知识、建立个人恢复锻炼和工作的现实目标，这些都是治疗的重要部分。家人、朋友、雇主和保险公司等相关人员也应该参与到这一过程，因为他们可以强化目标，并进一步提供积极的回应。

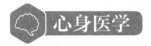

## 心身医学

自 20 世纪初开始，受过精神分析训练的精神病学家就主导着心身医学这一亚专科。菲利克斯·多伊奇是心身医学的创始人之一，早在 1922 年就开始使用这一术语，他在维也纳时与弗洛伊德有过往来，后来弗洛伊德患上喉癌时还成为弗洛伊德的私人医师。和维也纳众多犹太医师一样，多伊奇在第二次世界大战爆发之前移居到美国，成为圣路易斯华盛顿大学的首位心身医学教授。多伊奇认为，情绪因素不仅对癔症症状十分重要，而且对慢性器质性疾病引起的症状也同样重要[35]。他认为布鲁尔和弗洛伊德的转换概念是所有心身症状的根源所在。20 世纪中期美国兴起了"心身运动"，《奥斯勒的医学原理与实践》是医学生的主要教材，全文讲的都是心身医学。多伊奇夸口称，心身医学应该被称为精神分析医学。正如弗洛伊德一样，心身医学领域的先驱认为精神动力学是精神病学的"基础科学"。

出生在匈牙利的弗朗茨·亚历山大是心身医学的另一位创始人，他在 20 世纪 30 年代移居到芝加哥精神分析研究所，旨在对心身症状的精神分析治疗进行客观的"科学"研究。和多伊奇一样，亚历山大和弗洛伊德也保持着密切联系，还对弗洛伊德的儿子奥利弗进行了精神分析。亚历山大于 1950 年出版的《心身医学》后来成为该领域的标准著作[36]。亚历山大在芝加哥研究院专注于确定七种慢性器质性疾病患者的心理状况：十二指肠溃疡、溃疡性结肠炎、哮喘、原发性高血压、风湿性关节炎、甲状腺毒症和神经性皮炎，他认为这些疾病都有一个重要的心身基础。其基本假定是，与特定心理状况有关的慢性情绪压力久而久之可能会逐步累积，最终导致慢性器质性损伤。亚历山大针对七种不同的疾病分别确定了相应的心理模式，并试图为每种心理状况设计治疗策略。十二指肠溃疡患者因尴尬和内疚而难以满足口腔依赖需求，也难以接受他人帮助，因此权威式管理对这些患者最为有效。亚历山大表示，治疗师可以通过改变人或环境来决定调和个性和环境冲突的最佳方法。例如，"一位进取十足、愿意承担更多责任的企业主管人员如果娶了一个极其幼稚、要求过高且只会依附男人的老婆，那么离婚后再娶一位具有母性的老婆才能解决这种婚姻断层，从而缓解他的慢性溃疡症状，这比试图减少'口头表达'的冗长分析要容易得多。如果他在一个方面，也就是在个人生活中，将自己从一个只会过度索取的妻子身边解脱出来，就可以在没有躯体症状的情况下承担职业责任"[37]。相比之下，哮喘患者由于母子之间的互动受到干扰而内心深处极度恐惧遭到拒绝，因此治疗师应该态度温和、宽容和理解。亚历山大强调道，尽管每种疾病特定的心理状况都能得到确切观察，但同样的精神状况也会出现在没有疾病的人身上。他推测，特定的情绪压力情况只会使特定人群患病，这些人的器官通常后天或先天就易染病。亚历山大晚年搬到了洛杉矶，在西奈山医院心身研究所从事研究工作。他试图通过商业电影来研究现实环境下的情绪压力，这些电影叙述了七种不同疾病分别常见的人际压力情况，还会仔细监测患者观看电影时的血压、呼吸、心率和发汗等生理功能。亚历山大认为，"了解不同疾病患者的特有的情绪易感性，能让我们更直接地处理他们的冲突，而不必重新发现每个病例的核心冲突"[38]。亚历山大工作的最好概括就是他提出的矫正性情感体验。"为了得到帮助，患者必须进行一种矫正性情感体验，以修复过往经历的创伤性影响。在移情关系的治疗过程中或是在患者日常生活的并行治疗中，是否需要这种矫正性体验不大重要[39]。"这种观点在20世纪后半叶的精神分析学家中声名狼藉，但随着现代认知行为疗法、网络疗法和自我心理学（见第10章）的兴起，这一概念又得到了复兴。

虽然精神科医师从一开始就主导着心身医学领域，但受过医学培训后又对精神分析产生兴趣的乔治·恩格尔认为，影响照顾身心症患者医师的最好方式是通过医疗特征而不是精神特征。恩格尔受过内科训练，在表现出对心身医学的兴趣之后，他被任命为罗切斯特大学医学院内科和精神病学的助理教授。期间他和弗朗茨·亚历山大一起在芝加哥研究精神分析。恩格尔与弗朗茨·赖希斯曼针对情绪压力对胃肠道分泌的影响进行了开创性研究，让他在事业初期就被广为人知，这项研究的对象是一个在罗切斯特朗纪念医院住院的姑娘，名叫莫妮卡，她患有食管闭锁（狭窄），而且已经持续了1年多的时间[40]。这个姑娘胃出现了慢性瘘管，陌生人在场时，她就会展现出抑郁的退缩行为，而和最喜欢的来访者在一起时，她就会表现得特别快乐。恩格尔和赖希斯曼发现，胃分泌物在抑郁期会明显减少，而在快乐期则会增加。恩格尔研究了内科病房的患者，观察到他们在疾病发作之前，离家出走和出现抑郁的发生率很高。在发病前的几周或几个月内，大多数人会经历关系上的重大变化，并称会感到无助（压力）。恩格尔推测，这些对未解决的失去的生物系统的精神反应导致了疾病[41]。亚历山大认为特定疾病存在特定的心理状况，但恩格尔对此并不赞同，他假设存在一种称为"放弃——被放弃"的非特定心理状况，会引发导致躯体性疾病的无助和无望[42]。必要的发病诱因一旦出现，心理状况就会导致有待确定的生理和生物化学变化。同亚历山大（及沙尔科等人）一样，恩格尔认为，精神事件要想造成某种特定的疾病，环境和基因等生理发病诱因就得参与其中。当一个人放弃的时候，就会更易受到内外环境中致病因素的影响。

尽管身心医学这一新兴的精神病学亚专科在20世纪中期发展前景十分广泛，但到了20世纪末，大家普遍认为，这一亚专科正在逐渐衰落，对整个医学实践的影响相对较小[43]。随着精神病学将关注重点从精神分析转向生理和药理，以精神分析为基础的心身医学似乎不再那么重要。此外，随着对十二指肠溃疡、哮喘及甲状腺毒症等器质性疾病发病机制的进一步了解，潜在人格障碍会严重影响发病过程这种观点似乎不大可能，甚至有点可笑。想象一下，医师告诉那些可怜的哮喘患者他们的病是由与母亲关系不和而引起的！窒息以及无法呼吸可能会改变一个人的性格。而且不出所料的是，即使只是建议患者去看精神科医师来解决他们的身体问题，都会让他们反感。

与20世纪后半叶的精神病学相比，全科医学的生物医学模式似乎有更充分的依据。毕竟，这一生物医学模式以合理的科学原则为依据，取得了显著的技术进步，同时也照例发现了新的治疗方法。例如，发现细菌会导致十二指肠溃疡后，就可以使用一个疗程的抗生素来治愈大多数患者（见第7章）。精神病学被弃之不用了吗？1975年，精神病学家阿诺德·路德维希在《美国医学会杂志》（*JAMA*）上发表了一篇评论，他感叹道，精神病学很大程度上成为了"一堆毫无科学依据的观点"，"精神病学只有一个坚实的基础，而且必须基于医学模式[44]。"他为生物医学模式辩护时指出，"有些人认为现代精神病学对医学的独特贡献在于它强调了整个个体而不是器官病理学和发病过程，但他们忽视了医学的整个理想主义传统。以人为本及相信人的基本尊严并非精神病学的专利。他们是所有合格医师都应接受的价值体系"[45]。但对于出现疼痛、疲劳和头晕等常见症状的普通患者来说，生物医学模式的效果如何呢？效果并不理想。现代医学中，医师几乎没有了解患者的时间，而且对患者来说，检测优先的观念通常弊大于利。

1977 年，乔治·恩格尔在《科学》杂志上发表了一篇具有开创意义的文章，他认为需要新的医学模式，即生物心理社会模式[46]。他强调所有医学都存在危机，疾病的生物医学模式不适用于整个医学或者精神病学："医学危机源自这样一种逻辑推理，即因为'疾病'的定义与躯体状况有关，所以医师不需要关注医学职责及权限之外的心理社会问题[46]。"但心理社会因素和躯体因素通常相互交织，决定所有疾病的开始、严重程度和发生过程。仅仅关注生理异常可能不会使患者恢复健康。即使这种异常得到纠正，心理因素和社会因素也会延长病情。恩格尔指出："健康与疾病、状态良好与身体患病之间的界限并不清晰，因为它们还会受到文化、社会和心理因素的影响。传统生物医学认为，生物指标是决定是否患病的最终标准，这种观点导致了现存的一种矛盾状况，即有些人虽然试验检查结果良好却被告知需要进行治疗，但实际上他们感觉相当不错；而有些人感觉不舒服却被告知身体健康，没有任何'疾病'。而生物心理医学模式既包括患者也包括疾病，会把这两种情况都考虑在内[47]。"美国医学院正开始使用这种新的模式培养医学生，而且年轻医师也愿意从心理社会维度了解疾病，恩格尔对此感到十分乐观，但他同时也担心如果控制医疗资源的那批人感受不到这种变革的需要，那就不会发生多大改变。遗憾的是，21 世纪的前二十几年里，几乎没有任何迹象可以表明医学界会发生这些变革。"现代生物医学"中，除了偶尔与患者深入交流之外，奖励医疗检测和手术（含外科手术）的不当激励仍是主流。

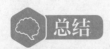 **总结**

毫无疑问，西格蒙德·弗洛伊德很大程度上影响了公众对心身疾病的认知，但他提出的显意识和潜意识模型对心身症状的治疗没有太大影响。总的来说，精神分

析并不利于治疗心身症状，而且大多数人也接触不到。不过另一方面，以积极暗示、安慰和压力调节为基础的常识心理疗法在各种情况下都证明非常有效。20世纪的重大战争就是慢性压力影响人类健康的典型例子。20世纪末，心身医学这一新出现的医学亚专科记录了慢性压力对高血压、心脏病甚至癌症等大多数疾病的重要影响。结果就是需要一种新的模式，即生物 – 心理 – 社会医学模式。了解了这些历史背景之后，我们现在就可以关注引起心身症状的生物因素和社会心理因素了。

## 参考文献

［1］ Showalter E. Hystories. Hysterical epidemics and modern media. New York: Columbia University Press; 1997. p. 4.

［2］ Shorter E. From paralysis to fatigue: a history of psychosomatic illness in the modern era. New York: Free Press; 1992. p. 22.

［3］ Hirschmüller A. The life and work of Josef Breuer: physiology and psychoanalysis.［Transl of"Physiologie und Psychoanalyse in Leben und Werk Josef Breuers" Verlag Hans Huber, Bern und Stuttgart, 1978.］. New York: New York University Press; 1989. p. 108.

［4］ Wiest G, Baloh RW. Sigmund Freud and the VIIIth cranial nerve. Otol Neurotol. 2003;23:228–38.

［5］ The letters of Sigmund Freud, selected and edited by Ernst Freud. New York: Basic Books; 1960.

［6］ Hirschmüller A. The life and work of Josef Breuer: physiology and psychoanalysis［Transl of"Physiologie und Psychoanalyse in Leben und Werk Josef Breuers" Verlag Hans Huber, Bern und Stuttgart, 1978］. New York: New York University Press; 1989. p. 85–7.

［7］ Freud S. An autobiographical study. Translated by James Strachey. New York: WW Norton and Company; 1963.

［8］ Breuer J, Freud S. Studies on hysteria. Vienna, Deuticke, 1895, Translated by James Strachey in collaboration with Anna Freud. New York: Hogarth Press; 1955. p. 276.

［9］ Baloh RW. Vertigo: five physician scientists and the quest for a cure. New York: Oxford University Press; 2017. p. 63–72.

［10］ Jones E. The life and work of Sigmund Freud. London: Basic Books; 1961.

［11］ Breuer J, Freud S. Studies on hysteria. Vienna, Deuticke, 1895, Translated by James Strachey in collaboration with Anna Freud. New York: Hogarth Press; 1955. p. 192–8.

［12］ Breuer J, Freud S. Studies on Hysteria. Vienna, Deuticke, 1895, Translated by James Strachey in collaboration with Anna Freud. New York: Hogarth Press; 1955. p. 255–60.

[ 13 ] Porter R. The body and the mind, the doctor and the patient: negotiating hysteria. In: Gilman SL, King H, Porter R, et al., editors. Hysteria beyond Freud. Berkeley: University California Press; 1993. p. 247.

[ 14 ] Scull A. Hysteria: the disturbing history. New York: Oxford University Press; 2009. p. 146–7.

[ 15 ] Freud S. Three essays on the theory of sexuality. Translated by James Strachey. New York: Basic Books; 1962.

[ 16 ] Bernheim H. New studies in hypnotism. Translated by R. S. Sandor. New York: International University Press; 1980.

[ 17 ] Shorter E. From paralysis to fatigue: a history of psychosomatic illness in the modern era. New York: Free Press; 1992. p. 249.

[ 18 ] Scull A, Schulkin J. Psychobiology, psychiatry, and psychoanalysis: the intersecting careers of Adolf Meyer, Phyllis Greenacre, and Curt Richter. US Natl Lib Med. 2009;53:5–36.

[ 19 ] Meyer A. Thirty-five years of psychiatry in the United States and our present outlook. Am J Psychiatry. 1928;85:1.

[ 20 ] Homola S. Bone setting, chiropractic and cultism. Panama City: Critique Books; 1963. p. 10.

[ 21 ] Westbrooks B. The troubled legacy of Harvey Lillard: the black experience in chiropractic. Chiropr Hist. 1982;2:47–53.

[ 22 ] Myers CS. A contribution to the study of shell shock. Lancet. 1915;186:316–20.

[ 23 ] Salmon T. The care and treatment of mental diseases and war neurosis. New York: National Committee for Mental Hygiene; 1917.

[ 24 ] Scull A, Schulkin J. Psychobiology, psychiatry, and psychoanalysis: the intersecting careers of Adolf Meyer, Phyllis Greenacre, and Curt Richter. US Natl Lib Med. 2009;53:168–73.

[ 25 ] Weinstein EA. Conversion disorders. In: Jones FD, et al. War psychiatry, specialty eds. Washington, DC: Office of the Surgeon General at TMM Publications; 1995. p. 383–407.

[ 26 ] Weinstein EA. Conversion disorders. In: Jones FD, et al. War psychiatry, specialty eds. Washington, DC: Office of the Surgeon General at TMM Publications; 1995. p. 390.

[ 27 ] Grinker RR, Spiegel JP. Men Under Stress. Philadelphia: Blakiston; 1945.

[ 28 ] Crocq MA, Crocq L. From shell shock and war neurosis to posttraumatic stress disorder: a history of psychotraumatology. Dialogues Clin Neurosci. 2000;2:47–55.

[ 29 ] Crocq MA, Crocq L. From shell shock and war neurosis to posttraumatic stress disorder: a history of psychotraumatology. Dialogues Clin Neurosci. 2000;2:53.

[ 30 ] Friedman MJ. Finalizing PTSD in DSM-5: getting here from there and where to go next. J Trauma Stress. 2013;26:548–56.

［31］Bhattacharjee Y. Shell shock revisited: solving the puzzle of blast trauma. Science. 2008;319:406–8.

［32］Arciniegas DB, Anderson CA, Topkoff J, McAllister TW. Mild traumatic brain injury: a neuropsychiatric approach to diagnosis, evaluation and treatment. Neuropsychiatr Dis Treat. 2005;1:311–27.

［33］Sharp DJ, Jenkins PO. Concussion is confusing us all. Pract Neurol. 2015;15:172–86.

［34］Nelson LD, Tarima S, LaRoche AA, Hammeke TA, Barr WB, Guskiewicz K, et al. Preinjury somatization symptoms contribute to clinical recovery after sport-related concussion. Neurology. 2016;86:1856–63.

［35］Deutsch F, editor. On the mysterious leap from the mind to the body: a workshop study of the theory of conversion. New York: International Universities Press; 1959.

［36］Alexander F. Psychosomatic medicine. New York: Norton; 1950.

［37］Alexander F. The development of psychosomatic medicine. Psychosomatic Med. 1962;24:22.

［38］Alexander F. The development of psychosomatic medicine. Psychosom Med. 1962;24:21.

［39］Alexander F, French TE. Psychoanalytic therapy: principles and application. Lincoln: University of Nebraska Press; 1980. p. 66.

［40］Engel GL, Reichsman F, Segal HL. A study of an infant with a gastric fistula. Psychosom Med. 1956;18:374–98.

［41］Engel GL. The concept of psychosomatic disorder. J Psychosom Res. 1967;11:3–9.

［42］Engel GL. A life setting conducive to illness: the giving-up–given-up complex. Ann Intern Med. 1968;69:293–300.

［43］Rose RM. What are we talking about and who listens? A citation analysis of psychosomatic medicine. Psychosom Med. 1983;45:379–94.

［44］Ludwig AM. The psychiatrist as physician. JAMA. 1975;234:603–4.

［45］Ludwig AM. The psychiatrist as physician. JAMA. 1975;234:604.

［46］Engel GL. The need for a new medical model: a challenge for biomedicine. Science. 1977;196:129–36.

［47］Engel GL. The need for a new medical model: a challenge for biomedicine. Science. 1977;196:132–3.

# 第 5 章　心身症状的生物学机制

> 杀死我们的并不是压力，而是我们对压力的反应。
>
> 汉斯·塞利[1]

压力渗透到每个人的生活之中，不论是开车上班还是从事要求很高的工作，又或是处理财务危机和家庭危机，这些事情都充满压力。即使环境压力很小，有些人也会持续感到压力。恐惧、悲伤、愤怒和内疚等情绪也会引发压力。压力得不到调节的话，就会危害身心，让人出现疼痛、疲劳和头晕等一系列心身症状。人们才刚开始了解压力如何引起这些症状以及如何对其进行治疗。鉴于压力会恶化几乎所有已知疾病，调节压力就成为维持身体健康的基础[2]。

## 压力和疾病之间的生物学联系

压力和疾病之间的联系十分复杂。人们对压力的反应各不相同。遗传背景、性格特点、应对技能以及社会支持体系都会影响个人对压力的易感性。如第1章所述，慢性压力会降低个人产生有效免疫反应的能力。而且几乎所有免疫功能指标都会随着慢性压力而不断降低[3]。免疫缺陷患者尤其容易受到压力的影响。哮喘、溃疡性结肠炎、冠状动脉疾病和高血压等许多常规疾病都会受到压力的影响。容易感到压力的哮喘患者就算只是待在一个无法处理的环境之中也会导致哮喘发作[4]。压力会改变糖尿病患者所需的胰岛素含量，还会改变帕金森病患者所需的左旋多巴含量。

癌症甚至也会受到压力的影响[5]。有关女性的研究发现，如果刚刚遭遇失去亲人等创伤性事件，乳腺癌的患病率就会增加。对于男性来说，和朋友家人关系不睦会增加前列腺癌的患病率。当然，压力对心因性疾病的影响最为严重，而且通常是致病的主要原因[6]。

研究人员将压力定义为一种干扰生物体与其生存环境之间平衡的因素。19世纪中期，法国生理学先驱克洛德·贝尔纳提出一种观点，认为所有身体系统的功能都是为了维持内部环境（他称之为内环境）的稳定。身体会产生一系列补偿反应来维持内部环境，以适应环境变化可能造成的失衡状态。例如，肝脏会在血糖降低时分解糖原以产生葡萄糖。20世纪初，哈佛医学院的美国生理学家怀特·坎农在20世纪初详细阐述了贝尔纳的理论，描述了维持稳定状态（常称为内环境稳定）的身体功能。在这一过程中，他还发现了一个全新的研究领域，即神经内分泌学。坎农最初研究的是消化功能紊乱，他注意到恐惧和愤怒等情绪会中断胃液分泌并影响消化，而快乐和满足则会促进消化。为了研究这一现象，坎农首先麻醉动物，然后对其进行疼痛的电流刺激，结果发现从肾上腺向血液中分泌的肾上腺素增加，这与呼吸频率增加、瞳孔放大、心率增加、肌肉和大脑血液循环增加，但消化功能下降有关。只要将肾上腺素注入血液，同一只动物就会再次出现所有这些症状。坎农从进化论的角度解释了这些发现，称这些原始反射的作用就是"适者生存。"1915年，他创造了"战斗或逃跑"这一术语，认为这是原始猎物面对捕食者的两种选择[7]。动物在交感神经受到刺激后会做出反应与注射肾上腺素之间具有相似性，这让坎农印象特别深刻，导致他误以为交感神经释放的神经递质就是肾上腺素，后来被证明是去甲肾上腺素，也就是肾上腺素的前体。

两次世界大战之间，有关大脑情绪中心结构和生理功能的首批资料逐渐出现。法国神经学家保罗·布罗卡因确认左侧额叶控制语言表达功能而广为人知，他在1878年首次使用了边缘叶这一术语，来描述内侧（靠近中间的）大脑皮质主要由扣带皮层和海马皮层构成的一个大弧。1937年，美国神经心理学家詹姆斯·派皮兹发表了他具有里程碑意义的论文《一种可能的情绪机制》，他在文中描述了一个连接大脑皮质和下丘脑的脑回路，也就是后来人们熟知的大脑情绪系统——边缘系统[8]。在耶鲁大学的实验室进行研究时，派皮兹将狂犬病毒注射到海马体中，从一组神经元到另一组观察着病毒的移动轨迹。狂犬病毒具有在神经元突触间移动的能力，因此沿着病毒在神经元中的移动轨迹，人们就能够找到大脑中枢之间的连接。派皮兹最初观察到的路线是从扣带皮层到海马体，然后到下丘脑，再到前丘脑，最后再返回到扣带皮层。派皮兹认为，恐惧等不愉快的情绪体验会在这个情绪回路中产生活动。派皮兹提出理论的两年后才有自己的支持者，当时美国精神病学家海因里希·布鲁尔和神经外科医师保罗·布西称，猴子两侧的海马体遭到损坏以后会产生一种特别的综合征（后来被称为克鲁尔—布西综合征）[9]，特点是完全缺乏恐惧。这些通常害怕蛇等天敌的动物不会再表现出恐惧。几十年后，在两侧海马体受损的人类身上也观察到了这种综合征。

## 下丘脑 - 交感神经 - 肾上腺轴

肾上腺分泌的肾上腺素受交感神经系统控制，而交感神经系统会在情绪刺激下条件反射式地激活。交感神经系统由中枢神经系统以外的神经和神经节组成，负责控制肠道平滑肌、血管以及控制身体新陈代谢的各种腺体（见第 7 章）。交感神经系统的原代神经元位于下丘脑，而下丘脑也是情绪控制系统即边缘系统的一部分。下丘脑还是一个重要的脑神经内分泌中心，因此情绪才有可能通过激活交感神经系统和释放激素来影响身体器官。

下丘脑 - 交感神经 - 肾上腺轴为解释压力和心理情绪如何导致躯体症状提供了解剖基础。恐惧和压力会触发下丘脑的神经元，从而激活交感神经系统、释放肾上腺素等全身激素。这进而又会导致一系列症状，例如全身颤抖、焦虑不安、心悸、发汗、气促、恶心、腹痛、昏厥、耳鸣和注意力难以集中，这些都是心因性疾病的常见症状。恐惧和压力一旦长期存在，这些症状也会变成慢性症状。

## 下丘脑 - 垂体 - 肾上腺轴

匈牙利出生的加拿大内分泌学家汉斯·塞利发现了压力反应的另外一个关键神经内分泌部分。1956 年，塞利发表了一篇题为《压力与精神病学》的论文，他在文中强调了下丘脑 - 垂体 - 肾上腺轴在人体对压力反应中的重要性[10]。怀特·坎农关注的是下丘脑、自主神经系统和肾上腺之间的关系以及在压力作用下肾上腺素的释放，但塞利指出，下丘脑与垂体的连接对于产生压力相关的神经心理症状起着同等重要的作用。垂体释放的促肾上腺皮质激素（ACTH）通过肾上腺皮质控制糖皮质激素（类固醇）的释放。感到压力时，下丘脑会触发垂体释放 ACTH，进而触发糖皮质激素的释放。糖皮质激素在睡眠、肌肉力量和免疫反应等基本过程中发挥着关键作用，慢性压力引起的糖皮质激素释放会引起大脑发生许多变化，进而使人出现心身症状。

与压力相关的下丘脑－垂体－肾上腺轴的激活和糖皮质激素的释放解释了压力会加重肺结核等许多传染病的原因以及休息疗法可以更快治疗结核病灶的原因。给动物注射糖皮质激素后，会使它们更易受到感染且更易患上胃溃疡和十二指肠溃疡等内科疾病（见第7章）。所谓垂体活动的"压力转移"就是压力引起ACTH分泌增加的一个重要后果。一旦ACTH分泌长期增加，垂体就无法最优产生促性腺激素（性激素）等其他重要激素。受到身体和情绪压力源刺激的雌性老鼠会出现经期停止、卵巢萎缩以及哺乳期乳汁分泌停止等症状。同样情况下雄性老鼠则会出现睾丸退化。人类临床研究表明，压力会降低两性的性欲和生育能力，导致女性月经不调、男性阳痿。持续担忧和恐惧会导致性功能障碍，从而导致更多压力，最终形成典型的恶性循环。

## 压力和神经可塑性

下丘脑－自主神经系统－肾上腺之间与下丘脑－垂体－肾上腺之间的相互关系可以解释许多压力导致的身体症状，但又该如何解释恐惧、愤怒、闪回、情绪迟钝和回避行为等情绪行为症状呢？分离、转换、退行和压抑等传统精神病学概念以大脑相关理论为基础，然而这些理论并没有以大脑解剖和大脑生理功能为依据，对从大脑层面解释压力的心因性特征几乎没有什么帮助。即使更受重视的精神分析疗法也无法很好解决压力引起的症状。与下丘脑直接相连的边缘系统是情绪症状的逻辑基础。对患者的临床观察显示，边缘系统受损后恐惧等情绪会逐渐减弱，但是这些身体结构如何控制情绪和行为呢？压力又是如何导致这些关键大脑通路失灵的呢？对此，我们需要理解脑可塑性背后的细胞分子机制。

所有生物体的一个基本特征就是能够适应周围的环境。即使单细胞生物也能对伤害性刺激做出回避行为。具有神经系统的动物会通过改变自己神经系统的连通性来改变行为反应。19世纪末，俄罗斯内科医师及生理学家伊万·彼德罗维奇·巴甫洛夫进行了一系列实验，彻底改变了人们对神经可塑性的理解[11]。巴甫洛夫观察到实验室的狗看到实验服时会流口水，他认为狗将实验服和食物联系在一起，这是因为它们总是会从穿着实验服的人那里得到食物。为了证明这一想法，巴甫洛夫设计了一种测量唾液分泌的方法，并将"条件刺激"从实验服改变为响亮的铃声。他每按一次铃就会给狗提供食物，多次实验之后，即使铃声响时没有食物，狗也会不自觉地分泌唾液。将铃声和唾液分泌联系起来的这种学习在试验结束以后就会逐渐消失，但短时间的再训练又可使其恢复。巴甫洛夫还研究了动物对伤害性刺激的反应，例如对脚电击以产生疼痛。通常情况下，动物会迅速缩回四肢、瞳孔放大、心率和呼吸频率加快。如果疼痛刺激结束以后立即进行轻触或响铃等良性刺激，那么动物对良性刺激的反应与对伤害性刺激的反应相同，就好像神经系统对刺激非常敏感。如果多次重复伤害性刺激，动物就会逐渐减少反应，也就是习惯化的一个过程。如果伤害性刺激停止一段时间以后再次引入，动物还会像首次一样做出反应。

巴甫洛夫认为，大脑一定存在与这些不同类型的学习有关的变化，但对神经元机制的了解当时还处于初级阶段。西班牙解剖学家拉蒙·卡哈尔当时刚刚提出"神经元理论"，其依据是神经纤维（轴突）在其他神经元的细胞体附近终止，而不是像当时普遍认为的那样在一个网状结构中终止[12]。卡哈尔推测，轴突末端和细胞体及其分叉（树突）之间的连接（突触）对于脑内学习十分重要。他认为，增加轴突末端分叉可以加强神经元之间的联系。波兰神经心理学家杰泽·科诺尔斯基在巴甫洛夫的实验室待了两年，首次使用"可塑性"这一术语来描述大脑在学习过程中的变化。他认为神经元系统具有可塑性，可以根据输入信号的数量及组合发生永久性改变。

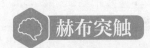 赫布突触

心理学领域在20世纪蓬勃发展，其中有两人在众多佼佼者中脱颖而出，分别是加拿大的唐纳德·赫布和美国的 B. F. 斯金纳（本章之后会讨论）。赫布有关学习的突触基础的研究不仅改变了他所处时代的心理学进程，对神经系统科学家的影响还一直持续到21世纪。赫布于1904年出生在加拿大的新斯科舍省，父母都是医师[13]。

赫布的母亲热衷于蒙台梭利❶的教育理论，8 岁以前一直让他在家接受教育。赫布在数学和科学方面一直都很出色，但他最初想成为一名小说家，不过他的写作技能在他整个心理学职业生涯中发挥了很好的作用。在麦吉尔大学攻读心理学研究生时，赫布关注的是智力的先天和后天之争，他还认为智力会受早期学习的影响。在麦吉尔大学毕业以后，赫布继续在芝加哥大学接受美国心理学家卡尔·拉什利的研究生培养，然后跟随拉什利去了哈佛大学，他们在那里进行了有关学习和记忆的早期实验。之后赫布回到加拿大，在蒙特利尔神经研究所和著名的神经外科医师怀尔德·潘菲尔德一起工作了两年，随后在安大略省金斯顿的女王大学担任教员。赫布在从教期间进行了老鼠和人类的智商测试，用实验支持了自己早年的想法，即人的早期经历可能会影响智力，这种观点在当时非常激进，因为大多数人认为智力是天生的。

　　1942 年，拉什利成了佛罗里达耶基斯灵长类生物学实验室的主任，他邀请赫布和他一起研究局部脑损伤对情绪和行为的影响。赫布打算开发测试来量化黑猩猩的情绪和行为。他后来告诉自己的研究生彼得·米尔纳，"在观察黑猩猩的 5 年时间里，他了解到的人类行为比他 5 岁之后的任何一个 5 年了解得都要多[14]。"赫布待在佛罗里达的另外一个好处就是，他有时间去思考一个读研究生时就困扰着他的问题：大脑如何储存观点和概念？大脑的感觉神经突触在运动神经元上产生反射行为，这种简单看法无法解释复杂的学习和行为。当时赫布读到一篇西班牙神经生理学家拉斐尔·洛伦特·德诺的一篇论文，文章描述了来自内耳半规管的感觉信号如何传递给脑干中的中间神经元链，而这些神经元链会在信号进入高级中枢的过程中对其进行调节和延长。洛伦特与卡哈尔互有往来，他完美画出了接受感觉信息神经元的反馈回路图。赫布立即觉得这些反射神经元回路（他后来称为细胞集群）可能就是储存观点和概念的基质。与爱因斯坦得出光速最快结论后进行的"如果"实验一样，赫布系统性地提出了"细胞集群"如何产生看法、记忆、图像、观点及行为等问题。赫布 1949 年出版的《行为的组织》一书概括了他的"细胞集群"理论，甚至推测了该理论如何解释心理疾病的各个方面[15]。细胞集群理论的一个基本特点后来被称为"赫布突触"，也就是集群中两个由突触连接的细胞如果一起不断

---

❶ 以20世纪初期的意大利教育家玛丽亚·蒙台梭利博士的名字命名。她研发的教学方法现在被称为蒙台梭利教育法，该方法注重在以孩子为中心的混龄班级教室内让孩子动手操作，进行个性化学习。

放电，其突触连接点就会不断增加。赫布还推测突触会增长和代谢，为脑内学习（可塑性）提供基本构件。观点和概念储存在中间神经元链中，而这些神经元链会在新的感觉体验下不断发生改变。

## 大脑可塑性的分子机制

要想进一步理解大脑可塑性，就得进一步发展技术和分子生物学水平，而直到20世纪后半叶才实现这些方面的进步。通过这些技术，维也纳出生的埃里克·坎德尔在巨型海洋蜗牛"海兔"身上进行了一系列有关神经可塑性的重要实验，最终使他在2000年获得了诺贝尔生理学或医学奖[16]。1939年，9岁的坎德尔和家人逃出奥地利来到美国。他在职业生涯早期就对学习和记忆产生了兴趣，并立志成为一名精神分析学家。在马里兰州贝塞斯达的国立卫生研究院（NIH）进行博士后研究时，坎德尔开展了许多实验，对猫海马体中的神经元进行记录。虽然坎德尔和同事能够基本了解海马体中神经元的放电模式，坎德尔却很快认为这一系统太过复杂，无法阐明学习的基本机制。猫的大脑中有数十亿个神经元，但人们对单个神经元之间的连接知之甚少。最后，他称自己需要研究一个更简单的神经系统，才能理解学习发生的机制。他的基本观点是，在原始神经系统中发现的机制可以推及到人脑等更复杂的神经系统，好在这一观点被证明是正确的。

海洋蜗牛"海兔"的大脑由大约2万个神经元组成，位于9个不同的神经节中。久而久之，坎德尔能标记出一个神经节的所有神经元及其连接，例如腹神经节由大约2000个神经元组成。坎德尔关注了腹神经节引起的一种反射，即腮撤回反射。刺激虹吸管皮肤上的一个点会让海兔将腮撤回以使自己免受伤害。这种反射是由6个感觉神经元介导的，将这种感觉传递给2个中间神经元和6个运动神经元，从而支配肌肉，使腮撤回。2号神经节（R2）中有个细胞体积巨大（直径约1毫米），不用放大都可以用肉眼观察得到。坎德尔能用玻璃移液管穿过神经元，还可以将记录结果维持好几个小时。相比之下，猫大脑中最大的神经元只有20微米，只能用高倍显微镜才能观察得到，细胞内的记录结果也只能维持几分钟。通过用电刺激R2其他神经元的突触的轴突，同时在R2上进行记录，坎德尔能够证明巴甫洛夫所有范式（条件化、敏化和习惯化）都能在突触上重现。这说明突触必须随着经历的变化而发生可观察到的变化。

坎德尔研究了腮撤回反射中感觉神经元和运动神经元之间突触的学习细胞基础。感觉－运动突触释放的神经递质是谷氨酸盐，它已经被证明是哺乳动物大脑中主要的兴奋性神经递质。在电击动物的尾巴的几分钟后，谷氨酸盐的释放和突触的传递增强了——这是致敏的经典范例。电击尾巴会激活中间神经元，而中间神经元的轴突末梢会在感觉神经元轴突末梢的突触上释放神经递质 5- 羟色胺（已知参与行为反应）。然后突触前膜上的 5- 羟色胺受体会激活一连串细胞内的"第二信使"，从而增加感觉－运动突触释放的谷氨酸盐含量。如果动物尾巴受到连续电击，动物就会产生一种敏化作用，这种敏化与感觉细胞和运动细胞之间新出现的突触末梢有关，会持续更长时间。这种情况下，第二信使就会进入感觉细胞的细胞核，激活特定基因，产生形成新突触的蛋白质。这一过程被称为长时程增强作用（LTP），是研究最多的神经突触可塑性模型。LTP 在开始阶段不需要合成新的蛋白质，通常会持续 3 小时，而在后期则需要合成新的蛋白质，通常会持续 3 小时以上，能够持续动物的整个生命周期。大脑中的 LTP 对学习和记忆来说至关重要，是慢性压力改变不同大脑中枢连接的机制。

## 压力和边缘系统

情绪大脑即边缘系统，在身体应对压力的过程中发挥着主要作用。从海马体到下丘脑的边缘连接会激活坎农提出的交感神经－肾上腺系统以及塞利提出的下丘脑－垂体－肾上腺轴，从而产生本章前文所述的许多躯体症状。海马体是大脑中重要的学习和记忆中枢，也是大脑中最具可塑性的一个区域。大脑以外的身体器官需要从未成熟的干细胞中再生新的细胞来更新迭代，而大脑则相对比较稳定，很少出现神经元更替。然而，在海马体的一些部位，祖 / 干细胞会不断产生新的神经元，这一过程会贯穿整个生命，不过会随着年龄增加而逐渐减少[17]。神经可塑性和神经发生对于学习和行为来说都至关重要，且都容易受到压力的影响[18, 19]。慢性压力会导致肾上腺皮质释放糖皮质激素，从而激活海马体中的受体，进而通过海马体和下丘脑的连接产生一种积极的反馈回路。动物模型中，慢性压力会损害神经可塑性和神经发生，还会使海马体萎缩，最终产生一种类似焦虑或抑郁的状态。氟西汀（百忧解）等选择性5-羟色胺再摄取抑制剂类药物可以改善神经可塑性和神经发生，缓解焦虑和抑郁的症状[20]。体育运动也能起到类似的作用。有关动物的这些研究表明神经可塑性和神经发生对心因性疾病的形成发挥着重要作用，同时也为某些药物和体育锻炼能够缓解症状这一问题提供了解释途径。

## 神经生长因子与压力

生长因子呈分子形态，对大脑神经元的发育、分化和可塑性至关重要。在大脑中表达的四组生长因子中，脑源性神经营养因子（BDNF）已经被证明在调节压力对大脑功能的影响方面具有关键作用[21]。BDNF在海马体中广泛表达，且表达含量与压力息息相关。BDNF似乎是海马体中神经可塑性和神经发生以及抗抑郁药物和体育运动等治疗性干预的一种分子中介。在研究啮齿动物通过学习以获取抑制恐惧能力的模型中，BDNF在条件性恐惧、深化恐惧记忆和加强消退学习方面发挥着关键作用。BDNF多肽或其受体一旦发生轻微基因变异就会降低BDNF信号转导，从而增加应激性心因性疾病的风险，例如抑郁症、纤维肌痛和创伤后应激障碍（PTSD）[22, 23]。BDNF信号也会受雌二醇等雌激素的影响，这在一定程度上解释了女性越来越多发压力相关疾病的原因。正如第10章中叙述的那样，促进BDNF信号产生的药物现在和将来都可能是心身症状的治疗方法。

## 促炎细胞因子与压力

慢性压力与免疫细胞激活而分泌的促炎细胞因子、血液中的巨噬细胞和大脑中的小胶质细胞含量的增加有关。白介素等细胞因子是控制炎症应答的多肽。它们不仅会改变免疫应答，还会促进压力对大脑的影响[24]。动物模型中，压力导致的白介素分泌会损害神经可塑性，阻止海马体中形成新的突触。阻断细胞因子的药物可以阻止这些抗神经源性影响和压力引起的抑郁行为症状[25, 26]。压力导致人分泌的细胞因子会诱发快感缺乏和睡眠障碍等抑郁症状。抑郁患者血液中的细胞因子水平升高，前额叶皮质中编码细胞因子的基因就会上调。糖皮质激素过度活跃、BDNF信号传递减少、细胞因子信号传递增加，这三种情况的结合为抑郁症等慢性压力引起的心因性疾病提供了一个强有力的生物三联征。

### 杏仁核 – 前额叶皮质连接

压力对大脑产生影响的一个关键中枢是杏仁核，因形状类似杏仁而得名，位于颞叶深处，长期以来被认为是产生恐惧和焦虑相关症状的重要部位[27]。就像在海马体中一样，BDNF 在杏仁核中对调节条件性恐惧至关重要。传入的感觉信号会导致杏仁核的一小组神经元出现长时程增强作用（LTP），这对恐惧和焦虑的产生至关重要。抑制性反馈作用通常阻止这些兴奋性神经元，将其控制在前额叶皮质之下，而前额叶皮质则是管理规划和解决问题等复杂认知行为（所谓的执行功能）的关键中枢。前额叶对杏仁核的抑制性控制一旦受损，就会导致慢性过敏症及持续的恐惧和焦虑状态。前额叶和杏仁核之间的联系对情绪的认知性控制来说显然十分重要，有人甚至认为这是理解心身症状机制的"圣杯"。前额叶 – 杏仁核抑制这一通路是证明休林·杰克逊想法的一个恰当例子，也就是进化而来的高级"思考大脑"会控制原始的"情绪大脑"（见第 3 章）。这可能也是未来治疗性干预要实现的目标。

## 🧠 中枢敏化——神经可塑性的一种模型

由于人们对中枢痛觉敏化了解甚多，对这一过程的简要回顾可以让人深入了解心因性疼痛的产生机制以及一般意义上的心身疾病[28]。周围神经的信号传递到脊髓时会引起谷氨酸盐这种兴奋性神经递质的释放，而谷氨酸盐则会穿过突触来激活二级传输神经元，将疼痛信号往上通过脊髓传递给大脑。如前所述，谷氨酸盐一旦持续释放，就会导致长时程增强作用，这是一种神经可塑性，会导致更多谷氨酸盐受体表达在二级神经元中以及在初级和二级神经元中形成新的突触。总的影响就是，二级疼痛神经元对周围疼痛信号变得更加敏感。LTP 过程会发生在脊髓等大脑疼痛中继站中。这样一来，包括小手术在内的任何持续的疼痛来源都可能引起中枢疼痛过敏。正因如此，一些外科医师做手术时除了对患者进行全身麻醉之外，还会建议在手术部位附近进行局部麻醉注射。手术过程如果触发接二连三的疼痛信号，就有可能导致术后的疼痛敏感和慢性疼痛，即使患者在全身麻醉的状态下感觉不到任何疼痛。

### 下行疼痛调节系统（DPMS）

脊髓水平的疼痛传递通常由起源于脑干的下行抑制通路 DPMS[29] 来控制。DPMS 会直接接收脊髓疼痛传递神经元的输入，然后再激活脊髓抑制中间神经元来做出消极反馈。DPMS 也会向大脑的边缘系统进行投射，并从中获取反馈，从而调节对疼痛的情绪反应。内源性阿片类物质（内啡肽）是 DPMS 的主要神经递质，且 DPMS 含有大脑数量最多的阿片受体。DPMS 是影响疼痛敏感心因性因素的一种机制。压力、抑郁和焦虑会抑制 DPMS，而阿片类药物、松弛法、体育运动、针灸和安慰剂治疗则会激活 DPMS。如果你认为疼痛疗法会起作用，那么 DPMS 就会被激活，内啡肽就会得到释放，疼痛最终也会缓解。DPMS 对压力诱发的痛觉缺失也发挥着重要作用。1946 年，美国麻醉科医师亨利·诺尔斯·比彻称，他在第二次世界大战期间治疗的大多遭受开放性骨折和胸部穿透等重伤的士兵只会感到稍微疼痛或者感受不到疼痛，而且也没有要求止痛药物[30]。他认为创伤引发的情绪一定程度上会抑制疼痛。同样，运动员在运动时一旦受到重伤，直到比赛结束后才会感到疼痛。从进化论的角度来看，极端但短暂压力导致的疼痛并不会特别强烈，因为这会让动物能够做出没有疼痛时的反应，从而提高生存概率。慢性压力和焦虑反过来则会抑制 DPMS、增加疼痛敏感度，这让人难以适应，但通常会随着心身疼痛障碍的出现而产生。

## 压力和大脑神经递质

总的来说，对大脑通路中谷氨酸盐这种兴奋性神经递质敏感度的增加才导致了中枢敏化。许多其他神经递质会调节中枢敏化的程度，是影响敏化过程的压力和其他心理因素的内在机制。例如，如前一部分所述，下行疼痛调节系统（DPMS）释放的内源性阿片类物质能够在中枢疼痛通路的多个层面抑制兴奋性神经递质。内源性阿片类物质会激活释放主要抑制性神经递质 GABA❶ 的中间神经元，减少兴奋性传输。单胺、去甲肾上腺素、血清素和多巴胺会改变整个大脑的兴奋性传输和抑制

---

❶ γ-氨基丁酸（Gamma-aminobutyric acid），简称GABA，是一种重要的中枢神经系统抑制性神经递质，拥有良好的水溶性与热稳定性。

性传输，而内源性大麻素系统（大麻激活的系统）会调节所有这三种递质的释放。值得注意的是，已经证明这些转运蛋白及／或其受体一旦发生轻微基因变异，就会增加对压力的易感性以及出现心身症状的概率。所有这些神经递质可能都是将来治疗心身症状的药物靶标。

## 谷氨酸盐

谷氨酸盐是脊髓和大脑释放的主要兴奋性递质，且谷氨酸盐兴奋性突触在神经可塑性及大脑对压力的反应方面起着至关重要的作用[31]。谷氨酸盐储存在突触末梢中的小囊泡里，并被释放到突触间隙里，激活突触后膜表达的三种不同受体（AMPA❶、NMDA❷和mGLuR❸）。这些不同受体的相对刺激和表达会控制突触的长时程增强作用（LTP）及学习。胶质细胞是兴奋性突触的另外一个重要组成部分，包含谷氨酸盐再摄取运转体，围绕在突触周围，控制着细胞外谷氨酸盐的浓度。总的来说，兴奋性神经传递整个过程涉及几百个不同种类的蛋白质。有关动物的研究表明，兴奋性突触的三个组成部分（突触前释放、突触后摄取及神经胶质细胞再摄取）都对压力引起的调节都很敏感[32-34]。例如，伴随慢性压力释放的糖皮质激素会改变谷氨酸盐的突触前释放、突触后受体的表达和密度以及神经胶质再摄取运转体。前额叶皮质和海马体中谷氨酰胺传输如果发生改变，啮齿动物的注意力、空间记忆和背景记忆就会在慢性压力结束以后受到损害。毫无疑问，为了研发控制压力对大脑影响的新药，谷氨酰胺传输系统将会成为主要靶标（见第 10 章）[35]。

## γ - 氨基丁酸（GABA）

GABA 是大脑中的主要抑制性神经递质，对调节压力反应具有重要作用。GABA 由包括下丘脑中间神经元在内的整个大脑的中间神经元释放，可以通过抑制下丘脑 - 垂体 - 肾上腺轴和压力激素的释放来减弱对压力的反应[36]。另一方面，慢性压力会降低 GABA 的敏感度和有效性，从而增大对压力的反应，并发展为焦虑和抑郁。苯二氮平（例如劳拉西泮和地西泮）等增加 GABA 信号的药物会抑制压力激素的释放、改善焦虑和抑郁。长期使用选择性血清素和去甲肾上腺素再摄取抑制

---

❶ (Aminomethyl) phosphonic acid，氨甲基膦酸

❷ N Methyl D Aspartate，天门冬氨酸

❸ metabotropic glutamate receptors，代谢型谷氨酸受体

剂会使 GABA 的含量增加，且 GABA 会调节血清素系统和去甲肾上腺素系统对压力的反应。GABA 受体一旦发生遗传变异，压力反应就会增加，出现心因性症状的风险也会增加[37]。

## 去甲肾上腺素

去甲肾上腺素是自主神经系统中的主要神经递质，也是大脑中感知疼痛和焦虑的重要神经递质[38]。蓝斑核（LC）位于脑干高位，是大脑中主要的去甲肾上腺素能核。蓝斑核的神经元会将神经纤维发送到整个大脑，这些神经纤维在觉醒、注意力和疼痛感知方面发挥着重要作用。杏仁核和下丘脑也会受到投射，引起自主神经系统激活从而导致恐惧和焦虑。蓝斑核中神经元活动的增加与焦虑和恐慌发作有关，而且慢性疼痛和慢性焦虑之间存在紧密联系。此外，蓝斑核是主要的睡眠中枢，控制睡眠周期和不同的睡眠阶段。睡眠不良会增加压力和焦虑，从而导致进一步睡眠中断，这是一个典型的恶性循环。

## 5- 羟色胺

如前文所述，埃里克·坎德尔指出，5- 羟色胺在巨型海洋蜗牛"海兔"的原始大脑中是一种重要的学习神经递质。除此之外，5- 羟色胺还对压力反应发挥着重要作用。大多数含有 5- 羟色胺的神经元位于脑干后部中线附近。中线神经元能投射到整个大脑，主要会投射到下行疼痛调节系统（DPMS）等关键的疼痛中枢以及边缘系统的情绪中枢。脑内 5- 羟色胺水平的改变与慢性疼痛和情绪障碍的发展有关。疼痛和抑郁是密切相关的；疼痛会导致抑郁，而抑郁患者会比普通人更容易患上慢性疼痛（见第 7 章）[39]。慢性疼痛患者的痛阈较低，会一直沉浸在疼痛之中，觉得很难进行正常的娱乐活动。功能性核磁共振成像（MRI）研究表明，慢性疼痛和抑郁症患者的大脑边缘区域也会被激活。去甲肾上腺素和 5- 羟色胺这两种神经递质对疼痛和抑郁都起着重要作用。抑郁的标志就是这些神经递质出现异常调节，而增加大脑去甲肾上腺素和 5- 羟色胺含量的药物可以用来治疗抑郁、焦虑和慢性疼痛（见第 10 章）。

## 多巴胺

20 世纪 50 年代，人们发现大脑多巴胺系统一旦发生退化，就会使人出现帕金森病的临床症状，这不仅证明了左旋多巴（增加大脑多巴胺分泌的一种药物）对帕金森病治疗有效，也使科学界对大脑中多巴胺的神经传递产生了兴趣。人们很快发现，多巴胺不仅在肌肉协调控制方面具有重要作用，还在赌博、吸毒等行为及与其有关的痛苦和快乐方面发挥着关键作用。接受左旋多巴治疗的一些患者会尝试一些冒险行为，例如嗜赌成瘾。大约同一时期，加拿大麦吉尔大学的研究人员称，电极一旦接入老鼠前脑，就会使它们不停按压一个能够对前脑产生电刺激的小棍，而且不会进行任何其他活动，甚至包括吃饭[40]。大脑的这些区域被称为动机/奖励网络，而人们已经证明多巴胺是这一网络中的主要神经递质。

对包括疼痛在内的感觉刺激的反应高度依赖于动机/奖励网络（包括前额叶皮质、海马皮质和几个皮质下核）的活动[41]。这些皮质和皮质下区域的多巴胺投射中，以及在动机/奖励网络和DPMS之间，有相当多的重叠。内啡肽和5-羟色胺调节多巴胺信号，界定奖励的不同方面，例如幸福、兴奋和渴望。动机/奖励网络中多巴胺受体的表达程度能够决定感受快乐和疼痛的能力[42]。慢性疼痛和抑郁会导致动机/奖励多巴胺网络的功能出现障碍。英国牛津大学的研究人员进行了一组有趣的实验，他们展示了呈现疼痛刺激的情境是如何显著影响体验的[43]。他们使用了功能性核磁共振成像，这一技术可以测量大脑不同区域的血流量。如果某个区域的血流量增加，那该区域的神经放电就会增加，相反血流量下降则意味着神经放电下降。实验要求对16名身体健康的被测人员进行中度疼痛刺激，但分为两种情况，即一种情境下告诉他们会对其进行剧烈的疼痛刺激，而另一种情境下则告诉他们会对其进行非疼痛刺激。出乎意料的是，被试做好接受剧烈疼痛刺激的准备后会觉得中度疼痛可以接受，而做好非疼痛刺激的准备后则会觉得同样重度的疼痛令人难以忍受。"可以接受的疼痛"与动机/奖励中枢的神经放电增加有关，而"难以忍受的疼痛"则与这些中枢的神经放电减少有关。这些实验有效展示了期望对感觉和知觉的重要性，下一章将主要讨论预期、看法和思维模式在引发心身症状方面有何作用。

## 大麻素

大脑内源性大麻素系统同样对调节压力反应起着重要作用[44]。前突触受体CB1❶在海马体、杏仁核及前额叶皮质中大量表达，并在压力适应方面发挥着重要

---

❶ cannabinoid type 1 receptor，大麻素Ⅰ型受体

作用。激活 CB1 受体会增强血清素和去甲肾上腺素信号，还会调节下丘脑 – 脑垂体 – 肾上腺轴的敏感度。动物模型中，CB1 表达减少会增强压力反应、导致出现焦虑和抑郁[45]。正常人服用抑制食欲的利莫那班（阻断 CB1 受体的一种药物）之后，觉得焦虑和抑郁症状会明显增加[46]。初步研究表明，编码 CB1 的基因一旦发生轻微变异，就会损害压力出现时的情感感觉加工。

## 压力与人类行为

和唐纳德·赫布一样，美国心理学家 B. F. 斯金纳也深受巴甫洛夫条件反射实验的影响。斯金纳对其所谓的"操作性条件反射"方面的研究为行为治疗奠定了基础，而行为治疗是当今治疗压力引起心因性障碍的主要手段。1948 年至 1974 年，斯金纳在哈佛大学担任心理学教授，在此期间，他发表了许多核心论文及论著，影响了对人类行为的有关见解。简而言之，斯金纳认为所有人类行为都是环境史和基因的结果，自由意志根本就不存在。他认为可以应用科学研究的方法来研究行为，因为人们曾用这些方法来研究身体其他功能。通过内省，人们观察到的是大脑物质状态的副产品，而非某种非物质实体。斯金纳没有时间去研究弗洛伊德提出的心理动力这一传统思想理论。他在晚年时说道："2500 年来，人们一直热衷于情感和精神生活，直到最近才对精确地分析环境的作用表现出兴趣。"忽视环境作用首先会导致胡思乱想，而这种情况产生的解释性实践又会使其一直持续下去。[47]

### 操作性条件反射和行为治疗

斯金纳在其 1938 年出版的第一本书《有机体的行为》中对操作性行为进行了定义，还概括了环境变量如何控制行为[48]。与巴甫洛夫提出的经典条件反射行为不同，操作性行为是自发的，而不是由某种刺激所诱发的。一个人的行为是基于他们当前的大脑状态，其中大部分是内省无法触及的。内省观察到的自我，是自己环境史的"附带产品"。正强化和负强化都是塑造和控制行为的主要过程。斯金纳认为，正强化（表扬）和负强化（惩罚）最终都会达到强化行为的效果。尽管惩罚常用来阻止某种行为，但这种阻止只是暂时的，否则将会造成不必要的后果。人类行为不断被环境反应所"塑造"，进而导致复杂行为，即一系列相对简单的反应"链"。有时候，迷信行为的结果是当一个行为被积极的强化所跟随，即使它是偶然发生的，与行为无关。例如，某个赌徒在掷骰子前会在上面吹一口气，可能这是因为他之前吹过骰子之后就赢了。斯金纳后来发明了他所谓的操作性条件反射室（其他人称为斯金纳箱），来研究受控环境下的动物行为。箱子里面有一个杠杆，老鼠或鸽子可以通过按压杠杆来获取食物，从而强化行为。他用灯光、色调和电击等刺激物来操纵动物行为，以研究某个重复性反应的频率、可能性和效力。斯金纳对动物行为的详细研究为将来研究动物学习奠定了基础。利用带有计算机的现代斯金纳箱，科学家很有可能高概率地预测动物行为。

斯金纳将他有关行为的科学发现应用于解决广泛的社会和政治问题。他还热衷于发明，曾在第二次世界大战期间使用鸽子头锥定位目标船只；还发明了一种可以控制温度和湿度的婴儿床，能让孩子在一个安全的环境里四处走动；此外还发明了一种教学机器，可以使用正强化帮助孩子学习阅读。他在《教学技术学》一书中指出，教师要想取得成功，必须理解学习的科学基础[49]。斯金纳反对使用厌恶技术，建议使用正强化。他曾给加州参议员写过一封信，最终使得在学校体罚学生成为一项禁令。在《桃源二村》一书中，斯金纳虚构了一个20世纪40年代的美国社会，那里的公民生活愉快且富有成效，因为他们使用科学性的社会归化、通过操作性条件反射来抚养后代[50]。斯金纳强调了友情、健康和艺术的重要性，还表示必须平衡工作和休息才能获得幸福生活。他还写道，希望不断深入理解人类行为控制的科学性，结束科技迅速发展带来的一些不可预见的问题。斯金纳及全球众多行为主义学家的研究工作促进了行为治疗的发展，使其到现在仍是治疗压力相关症状的主要方法（见第10章）。

斯金纳认为，自愿行为在起源上主要是基于外部刺激的反射性，这一观点在当时具有革命意义，但没能解释人类行为的一个关键特点，即人类大部分行为由未来的归化控制，而非现在或过去。而父辈和社会塑造的看法和预期会对这些归化产生重大影响。此外，人类行为具有多变、复杂的特点，单从环境刺激一个角度来进行解释会非常困难。尽管有关人类意识的更高组织形式（含自我意识）远不在本书讨论的范围以内，但我将在下一章探讨有关病态行为的看法和预期。

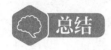

边缘系统作为大脑的情绪中枢，由连接下丘脑的内侧大弧线形成，下丘脑是位于脑干顶部的神经内分泌中心。到达下丘脑的神经冲动会触发肾上腺皮质和肾上腺髓质的肾上腺激素的释放。这些激素会使身体出现各种症状，还会导致与慢性压力有关的大脑化学和连接的变化。大脑的神经可塑性，尤其是边缘系统中海马体的神经可塑性，对学习及储存新信息至关重要，而慢性压力会通过减少神经生长因子和激活免疫系统来改变神经可塑性。中枢敏化是一种神经可塑性，即通过增加兴奋性传输和／或抑制性传输，来放大反复传入的感觉信号。杏仁核是边缘系统的另外一个组成部分，对条件性恐惧至关重要。压力有关的信号如果传入杏仁核，就会导致一组兴奋性神经元超敏化，而这些神经元通常受抑制性反馈的约束，无法与前额叶皮质中负责归化和问题解决的神经元汇合。杏仁核中这些神经元的兴奋和抑制一旦失衡，就会导致慢性恐惧和焦虑。病态行为等人类行为是一种依赖于神经可塑性的习得性反应，同其他学习形式一样也会受到奖励强化和惩罚强化的影响。

## 参考文献

［1］ Levone BR, Cryan JF, O'Leary OF. Role of adult hippocampal neurogenesis in stress resilience. Neurobiol Stress. 2015;1:147e155.

［2］ Elliott GR, Eisdorfer C. Stress and human health. New York: Springer; 1982.

［3］ Segerstrom SC, Miller GE. Psychological stress and the human immune system: a meta-analytic study of 30 years of inquiry. Psychol Bull. 2004;130:601–30.

［4］ Liu LY, Coe CL, Swenson CA, et al. School examination enhances airway inflammation to antigen challenge. Am J Respir Crit Care Med. 2002;165:1062–7.

［5］ Mohd RS. Life event, stress and illness. Malays J Med Sci. 2008;15:9–18.

［6］ Rajendran K, Rao VN, Reddy MV. A profile of stressful life events among industrial neurotics and normal. NIMHANS J. 1996;14:127–32.

［7］ Cannon WB. Bodily changes in pain, hunger, fear and rage: an account of recent researches into the function of emotional excitement. New York: Appleton; 1915.

［8］ Papez JW. A proposed mechanism of emotion. Arch Neurol Psychiatr. 1937;38:725–43.

［9］ Lanska DJ. The Klüver-Bucy syndrome. Front Neurol Neurosci. 2018;41:41–77.

［10］ Selye H. Stress and psychiatry. Am J Psychiatry. 1956;113:423–7.

［11］ Pavlov IP. Conditioned reflexes. An investigation of the physiological activity of the cerebral cortex (translated by Anrep GV). London: Oxford University Press; 1927.

［12］ Cajal SR. The Croonian lecture: the fne structure of the nervous system. Proc R Soc Lond. 1894;Ser B55:444–67.

［13］ Milner OM, Milner B. Donald Olding Hebb: 22 July 1904-20 August 1985. Biogr Mem Fellows R Soc. 1996;42:193–204.

［14］ Obituary: Donald Olding Hebb (1904–1985) TINS, August 1986. p. 384.

［15］ Hebb DO. The organization of behavior. New York: Wiley; 1949.

［16］ Kandel ER. In search of memory. New York: WW Norton & Co; 2006.

［17］ Kempermann G, Gage FH, Aigner L, et al. Human adult neurogenesis: evidence and remaining questions. Cell Stem Cell. 2018;23:25–30.

［18］ Deppermann S, Storchak H, Fallgatter AJ, Ehlis AC. Stress-induced neuroplasticity: (Mal)adaptation to adverse life events in patients with PTSD–a critical overview. Neuroscience. 2014;283:166–77.

［19］ Levone BR, Cryan JF, O'Leary OF. Role of adult hippocampal neurogenesis in stress resilience. Neurobiology. 2015;1:147–55.

［20］ Micheli L, Ceccarelli M, D'Andrea G, Tirone F. Depression and adult neurogenesis: positive effects of the antidepressant fluoxetine and physical exercise. Brain Res Bull. 2018;143:181–93.

［21］ Notaras M, van den Buuse M. Neurobiology of BDNF in fear memory, sensitivity to stress, and stress-related disorders. Mol Psychiatry. 2020. Epub Jan 3.

［22］ Park DJ, Lee SS. New insights into the genetics of fbromyalgia. Korean J Intern Med. 2017;32:984–95.

［23］ Notaras M, van den Buuse M. Brain-derived neurotrophic factor (BDNF): novel insights into regulation and genetic variation. Neuroscientist. 2019;25:434–54.

［24］ Miller AH, Maletic V, Raison CL. Inflammation and its discontents: the role of cytokines in the pathophysiology of major depression. Biol Psychiatry. 2009;65:732–41.

［25］ Raison CL, Capuron L, Miller AH. Cytokines sing the blues: inflammation and the pathogenesis of depression. Trends Immunol. 2006;27:24–31.

［26］ Koo JW, Duman RS. Evidence for IL-1 receptor blockade as a therapeutic strategy for the treatment of depression. Curr Opin Investig Drugs. 2009;10:664–71.

［27］ Neugebauer V. Amygdala pain mechanisms. Handb Exp Pharmacol. 2015;227:261–84.

［28］ Baloh RW. Sciatica and chronic pain: past present and future. Cham: Springer; 2019.

p. 71–85.

[ 29 ] Basbaum AI, Fields HL. Endogenous pain control: brainstem spinal pathways and endorphin circuitry. Ann Rev Neurosci. 1984;7:309–38.

[ 30 ] Beecher HK. Pain in men wounded in battle. Ann Surg. 1946;123:96–105.

[ 31 ] Popoli M, Yan Z, McEwen B, Sanacora G. The stressed synapse: the impact of stress and glucocorticoids on glutamate transmission. Nat Rev Neurosci. 2013;13:22–37.

[ 32 ] McEwen BS. Stress and hippocampal plasticity. Ann Rev Neurosci. 1999;22:105–22.

[ 33 ] Liston C, Miller MM, Goldwater DS, Radley JJ, Rocher AB, Hof PR, et al. Stress-induced alterations in prefrontal cortical dendritic morphology predict selective impairments in perceptual attentional set-shifting. J Neurosci. 2006;26:7870–4.

[ 34 ] Cerqueira JJ, Mailliet F, Almeida OF, et al. The prefrontal cortex as a key target of the maladaptive response to stress. J Neurosci. 2007;27:2781–7.

[ 35 ] Sanacora G, Zarate CA, Krystal JH, Manji HK. Targeting the glutamatergic system to develop novel, improved therapeutics for mood disorders. Nat Rev Drug Discov. 2008;7:426–37.

[ 36 ] Giordano R, Pellegrino M, Picu A, et al. Neuroregulation of the hypothalamus-pituitary-adrenal (HPA) axis in humans: effects of GABA-, mineralocorticoid-, and GH-secretagoguereceptor modulation. Sci World J. 2006;6:1–11.

[ 37 ] Gonda X, Petschner P, Eszlari N, et al. Effects of different stressors are modulated by different neurobiological systems: the role of GABA-A versus CB1 receeptor gene variants in anxiety and depression. Front Cell Neurosci. 2019;13:138.

[ 38 ] Samuels ER, Szabadi E. Functional neuroanatomy of the noradrenergic locus coeruleus: its roles in the regulation of arousal and autonomic function. Part I: principles of functional organization. Curr Neuropharmacol. 2008;6:235–53.

[ 39 ] Yalcin I, Barrot M. The anxiodepressive comorbidity in chronic pain. Curr Opin Anaesthesiol. 2014;27:520–7.

[ 40 ] Olds J, Milner P. Positive reinforcement produced by electrical stimulation of septal area and other regions of rat brain. J Comp Physiol Psychol. 1954;47:419–27.

[ 41 ] Denk F, McMahon SB, Tracey I. Pain vulnerability: a neurobiological perspective. Nat Neurosci. 2014;17(2):192–200.

[ 42 ] Leknes S, Tracey I. A common neurobiology for pain and pleasure. Nat Rev Neurosci. 2008;9:314–20.

[ 43 ] Leknes S, Berna C, Lee MC, et al. The importance of context: when relative relief renders pain pleasant. Pain. 2013;154:402–10.

[ 44 ] Patel S, Hillard CJ. Adaptations in endocannabinoid signaling in response to repeated homo-

typic stress: a novel mechanism for stress habituation. Eur J Neurosci. 2008;27:2821–9.

[45] Gorzalka BB, Hill MN, Hillard CJ. Regulation of endocannabinoid signaling by stress: implications for stress-related affective disorders. Neurosci Biobehav Rev. 2008;32:11523–160.

[46] Christensen R, Kristensen PK, Bartels EM, et al. Efficacy and safety of the weight-loss drug rimonabant: a meta-analysis of randomized trials. Lancet. 2007;371:558.

[47] Skinner BF. About behaviorism. New York: Random House; 1974. p. 20.

[48] Skinner BF. Behavior of organisms. New York: Appleton-Century-Crofts; 1938.

[49] Skinner BF. The technology of teaching. New York: Appleton-Century-Crofts; 1968.

[50] Altus DE. Skinner's utopian vision: behind and beyond Walden Two. Behav Anal. 2009;32:319–35.

# 第 **6** 章 心身症状的社会心理机制

了解到一个症状可能更值得关注或者在医学上更有意义，就会放大它。

亚瑟·J. 巴斯基[1]

大家都听说过安慰剂。有人认为安慰剂比目前可用的大多数药物都有效。用于新药物的治疗实验时，安慰剂的反应率高达 40%。相比之下，一些高效药的反应率仅有 60% ~ 70%。安慰剂效应是患者认为治疗会有帮助这种预期的直接结果。功能性核磁共振成像研究表明，动机 / 奖励网络及下行疼痛调节系统（DPMS）（见第 5 章）会出现激活作用（神经放电增加），而且相比低应答者，安慰剂和安慰剂高应答者会在这些区域表现出更多活动[2]。不论是实施治疗的内科医师还是进行手术的外科医师，安慰剂效应显然会受他们热情程度和预期的影响。瑞士一个医师团队认为，在没有明确表示的情况下对患者进行腰背手术，医师极度乐观时比不乐观时的手术结果要更理想，应该使用"库拉博效应"这一术语进行解释[3]。

积极预期很有帮助，但消极预期却十分有害。所谓的"反安慰剂效应"是指一个人会预期负面结果，这种效应虽然不太为人所知，但在理解心身症状方面至关重要。不足为奇的是，相比安慰剂效应，动机 / 奖励网络和 DPMS 中的活动受到反安慰剂效应作用时功能性 MRI 上会出现反向效果[4]。如果患者具有积极的预期，那么没有治疗作用的药物也有可能让他们从中获益；相反，如果患者具有消极的预期，那同样的药物很有可能会在他们身上出现副作用。详细描述药物可能出现的副作用会增加副作用产生的风险。值得注意的是，医学试验中有 5% ~ 25% 服用安慰剂的患者都因为感觉到副作用而退出了研究。例如，在治疗纤维肌痛的试验中，11% 服用安慰剂的患者由于头晕、恶心等副作用退出了研究。当然，医师会告诉人们这些症状是研究中真正药物可能产生的副作用。不论是服用安慰剂还是真正的药物，只要人们知道存在可能的副作用，反安慰剂效应就会产生。也就是说，服用任何药物的患者所报告的一些副作用是因为反安慰剂效应。试验非那雄胺这种通常用来治疗男性前列腺肥大和脱发的药物时，告诉其中一半参与者这种药物可能会导致勃起功能障碍，而不告诉另外一半这种可能的副作用，知道这种潜在副作用的参与者中，44%服用非那雄胺的人都称出现了勃起功能障碍，而不知道这种潜在副作用的参与者中，只有15%的人称出现了勃起功能障碍[5]。面对安慰剂效应和反安慰剂效应，医疗保健专业人士明显处于一个道德两难的境地。他们应该对治疗结果保持极度乐观的态度且对潜在的副作用闭口不谈吗？这种做法不仅不合法，还会使医疗保健专业人士面临被起诉的风险，而且也不道德。不过，医师可以通过接受培训，准确提供信息的同时加以安慰，避免患者过度消极悲观，从而小心平衡治疗正反两个方面的效果。

医疗保健专业人员在处理可能出现的心身疾病时常常面临类似的窘境。如果封闭环境下有学生或工作人员称他们闻到一股异味或听到一阵怪声后感到十分不舒服，那是否应该把这件事告诉其他学生和工作人员，让他们一旦闻到异味或听到怪声后也保持警惕[6]？毕竟，也许有某种危险的有毒物质释放到了他们所处的环境中。然而，热衷于哗众取宠故事的社会和大众媒体通常会使这些情况变得复杂。和处理患者一样，医疗保健专业人士必须平衡真实信息和安慰之语，同时与负面谣言展开斗争。

看法和预期会极大地影响对躯体症状的认知及对治疗的反应。人们如果觉得某种治疗会起作用，那该治疗可能就会富有成效（安慰剂效应），但如果觉得该治疗不会起作用，那它可能就会毫无效果（反安慰剂效应）。心理预期会出现某种症状，那就有可能真的出现这种症状。如第5章所述，积极预期和消极预期会改变大脑功能，从而导致内分泌系统、心血管系统和免疫系统等生物系统发生改变。科学家们已经进行了大量对照研究，证明了这些效应的作用。例如，如果认为某种营养素对身体有益，就会提高身体对该营养素的生理反应[7]，同样如果人们认为体育运动会有帮助，那体育运动的保健效果就会得到提高[8]。对参与者进行产生疼痛的热刺激前让他们服用标准剂量的阿片类药物，可以证明预期对药物疗效的强大作用[9]。对于没有任何预期的参与者来说，疼痛会减半，而对于被告知该药物会极大减少疼痛的参与者来说，疼痛缓解是没有预期参与者感受到的两倍，至于被告知药物会有副作用的参与者，疼痛没有得到任何缓解。有人认为压力对健康有害，有人认为压力会增进健康，而前者会比后者分泌更高含量的压力激素。在一项对 3 万人进行的启发性研究中，压力水平一定的情况下，认为压力有害的参与者比认为压力无害的参与者更有可能过早死亡[10]。

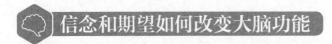

## 信念和期望如何改变大脑功能

对于数字计算机来说，新信息会储存在记忆芯片的可用空间内，只要从记忆芯片中读取这些信息的备份就可进行检索，与之不同的是，大脑通过修改现有的回路和突触来储存信息（如第 5 章所述），这些电路和突触已经包含了过往储存的信念和预期等有关信息。人们想要检索这些信息的时候，信息就会被过往看法和预期所改变。思维模式对人们如何储存和检索信息以及如何做出躯体症状的反应具有重大影响。如果人们觉得疼痛会得到缓解，那疼痛中枢之间的连接及内源性阿片肽系统（例如第 5 章探讨的 DPMS）就会加强，疼痛信号一进入脊髓就会被切断。然而，如果人们觉得疼痛会逐渐加重，就会一直专注于疼痛，那么疼痛回路就会加强，从而导致疼痛的中枢敏化。只是专注于其他躯体症状，也会触发同样的中枢敏化机制（神经元电路增强）。

但大脑如何决定关注什么信息、忽略什么信息呢？与数字计算机类似——大脑的中央处理器在哪里？以何种顺序检索何种信息？答案很简单，就是目前还不清楚，但很明显不是笛卡尔所认为的（见第 2 章）一个范围特别狭小的大脑中枢，在那里所有的信息都会一直受到监控，拉动"绳子"就能作出恰当反应。几乎可以肯定，大脑中央处理器是多个大脑区域及其相互连接的通路，具有分散式特点，就像储存在其他所有大脑通路中一样，通过修改现有回路和突触，让信息储存在这些通路之中。认知心理学领域就特别关注这些控制思想行为进而塑造意识的大脑机制。基于大脑选择信息进行进一步加工及决定适当行为的方式，已经提出大脑分层模型来解释躯体化[11, 12]。这些模型的一个重要组成部分就是"注意力系统"，即利用现有知识识别相关信息并进行优先处理的神经元回路。许多复杂的信息处理过程达到注意力系统之前就已经发生了，而注意力系统会使用感觉系统、认知系统和记忆系统的现有信息来控制行为及触发意识知觉。应该记住这些模型由"黑匣子"组成，代表着尚未表现出细胞特征的大脑机制，不过一旦确认新的信息，这些模型就能得到检验，而且它们还能作为一种工作模型，以理解心身症状可能如何出现。

英国心理学家理查德·布朗提出一种解释心身症状的模型，他将注意力系统分为两个部分，一个是初级系统，处理不费力气且不言自明的操作；一个是二级系统，处理自我意识下费力且有意的操作[13]。这一模型考虑到了个人经验和实际情况之间存在分离，这样一来，过往或未来的看法就会优先感觉到系统所传递的真实情况。这一模型下，认知系统和记忆系统中的信息一旦达到激活阈值，初级感觉系统就会被自动激活。初级感觉系统一旦从长期激活的储存信息中选择了不恰当的信息，就会导致心身症状。布朗将初级感觉系统选择的不当信息定义为"失常表现"，认为其可以作为心身症状出现发展的模板。这些不当信息的来源十分广泛，包括自己或他人先前患病的记忆；看到别人出现症状也能激活神经元回路，这与自身出现症状时所激活的神经元回路完全相同；从朋友、医师、媒体、互联网及社会文化信仰等途径中获取的许多其他类型的储存信息也会导致失常表现。频繁查看症状是否还在，这种一直关注症状的行为会放大症状，选择阈值会因此降低，注意力系统感受症状所需的激活作用也会减少，这一过程与第5章探讨的中枢过敏相类似。尽管所有人的身体都有可能出现失常表现，但基因、性格和环境因素会使一些人更易出现。

## 医患关系与心身症状

本书多次提及，医患关系在症状放大的过程中发挥着至关重要的作用。如果医师将某种症状归于一种新型且可能危害重大的疾病，那么患者自然就会更加关注这一症状，进而使该症状更加严重、更加让人担心[1]。这个过程通常被称为错误归因，会使患者寻找其他症状来证实自己确有其病，从而放大先前认为不重要的一些日常普遍症状。症状放大这一恶性循环又会进一步引起恐惧和焦虑，从而导致一系列与之相关的躯体症状。最终就会产生一种定义明确的综合征，例如纤维肌痛和慢性疲劳综合征。然而，如果医师一早就察觉到这些症状不是某一重病的相关表现，并且宽慰患者这些症状并不是由危及生命的重病引起的，那么这些症状就会受到越来越少的关注，甚至可能最终消失。

研究表明，能产生影响的不仅仅是医师所说的话[1]。医师的举止、外表和理解都会产生影响。具有同理心的医师能缓解患者的焦虑、改善患者的情绪以及减少患者的担心和忧虑，所有这些行为都能改善结果。此外，如果患者认为医师富有同理心且善解人意，他们可能就不会要求进行不必要的检查和治疗，从而避免症状归因和症状放大。医师所引起的安慰剂效应同样适用于处方药，研究表明，医师对药物的介绍以及药物的标签、定价、甚至颜色都能影响患者的反应[14]。医师造成的这些影响不仅对心因性患者的治疗结果十分重要，还对包括癌症在内的一系列器质性疾病同样重要。患者是否能够感知到医师的同理心，甚至都会影响普通感冒的严重程度和持续时间[15]。

## 安慰剂的力量

安慰剂的方方面面都与预期和看法有关。人的预期和看法在决定健康方面至关重要。不论是药物治疗、手术、认知行为治疗、针灸还是正念疗法，其结果都深受安慰剂的影响。医师已经在药物试验的过程中完成了有关安慰剂的大多临床研究，这是因为常规的药物试验都会使用安慰剂。然而直到20世纪后半叶，研究人员才意识到安慰剂效应的重要作用。1955年，美国麻醉科医师亨利·比彻（第4章提到了他观察到，许多士兵尽管身受重伤但却感受不到疼痛）在《美国医学协会杂志》上发表了一篇名为《效力强大的安慰剂》的文章，告诫研究人员，对新药的研究必须包含安慰剂，以正确评估真实的药效[16]。到了21世纪，只有药效与安慰剂效应做过比较之后，药物的治疗试验才能具有有效性。

随着药物试验数量不断增加，试验对象明显会经常得到提示，从而知道自己是否正在服用活性药。通常情况下，进行研究的医师并不知道服用活性药的是哪些人，但根据药物的味道和副作用，试验对象仍能获取谁在服用活性药的有关线索。研究表明，与体积较小的惰性糖丸相比，如果安慰剂药片的体积更大且味道更苦一些，那么安慰剂效应就会增强[17]。在安慰剂药片中添加一些能够产生明显副作用的东西也能增强安慰剂效应。由此可见，所有药物除了基本的药效以外，还都具有安慰剂效应。制药公司已经学会通过选择暗示药效的品牌名称来优化新药的安慰剂效应。例如，他们发现，名字中含有字母X和Z似乎能够暗示药效，而且人们通常认为胶囊要比药片更加有效果[18]。对于常用药物而言，安慰剂效应与真实药效相比能有多大？尽管有关数据总是获取不到，但对于大多数常用药物，安慰剂效应可能要占到一半（50%）。例如，对于通常使用的布洛芬和萘普生等非甾体抗炎药（NSAIDs），患者在不知情的情况下服用以后，与知道自己正在服用止痛药时相比，其药效只能发挥一半[19]。美国食品药品监督管理局（FDA）收集了有关抗抑郁药临床试验的大量数据，其分析结果显示，安慰剂的总体疗效是抗抑郁药疗效的60%[20]。尽管这一占比已经很大，但也有可能还是低估了安慰剂效应。尽管研究抗抑郁药时使用安慰剂会产生明显的副作用，但药物本身的药效和安慰剂的药效并没有显著差异[21]。这一发人深思的观察结果表明，我们每年可能会在治疗抑郁症的药物上花费数十亿美元，这些药物不仅会产生明显的副作用，而且可能还没安慰剂有效。

安慰剂效应不仅是药物治疗还是所有治疗的一部分。事实上，安慰剂效应可能更适用于外科手术、物理治疗、针灸和脊椎推拿等涉及"按手礼"的治疗。由于不同类型的干扰因素，临床试验过程中很难使用真正意义上的安慰剂，即使使用，也很难使进行手术的医师或治疗师什么都看不见，而且试验对象一眼就能看出手术是不是伪造的。尽管外科手术相对来说很少进行安慰剂对照的治疗试验（出于明显的道德原因），但已经完成的安慰剂对照治疗试验显示出巨大的安慰剂效应。2014年发表的一项综述显示，在略多于50%的研究中，伪手术产生的效果与真实外科手术产生的效果一致[22]。在非干预对照组的研究中，相比不进行任何治疗，伪手术会使患者的情况得到极大好转。许多安慰剂试验已经被用来评估物理治疗、针灸和脊椎推拿的效果，但中立观察者通过对这些研究的详细分析发现，这些研究无法得到解释，因为很难进行真正意义上的安慰剂伪手术。总之，没有科学可靠的证据能够表明这些手术要比安慰剂更好[23]。

如何解释安慰剂效应呢？有关安慰剂作用机制的理解大多来自对安慰剂止痛作用的研究。如第5章所述，对安慰剂效应的预期会激活内源性阿片肽系统及动机/奖励系统等大脑疼痛控制系统。安慰剂反应下的学习也至关重要。就像巴甫洛夫的狗受训以后听到铃声会增加唾液分泌一样，也可以训练人们增加对安慰剂的反应。例如，如果在研究的第一阶段对患者进行持续的中度的疼痛刺激，而第二阶段给他们服用某种安慰剂，然后在其不知道的情况下稍微降低疼痛刺激，他们就会将安慰剂和疼痛缓解联系起来[24]。之后，他们如果再次受到中度的疼痛刺激，但由于大脑疼痛控制通路进行了学习（连接性增强），则会表现出更强的安慰剂反应。这种强化的安慰剂反应能够投射到其他药物上面，因此总的来说他们能够对安慰剂做出更好的反应。也就是说，如果有人看到别人吃了某种药物而使疼痛得到了有效缓解，那他们吃了同一种药可能也会缓解疼痛[25]。这种观察性学习可能发生在诊所或医院里，患者能在这些场所和服用过类似药物的其他患者进行交谈。这些学习效果并不仅仅局限于止痛药，而是对各种各样的药物都有意义，用于肾移植患者的免疫抑制药甚至也包括在内[26]。

进行新药临床试验的研究人员早就意识到，安慰剂反应并不固定。有些人对安慰剂的反应明显要比另外一些人好。会不会是有些人经过训练而习惯对安慰剂做出反应？又会不会是存在安慰剂反应的遗传基因？尽管神经生物学和遗传学对安慰剂反应的研究还在初始阶段，但这两个问题的答案都是肯定的。在普遍使用安慰剂对照治疗试验的时代，存在一种令人担忧的可能性，即这些试验中发现药物明显优于安慰剂是由于安慰剂反应的提高，而不是潜在疾病的好转[27]。当然，药物研究人员和制药公司会否认这种可能性，并会争辩他们是根据药物对假设疾病机制的影响来选择和研发药物的。但是提高安慰剂反应这一观点并非牵强附会，而且根据进行医疗试验的方式，无法说明疾病影响减弱是安慰剂效应增强的结果。有意思的是，基因变异（多形态）被认为会增加对安慰剂的反应，对此，初步研究发现，受影响的基因会编码蛋白质，而这些蛋白质是许多广泛使用药物的靶点，治疗疼痛、焦虑和抑郁的常规药物也包括在内。临床药物试验确认了 54 种能够改变安慰剂反应的基因，其中有 40 种是已知的药物靶点[27]。这些基因易感性变体在未来的研究中得到复制以后，将必须受到控制，从而使安慰剂易感性在研究的药物组和安慰剂组中实现平均分配。

 ## 安慰剂的反面双胞胎——反安慰剂

尽管安慰剂效应对医学治疗的重要性受到医学研究人员和公众的广泛认可，但反安慰剂效应的重要性还相对鲜为人知。然而正如后文所述，理解反安慰剂效应的作用机制对于理解心身症状的发生机制也至关重要。对临床上以安慰剂为对照的药物试验的分析结果显示，大约有四分之一服用安慰剂的患者称出现了副作用，而服用活性药患者报告的副作用中有四分之三都不是因为药物本身，而是因为反安慰剂效应[17]。支持这一观察结果的是，如果特意询问试验对象（服用安慰剂或活性药）是否出现了某些副作用，那他们很有可能会称确实出现了这些副作用。有两个关于反安慰剂效应在公共卫生方面重要性的例子，一个是常用他汀类药物副作用的争议，另一个是麸质过敏在引起许多症状中的作用。

### 他汀类药物与肌疼痛和肌无力

按理人们可以认为，在20世纪开发的所有类别药物中，阿托伐他汀、洛伐他汀、辛伐他汀和普伐他汀等他汀类药物对公众健康的影响最大。这些药物通过降低"坏脂质"，以降低心脏病和脑卒中发作的风险，而这两种疾病是当代社会造成死亡的主要原因。然而，这些药物被广泛使用不久之后，患者开始称肌肉疼痛、酸痛和无力，这让他们停止服用这些药物，还打击了医师开处方的热情。媒体对这些症状进行了大量报道，惊恐万分的患者也去找医师对峙，想要继续了解使用这些"危险"药物的风险。对几个大型安慰剂对照治疗实验的分析显示，安慰剂导致的肌肉症状和药物导致的肌肉症状没有明显差异，但即便如此，这些症状还是引起了患者的恐慌[28, 29]。甚至更重要的是，丹麦和英国的一些大型研究发现，媒体对他汀类药物负面新闻的有关报道与患者过早停用他汀类药物之间存在联系，而过早停用他汀类药物又会导致心脏病死亡人数不断增加[30, 31]。尽管很少有患者因服用他汀类药物而出现肌肉损伤，但服用他汀类药物患者出现的绝大多数肌肉症状可以用反安慰剂效应来进行解释，他汀类药物的风险/受益比是所有常用药物中最低的一个。

### 麸质与乳糜泻

麸质是小麦、黑麦和大麦等许多谷物中的一种蛋白质。这种物质可以使谷物面粉像胶水一样富有黏性，在烘焙面包等糕点时会起很大作用。大约有0.5%～1%的人会对麸质产生抗体，引起一种叫作乳糜泻的自身免疫疾病，这种疾病会导致肠道发炎以及各种胃肠道症状和全身症状。5%～10%的人会认为他们对麸质不耐受，将腹部不适、腹胀、疲劳和头痛等一系列症状归为麸质摄入。然而，这些人并不会对乳糜泻产生抗体，也没有出现结构性的肠道变化。以安慰剂为对照的麸质暴露试验没有表明没有乳糜泻的麸质过敏人群服用麸质时出现的症状比服用安慰剂时出现的要多，也没有表明麸质过敏人群在不知道的情况下服用麸质蛋白后会出现任何症状[32]。尽管有证据表明麸质过敏是由于负面预期，即因为反安慰剂效应，但有个大型工厂已经开发出了不含麸质的食品，而且一旦出现麸质过敏，患者及其家人都会感到特别不便。

### 预期和看法

人们的预期和看法在决定反安慰剂反应的程度方面起着重要作用。在安慰剂对照的治疗试验中，如果告诉人们可能会有某种副作用产生，那他们不论是服用安慰剂还是服用真实药物，都很有可能出现这种副作用。安慰剂药物的副作用很大程度上取决于试验中活性药物的常见副作用（通常列在试验知情同意书上）[33]。如果人们参加药物试验之前就觉得自己对试验药物极其过敏，那他们不论是服用活性药还是服用安慰剂，都很有可能出现副作用[34]。同样地，人们如果知道自己对某些药物过敏，接种旅行疫苗以后就有可能出现症状；父母如果认为疫苗会损害孩子健康，就会在接种疫苗之后报告孩子出现了副作用。而且人们如果觉得自己对药物非常过敏，就会上网搜索可能出现的副作用，从而进一步增加出现副作用的可能性。而如果有人认为品牌药比仿制药要更有效，那他们吃了仿制药可能就会出现一些副作用，即使仿制药在他们不知道的情况下被换成了品牌药[35]。如果因为服用某种药物而出现副作用，那即使将该药物换成安慰剂，相同的副作用还是会继续出现，而且如果之前出现过药物反应，那服用另外一种药物还会导致出现副作用。最后，不论是亲自还是从电视上看到别人因为某种药物而出现了副作用，也都会增加旁观者服用这种药物而出现副作用的可能性[36]。

同安慰剂反应一样，条件性学习也会随着反安慰剂效应一起发生。就像巴甫洛夫的狗学会将食物和给它们喂食的研究助理的白大褂联系起来一样，接受化疗的癌症患者一闻到治疗室的气味或者一看到身穿白大褂的医务人员就会感到一阵恶心[37]。比利时的一个心理学家团队创新了一种实验室模型，以此研究学习和预期对心因性症状的影响，而且已经获取了一些耐人寻味的观察结果[38]。他们让试验对象在二氧化碳含量高达7.5%的空气中呼吸了两分钟，从而诱发了各种常见症状，例如窒息、胸闷、发汗、心悸、哽咽、头痛、头晕和焦虑。二氧化碳无色无味，因此可以在试验对象不知情的情况下改变其含量，而且这些症状在试验对象呼吸了20秒后就开始出现，在实验结束以后又很快消失。针对学习试验，他们给二氧化碳含量提升的空气中添加了一种怪味，并进行了三次试验，然后又将这种怪味添加到二氧化碳含量正常的空气中，来监测试验对象的生理变化和症状的严重程度。果不其然，试验对象将这种怪味和症状联系了起来，而且在二氧化碳含量正常但有这种怪味的空气中出现了症状。除了刺鼻的气味，他们还发现，如果由于二氧化碳含量升高而感到窒息的同时，想象正被困在一个密闭的空间，那么这种消极想法导致的症状就和想象困在电梯而呼吸不到空气导致的症状一模一样。有意思的是，只有难闻的怪味和消极的想法才会引起这些症状，而香味或普通气味以及积极的想法则不会引起。这些学习效果在消极量表中获得高分以及有过心身症状史的试验对象身上表现得最为明显。试验结果明显表明，预期尤其是消极预期会影响人类学习，且单纯某个想法或者环境因素就能诱发原先生理功能异常而导致的一些症状。

## 换气过度综合征

这些有关吸入二氧化碳研究的结果也为理解引起讨论的"换气过度综合征"提供了潜在的新见解。提升或降低血液内的二氧化碳含量都能造成躯体症状。20 世纪 70 年代，我在学习神经学时，换气过度综合征被吹捧为具有原型特征的心因性综合征，而且可以从生理学角度明确解释。患者一旦产生焦虑，尤其发生恐慌的时候，他们就会换气过度，降低血液内的二氧化碳压力，从而使脑血管壁的平滑肌进行收缩，也就是所谓的血管收缩。众所周知，血液二氧化碳浓度可以调节脑血流量。二氧化碳含量一旦增加，脑血流量就会减少，从而引起头痛、头晕、定向障碍、注意力不集中、甚至晕厥等各种症状。可以经常在公众场合看到人们对着纸袋进行呼吸，这是一种针对换气过度综合征的推荐疗法。人们对着纸袋进行呼吸，可以将呼出的二氧化碳重新吸入，从而增加血液中二氧化碳的浓度。20 世纪 90 年代中期，研究人员先后在实验室和真实的生活场景中对换气过度综合征患者进行了研究，结果发现这一系列症状和血液二氧化碳浓度之间的相关性很差[39, 40]。尽管偶尔某些患者的血液二氧化碳浓度会降低，但相比二氧化碳浓度，这些症状与焦虑程度之间的相关性更强一些。而且，很多情况下根本无法找到症状产生的明显原因。这些观察结果让研究人员开始质疑是否真的存在换气过度综合征，并建议在临床诊断中停止使用这一概念。但如果是换气过度和血液二氧化碳浓度过低在最初的"学习期间"导致了一些症状，而随后的一些症状则是由成为条件的环境因素和思想因素引起的，那又会怎样呢？通过学习能够掌握生理功能异常甚至精神异常引起的症状，那么学习过程中导致出现症状的环境因素和思想因素随后就能成为这些症状出现的条件刺激，这种假设可以解释许多心身疾病导致的症状，而且还能通过研究进行试验。此外，这一假设与第 5 章探讨的大脑了解新信息的方式是一致的。

## 🧠 特发性环境不耐受与反安慰剂效应

特发性环境不耐受是指人们知之甚少的医学状况，会使人因处于化学物质、电磁场、次声波和某些建筑物内部等环境中而出现各种各样的躯体症状[41]。这些疾病和器官损害或器官功能障碍之间没有明确联系，而且普遍认为这些症状具有心身性，与纤维肌痛、慢性疲劳综合征和海湾战争综合征的症状存在部分重叠。大量有力证据表明，预期和反安慰剂机制可以导致这些症状，而且前文所述的条件性学习可以解释症状最初如何产生，并与具体的环境因素建立联系。

知道处在含量不高的常用化学物质（尤其带有气味的那些）中会引起多发性化学过敏症[42]。尽管大多数多发性化学过敏症患者认为他们对许多环境中的化学物质过敏，但有人会在接触到单一化学物质后出现症状，例如附近存在已知的恐怖分子化学袭击或化学物质泄漏。症状包括头痛、头晕、疲劳、注意力难以集中、脑雾、记忆障碍和呼吸急促，而且对于一半以上的患者来说，这些症状都是长期且致残的[43]。所有研究人员都认同，多发性化学过敏在当代社会越来越普遍；澳大利亚针对成年人的一项人口调查研究发现，6.5% 的人称已经确诊多发性化学过敏，19% 的人称对多种化学物质都会产生不良反应[44]。多发性化学过敏症的男女比例约为 1：3。常见的化学诱因包括清洁产品、烟草烟雾、香水和汽车尾气，但研究尚未发现已知化学污染物和某些特定症状之间存在明确联系。患者会花大量金钱更换家庭清洁用品和个人卫生用品，购买空气过滤器和净水器，许多人还会频繁搬家和更换工作。使用伪化学物质（安慰剂）进行的盲法临床激发试验表明，不论是接触真正化学物质还是伪造的化学物质，多发性化学过敏症患者都会出现同样的症状[45]。没有证据可以表明，接触化学物质会引起过敏或者有毒物质导致的组织损伤。与其他反安慰剂效应一样，人的预期和看法对多发性化学过敏综合征相关症状的出现发挥着重要作用。"我的身体对化学物质极其过敏，"这类消极的预期和看法会被大众媒体和医疗保健专业人士放大，同时被拥有类似看法的朋友及家人强化。

### 比利时的可口可乐危机

大规模群体心因性疾病的爆发也被归因于察觉到的化学物质接触。其中最具戏剧性的为一次发生在 1999 年的比利时博尔内姆, 当时几个学生喝了可口可乐以后身体十分不适, 称闻到了一股异臭[46]。电视和报纸称可口可乐公司正在毒害儿童, 而这些耸人听闻的报道一经播出, 博尔内姆附近城市的几所学校也出现了类似的情况, 成年人几乎打爆了比利时的中毒控制专线, 称喝了可口可乐等饮料后身体十分不适。主要症状包括头痛、头晕、恶心、呼吸困难、身体不适、腹部不适和发抖。然而, 大量实验室检测都没有发现患者有中毒迹象或是可口可乐含有有毒物质。像大多数面临类似情况的公司一样, 可口可乐公司进行了公开道歉, 称可能是碳化过程出了纰漏, 因为他们发现有些可口可乐存在少量味道难闻的硫化氢, 尽管含量并不足以引起症状。随着比利时和欧洲其他国家都爆发了这种情况, 可口可乐公司的产品先后在比利时、法国、西班牙、德国、荷兰和卢森堡被要求下架, 使这家饮料行业的巨头损失了 3 亿多美元。情况逐渐平息以后, 比利时卫生部特别成立的工作组报告称, 大量研究都没有检测到化学毒素, 这一情况很有可能是一种群体心因性疾病。这是由无毒化学物质的异味引起的, 会发生在之前深受毒素恐慌压力的人群之中。1999 年 5 月, 比利时媒体报道鸡受到了二噁英(一种剧毒环境污染物)的污染。鸡肉、鸡蛋以及奶制品、肉类食品相继被迅速召回。更糟糕的是, 这起污染发生在 2 月份, 但直到 5 月 25 日才由媒体透露给大众。比利时全国上下顿时陷入一阵骚乱, 最终卫生部长和农业部长只能被迫在 6 月大选之前辞职。媒体质疑现代食品的安全性, 科学家也强调即使化学物质含量少之又少, 也有可能严重损害人体健康。

可口可乐事件是由群体心因性疾病造成的, 这个具有争议性的结论通过一档电视节目告知给了公众, 并通过写给一个广受认可的科学期刊的一封信告知给了科学界[47]。尽管特别工作组的这一结论意料之中地受到了医师和普通民众的立即反对, 但此类情况没有再次发生, 久而久之公众就接受了这一结论。比利时也在 1999 年 6 月解除了对可口可乐公司产品的禁令, 但比利时政府直到 2000 年 3 月才正式赦免可口可乐公司, 并接受了群体心因性疾病这一假说。

正如所有群体心因性疾病一样, 医务人员和媒体在事件的整个过程发挥着重要作用。一线急救人员和急诊室医师面临可能的集体食物中毒时, 尤其会对儿童十分关心, 并以恰当的方式认真对待此事。媒体也注意到了这些关切, 认为可口可乐中毒确有其事并进行了相关报道。回想一下, 可口可乐公司的道歉可能会在无意之中使情况变得更糟。正是因为明显没有孩子病得特别严重, 而且大多数孩子很快就恢复了健康, 所以才有必要对孩子及其家庭进行安慰。在这种情况下, 医师和媒体只有保持冷静，进行一些安抚性工作，才是万全之策。但比利时中毒控制中心的工作人员明显认为这是一起集体性食物中毒事件，还告诉所有电话来访者去咨询他们的私人医师或者去医院检查，这很有可能会使情况进一步蔓延。更糟糕的是，有位医师致电中毒控制中心，询问是否有人报告喝了可口可乐而出现溶血反应。溶血是指红细胞发生爆裂，可能是一种严重中毒的迹象。而这次来电导致中毒控制中心的工作人员将溶血反应记录为饮用可口可乐的一种可能的副作用，之后卫生部长注意到了这一点，并召开新闻发布会广而告之。不久之后，一家医院就报告了饮用可口可乐后出现溶血反应的 10 起病例，媒体立即对其进行了报道。因此，中毒的确凿证据最终得到确认。然而，有血液病专家后来对此做了分析，发现没有溶血反应的迹象，并断定这份报告存在技术误差。到头来，媒体还是发挥了一贯的作用，即增加公众的焦虑和愤怒。它们经常在头版头条和社论中比较二噁英和可口可乐的危机事件，并配上大量动物尸体和成箱饮料被丢在一起的图片。

## 电磁波过敏症

另外一种常见的特发性环境不耐受是电磁波过敏症，人们认为暴露在手机、中继站、电源线、甚至遥控装置等产生的电磁场下会导致这些症状。刚开始使用手机的时候，就有人严重警告，手机产生的电磁波会增加患脑癌的风险，就像抽烟会增加患癌症的风险一样。但久而久之，尽管手机得到了普及，脑癌的发病率并没有发生什么改变。人们反而将耳鸣、头晕、头痛、注意力不集中等耳朵和大脑症状归为电磁波导致的[48, 49]，但手机等设备产生的电磁场会损害耳朵或大脑这一观点缺乏科学依据。双盲激发测试已经表明，声称由于电磁场而出现症状的人根本检测不到电磁场的存在，伪暴露在电磁场下导致的症状和真正暴露在电磁场下一样频繁[50, 51]。有研究对人们暴露在伪磁场或真实磁场前的预期进行了评估，结果显示反安慰剂效应在决定症状是否出现方面发挥着重要作用。如果人们预期会出现某些症状，那他们就有可能出现这些症状。

媒体会对人们的预期产生重要的影响，这不足为奇。媒体对现代生活不良影响的告诫性报道，可能只是为了实现自我抱负。伦敦进行过一次有关暴露在伪电磁场下有何影响的研究，研究共有 147 名试验对象，每个人都十分健康，然后他们被随机安排观看两种纪录片：一种是在电视上观看，且内容与电磁场对健康的影响有关；另一种是在手机上观看，作为对照纪录片，不涉及健康或电磁场等相关内容[52]。

研究人员告诉试验对象："这个项目旨在对手机或 Wi-Fi 系统未来使用的一种新型电磁场进行评估，测试其是否会引起疲劳或头痛等短期症状"[53]。试验对象看完纪录片后，研究人员会给他们戴上 1 个外接天线的头戴，并告诉他们这是为了让信号尽可能靠近他们。然后试验对象会被告知他们将在电磁场中暴露 15 分钟，需要注意整个过程可能出现的任何症状。如果症状太过剧烈，他们可以随时终止测试。147 名试验对象中有 82 人（54%）称自己出现症状，且认为是伪电磁场导致的结果。相比对照组，人们如果看了有关电磁场对健康产生不利影响的纪录片，即使置身于伪电磁场中，很大程度上也会出现症状。试验之前就存在焦虑的人比没有焦虑的人更易出现症状。男性和女性受到影响的可能性也基本相同。而且研究还有可能表明，观看有关电磁场会对健康产生不利影响的纪录片可能会产生长期影响，这是因为看了此纪录片且将症状归为伪电磁场的试验对象相比出现症状但看的却是对照纪录片的试验对象来说，更有可能认为自己对电磁场极其过敏。

### 次声波过敏症

　　一种相对比较新型的特发性环境不耐受是次声波过敏症，患症人群会出现各种耳朵和大脑症状，并将其归因于低频声[54]。耳朵症状包括头晕、耳鸣、耳痛、声音过敏，而大脑症状则包括头痛、注意力不集中、记忆缺陷和睡眠障碍。用于产生清洁能源的风力涡轮机几十年前就已投入使用，但直到 20 世纪 90 年代与之相关的健康问题才浮出水面，当时首次报道风力涡轮机会产生次声波[55]。但是不像其他潜在且难以解释的环境威胁，测量现代风力涡轮机产生的次声波功率十分容易，而且发现风力涡轮机的声音和站在海洋或风扇几米之外感受到的声音一样低（20～40 分贝）。尽管这一事实和许多科学实验已经表明，低能量次声波不会对健康产生不利影响，但一些人还是呼吁禁止在社区周边使用风力涡轮机[56]。人们不禁怀疑，希望禁止使用风力涡轮机的真正原因可能并不是担心健康会受到威胁，而是不愿自家周围出现这种体积庞大的建筑物。事实上，人们对风力发电厂的担心更多是由于视觉外观和自身看法，而不是由于风力涡轮机的声音[57]。荷兰研究发现，有些风力发电厂会给附近居民每月发放资金补贴或给他们提供发电场的部分所有权，而得到这些经济利益的人相比没有得到的人就不会那么容易受到噪声带来的困扰[58]。从风力发电厂获得经济利益的人和没有获得的人一样，也会产生同样的认知且会对声音过敏，但他们对噪声的态度却与之不同。看见风力涡轮机、听到它发出的声音似乎并没有对他们产生影响。

## 病态建筑综合征

有时待在某种特定的室内环境之下也会引起症状[59]。尽管"病态建筑综合征"这一术语由世界卫生组织提出，且目前被广泛应用，但有评论家恰如其分地指出，建筑物并不会生病，"建筑相关的环境不耐受"等其他术语可能会更合适。病态建筑综合征与其他环境不耐受综合征明显存在重叠，因为人们通常将自己的症状归因于室内气味或者声音，而且病态建筑综合征患者同时也会出现其他类型的环境不耐受、功能性躯体症状和心境障碍。瑞典和芬兰的人口研究发现，两国自我报告病态建筑综合征的患病率分别为 5% 和 7%[60]。重要的是，虽然大多数称待在某栋大楼里会引发一些症状，但待在同一大楼里的其他人却安然无恙。通常情况下，在室内待的时间越长，症状就会越严重，不过一旦走到室外，症状就会慢慢消失。有时这些症状出现的原因可能在于清洁药剂的气味或者取暖管道和空气通道发出的声音，但同其他环境过敏综合征一样，这些发现更有可能是症状出现的直接原因而非根本原因。大多数情况下，即使进行广泛调查，也无法确认根本原因。病态建筑综合征患者大多会出现回避行为，从而增强条件性恐惧反应，并会长期增加患病行为。

## 特发性环境不耐受机制概述

人们普遍认为，反安慰剂效应是特发性环境不耐受患者出现症状的内在机制。反安慰剂效应与心情不好及自我价值认知度低等一般的消极情绪有关，还与周围环境导致的消极预期有关。情绪消极的人更倾向于关注思考常规的身体症状，还更有可能将这些症状归因于环境毒素等外在因素[61]。条件性学习发挥着重要作用，也就是说人们如果认为某些症状是由环境刺激引起的，那就会反复拿这些症状和环境刺激进行匹配，从而长期强化储存症状感官知觉的大脑通路（中枢敏化）。根据本章前面探讨的布朗心身症状模型，"注意力系统"就会基于对自身和环境的消极看法选择"失常表现"，而这些消极看法又是症状出现的模板。消极看法的来源多种多样，包括先前的个人经历以及朋友、家人和媒体的影响。这些症状一旦受到过度关注就会放大，因此选择阈值就会降低，意识知觉需要的激活作用也会减少。也就是说，一个典型的恶性循环就会形成。了解了心身症状出现的基本大脑机制，接下来我们将会探讨最常见的医学上无法解释的症状，即疼痛、疲劳和头晕。

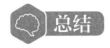 **总结**

看法和预期对心身症状的出现发挥着重要作用。安慰剂效应（积极预期）和反安慰剂效应（消极预期）不仅会影响治疗效果，还会影响对疾病的认知。医师对患者的预期和看法会产生重大影响。将症状归因于一种潜在的重病可能会放大症状，即使这本来是一些无关紧要的日常症状。过度关注某种症状会强化产生这种症状的大脑通路，也就是中枢敏化。如果开始将症状与味道、气味等环境事件联系起来，或者与被困在电梯等消极想法联系起来，那就会改变大脑连接，而这样一来，这些事件和想法就会成为症状出现的可靠诱因。这些大脑机制还有可能解释各种各样环境所导致的症状，而有相当一大批人会因环境因素而出现症状。

## 参考文献

［1］ Barsky AJ. The iatrogenic potential of the physician's words. JAMA. 2017;318:2425.

［2］ Seminowicz DA. Believe in your placebo. J Neurosci. 2006;26:4453–4.

［3］ Graz B, Wietlisbach V, Porchet F, Vader J-P. Prognosis or "curabo effect?" : physician prediction and patient outcome of surgery for low back pain and sciatica. Spine (Phila Pa 1976). 2005;30(12):1448–52.

［4］ Benedetti F, Lanotte M, Lopiano L, Colloca L. When words are painful: unraveling the mechanisms of the nocebo effect. Neuroscience. 2007;147:260–71.

［5］ Enck P, Ha W. Beware the nocebo effect. The New York Times, 2012 August 10.

［6］ Baloh RW, Bartholomew R. Havana syndrome: the real story behind the embassy mystery illness and modern-day hysteria. New York: Springer; 2020.

［7］ Crum AJ, Corbin WR, Brownell KD, Salovey P. Mind over milkshakes: mindsets, not just nutrients, determine ghrelin response. Health Psychol. 2011;30:424–9.

［8］ Crum AJ, Langer EJ. Mind-set matters: exercise and the placebo effect. Psychol Sci. 2007;18:165–71.

［9］ Bingel U, Wanigasekera V, Wiech K, et al. The effect of treatment expectation on drug efficacy:

imaging the analgesic benefit of the opioid Remifentanil. Sci Transl Med. 2011;3:70ra14.

［ 10 ］Keller A, Litzelman K, Wisk LE. Does the perception that stress affects health matter? The association with health and mortality. Health Psychol. 2012;31:677–84.

［ 11 ］Kirmayer LJ, Taillefer S. Somatoform disorders. In: Turner SM, Hersen M, editors. Adult psychopathology and diagnosis. 3rd ed. New York: Wiley; 1997. p. 333–83.

［ 12 ］Styles EA. The psychology of attention. Hove: Psychology Press; 1997.

［ 13 ］Brown RJ. Psychological mechanisms of medically unexplained symptoms: an integrative conceptual model. Psychol Bull. 2004;130:793–812.

［ 14 ］Crum AJ, Leibowitz KA, Verghese A. Making mindset matter. BMJ. 2017;356:j674.

［ 15 ］Rakel DP, Hoeft TJ, Barrett BP, et al. Practitioner empathy and the duration of the common cold. Fam Med. 2009;41:494–501.

［ 16 ］Beecher HK. The powerful placebo. JAMA. 1955;159:1602–6.

［ 17 ］Petrie KJ, Rief W. Psychobiological mechanisms of placebo and nocebo effects: pathways to improve treatments and reduce side effects. Annu Rev Psychol. 2019;70:599–625.

［ 18 ］Stepney R. A dose by any other name would not sell as sweet. BMJ. 2010;341:c6895.

［ 19 ］Amanzio M, Pollo A, Maggi G, Benedetti F. Response variability to analgesics: a role for nonspecifc activation of endogenous opioids. Pain. 2001;90:205–15.

［ 20 ］Kirsch I, Deacon BJ, Huedo-Medina TB, et al. Initial severity and antidepressant benefits: a meta-analysis of data submitted to the Food and Drug Administration. PLoS Med. 2008;5:260–8.

［ 21 ］Moncrieff J, Wessely S, Hardy R. Active placebos versus antidepressants for depression. Cochrane Database Syst Rev. 2004;1:CD003012.

［ 22 ］Wartolowska K, Judge A, Hopewell S, et al. Use of placebo controls in the evaluation of surgery: systematic review. BMJ. 2014;348:g3253.

［ 23 ］Moffet HH. Sham acupuncture may be as efficacious as true acupuncture: a systematic review of clinical trials. J Altern Complement Med. 2009;15:213–6.

［ 24 ］Babel P, Bajcar EA, Adamczyk E, et al. Classical conditioning without verbal suggestions elicits placebo analgesia and nocebo hyperalgesia. PLoS One. 2017;12:e0181856.

［ 25 ］Colloca L, Benedetti F. Placebo analgesia induced by social observational learning. Pain. 2009;144:28–34.

［ 26 ］Kirchhof J, Petrakova L, Brinkhoff A, et al. Learned immunosuppressive placebo responses in renal patients. PNAS. 2018;115:4223–7.

［ 27 ］Hall KT, Loscalzo J, Kaptchuk T. Pharmacogenomics and the placebo response. ACS Chem Neurosci. 2018;9:633–5.

［ 28 ］Kashani A, Phillips CO, Foody JM, et al. Risk associated with statin therapy: a systematic overview of randomized clinical trials. Circulation. 2006;114:2788–97.

［ 29 ］Gupta A, Thompson D, Whitehouse A, et al. Adverse events associated with unblended but not with blinded, statin therapy in Anglo-Scandinavian Cardiac Outcomes Trial-Lipid-Lowering Arm (ASCOT-LLA): a randomized double-blind placebo-controlled trial and its non-randomized non-blind extension phase. Lancet. 2017;389:2473–81.

[ 30 ] Nielsen SF, Nordestgaard BG. Negative statin-related news stories decrease statin persistence and increase myocardial infarction and cardiovascular mortality: a nationwide prospective cohort study. Eur Heart J. 2016;37:908–16.

[ 31 ] Matthews A, Herrett E, Gasparrini A, et al. Impact of statin related media coverage on use of statins: interrupted time series analysis with UK primary care data. BMJ. 2016;353:i3283.

[ 32 ] Lionetti E, Pulvirenti A, Vallorani M, et al. Re-challenge studies in non-celiac gluten sensitivity: a systematic review and meta-analysis. Front Physiol. 2017;8:621.

[ 33 ] Kirsch I. Response expectancy and the placebo effect. Int Rev Neurobiol. 2018;138:81–93.

[ 34 ] Webster L, Albring A, Benson S, et al. Medicine related beliefs predict attribution of symptoms to a sham medicine: a prospective study. Br J Health Psychol. 2018;23:436–54.

[ 35 ] Weissenfeld J, Stock S, Lungen M, Gerber A. The nocebo effect: a reason for patient's nonadherence to generic substitution. Pharmazie. 2010;65:451–6.

[ 36 ] Witthöft M, Freitag I, Nussbaum C. On the origin of worries about modern health hazards: experimental evidence for a conjoint influence of media reports and personality traits. Psychol Health. 2018;33:361–80.

[ 37 ] Roscoe JA, Morrow GR, Aapro MS, et al. Anticipatory nausea and vomiting. Support Care Cancer. 2011;19:1533–8.

[ 38 ] Van den Bergh O, Winters W, Devriese S, Van Diest I. Learning subjective health complaints. Scand J Psychol. 2002;43:147–52.

[ 39 ] Wientjes CJE, Grossman P. Over-reactivity of psyche or of the soma? Individual differences in psychosomatic symptoms, anxiety, heart rate and end -tidal partial carbon dioxide pressure. Psychosom Med. 1994;56(6):533–40.

[ 40 ] Hornsveld HK, Garssen B, Dop MJ, et al. Double-blind placebo-control study of the hyperventilation provocation test and the validity of hyperventilation syndrome. Lancet. 1996;348:154–8.

[ 41 ] Van den Bergh O, Brown R, Peterson S, Witthöft M. Idiopathic environmental intolerance: a comprehensive model. Clin Psychol Sci. 2017;5:551–67.

[ 42 ] Genuis SJ. Chemical sensitivity: pathophysiology or pathopsychology? Clin Ther. 2013;35:572–7.

[ 43 ] Dantoft TM, Andersson L, Nordin S, Skovbjerg S. Chemical intolerance. Curr Rheumatol Rev. 2015;11:167–84.

[ 44 ] Steinemann A. Prevalence and effects of multiple chemical sensitivities in Australia. Prev Med Rep. 2018;10:191–4.

[ 45 ] Bornschein S, Hausteiner C, Römmelt H, et al. Double-blind placebo-controlled provoca-

tion study in patients with subjective Multiple Chemical Sensitivity (MCS) and matched control subjects. Clin Toxicol. 2008;46:443–9.

[ 46 ] Nemery B, Fischler B, Boogaerts M, Lison D, Willems J. The Coca-Cola incident in Belgium, June 1999. Food Chem Toxicol. 2002;40:1657–67.

[ 47 ] Nemery B, Fischler B, Boogaerts M, Lison D. Dioxins, Coca-Cola, and mass sociogenic illness in Belgium. Lancet. 1999;354:77.

[ 48 ] Oftedal G, Wilén J, Sandström M, Mild KH. Symptoms experienced in connection with mobile phone use. Occup Med. 2000;50:237–45.

[ 49 ] Roosli M, Moser M, Baldinini Y, Meier M, Braun-Fahrländer C. Symptoms of ill health ascribed to electromagnetic field exposure–a questionnaire survey. Int J Hyg Environ Health. 2004;207:141–50.

[ 50 ] Rubin GJ, Das Munshi J, Wessely S. Electromagnetic hypersensitivity: a systematic review of provocation studies. Psychosom Med. 2005;67:224–32.

[ 51 ] Rubin GJ, Hahn G, Everitt BS, Cleare AJ, Wessely S. Are some people sensitive to mobile phone signals? Within participants double-blind randomized provocation study. Br Med J. 2006;332:886–91.

[ 52 ] Witthöft M, Rubin GJ. Are media warnings about the adverse health effects of modern life self-fulflling? An experimental study on idiopathic environmental intolerance attributed to electromagnetic fields (IEI-EMF). J Psychosom Res. 2013;74:206–12.

[ 53 ] Witthöft M, Rubin GJ. Are media warnings about the adverse health effects of modern life self-fulflling? An experimental study on idiopathic environmental intolerance attributed to electromagnetic fields (IEI-EMF). J Psychosom Res. 2013;74:207.

[ 54 ] Leventhall G. What is ultrasound? Prog Biophys Mol Biol. 2007;93:130–7.

[ 55 ] Crichton F, Petrie KJ. Health complaints and wind turbines: the efficacy of explaining the nocebo response to reduce symptom reporting. Environ Res. 2015;140:449–55.

[ 56 ] Knopper LD, Ollson CA. Health effects and wind turbines: a review of the literature. Environ Health. 2011;10:78.

[ 57 ] Knopper LD, Ollson CA, McCallum LC, et al. Wind turbines and human health. Front Public Health. 2014;2:63.

[ 58 ] Crichton F, Dodd G, Schmid G, Petrie KJ. Framing sound: using expectations to reduce environmental noise annoyance. Environ Res. 2015;142:609–14.

[ 59 ] Karvala K, Sainio M, Palmquist E, et al. Building-related environmental intolerance and associated health in the general population. Int J Environ Res Public Health. 2018;15:2047–59.

[ 60 ] Karvala K, Sainio M, Palmquist E, et al. Prevalence of various environmental intolerances in a Swedish and Finish general population. Environ Res. 2018;161:220–8.

[ 61 ] Bogaerts K, Janssen T, De Peuter S, et al. Negative affective pictures can elicit physical symptoms in high habitual symptom reporters. Psychol Health. 2010;25:685–98.

# 第 **7** 章　腰背痛、腹痛和头痛

疼痛是疾病的基本表现形式，缓解疼痛可能是患者对医师最常见的要求。疼痛的角色十分重要，我们虽然对疼痛的了解少之又少，但我们对自己对疼痛的现有知识却如此自信，这实在是让人出乎意料。

乔治·恩格尔[1]

人们认为疼痛不是一种主要感觉，而是一种情绪，是快乐的对立面。这一观点从希波克拉底和柏拉图时代开始就主导着医师的思想[2]。查尔斯·达尔文的祖父、18 世纪著名的英国医师伊拉斯谟斯·达尔文认为，疼痛不是感觉的一种，因为视觉、听觉、热觉和冷觉等任何感觉达到极致都会产生疼痛。18 世纪英国哲学家大卫·哈特莱认为，神经和大脑剧烈颤动会导致一定限度的愉快，而超过这一限度就会导致疼痛。即使 19 世纪发现了确切的痛觉神经和大脑通路，医师和研究人员还是强调疼痛这种感觉与其他感觉不同。20 世纪中期，英国神经学家威廉·古迪指出，尽管神经和神经中枢的脉冲模式提供了疼痛的神经生理学基础，且能影响疼痛的性质，但这些模式并不能决定人们是否会感到疼痛[3]。

疼痛在所有身体症状中比较独特，因为疼痛可能是组织受损的一种警示性信号。疼痛的内在特点就是让人感到害怕。疼痛一旦长时间存在，它本身就会成为一种疾病，严重危害人体健康。高达 30%～40% 的普通人都患有不同类型的慢性疼痛，而且其中有很多人每天都要服用止痛药[4]。慢性疼痛是指疼痛持续的时间超过 6 个月，是美国社会最常见的躯体症状。1980 年，用于支付美国慢性疼痛患者的伤残抚恤金就超过了 100 亿美元。21 世纪初，预计每年针对慢性疼痛治疗的投入要高达 1000 亿美元，因为慢性疼痛而误工所导致的损失也高达 650 亿美元。一方面，

慢性疼痛患者会对医疗保健体系及社会造成巨大的财政负担；另一方面，患者自身也要面临不必要的检查、住院和手术所造成的伤害性风险。

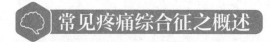

## 常见疼痛综合征之概述

腰背痛、腹痛和头痛是最常见的三种疼痛综合征，在一般人群中普遍存在。在大多数神经系统疾病中，腰背痛和头痛是导致转诊最常见的原因，而这些人大多都检查不出任何器质结构性问题。1989 年，马里兰州的华盛顿县进行了一项电话调查，随机抽取了 1.02 万个年龄在 12 岁～29 岁的人，调查结果显示，77% 的女性和 57% 的男性都称过去的 1 个月里出现过头痛。1976 年，明尼苏达州退伍军人医院诊断了 40 名男性，认为他们的症状具有心因性，其中 58% 的人同时患有除头痛以外的慢性疼痛，而 32% 的人患有慢性头痛[5]。

腰背痛、腹痛和头痛涉及完全不同的身体部位，但它们有共同特征。潜在危险的结构性疾病、良性的肌肉骨骼疾患、心因性疾病，其中一种或者三者并发都会引起腰背痛、腹痛或是头痛。医师在考虑椎间盘突出、阑尾炎或脑瘤等结构性疾病的不利影响时，往往还会主动检查患者是否存在腰背痛、腹痛和头痛，尤其是对刚得病的患者。但是大多数人认为，这些人中只有一小部分可能患有重病。应该对每个人的疼痛部位进行核磁共振成像吗？社会能负担得起这些检测费用吗？两个问题的答案都是否定的，但是否进行检测，这一决定更多取决于患者的保险而不是临床评估。"危险信号"的出现、令人担忧的相关症状或者检查结果应该决定是否进行影像学检查。

在排除器质性病因和识别心理社会因素之间需要平衡。如果有人执意要检查出器质性成因，那需要进行多少次检查？什么时候结束检查？什么时候又做出决定告诉患者不存在器质性成因？另一方面，关注心理因素的风险在于器质性疾病患者可能会被贴上心因性疾病的标签。这种窘境体现在，随着精神疾病诊断手册 DMS（于第 4 章讨论）不断改版，心因性疼痛的诊断标准也在不断发生改变。在 DMS-Ⅲ 中，疼痛的成因需要包括心理因素，才能确诊为心因性疼痛。心理因素和疼痛开始或疼痛恶化之间存在时间关系，疼痛要么使患者避免了不想进行的活动，要么使患者因为疼痛而获得了帮助。这些限定条件表明，患者可能在利用疼痛来获取继发性效益，不过这种情况很少发生。即使将继发性获益考虑在内，告诉患者他们的疼痛并不"客观存在"，只会使疼痛更加严重。DSM-Ⅳ中的标准略有修改，但基本结构仍保持不变。对这些诊断标准持批评态度的人指出，疼痛是因为神经生理机制出错，而不是因为精神机能障碍。随着人们不断深入理解疼痛机制（于第 5 章探讨），原来看似奇怪和罕见的一些现象现在可以得到解释。此外，心理标准很难证明，其可信度在不同疼痛障碍患者中还没有得到充分证明。

为了回应这些批评，制定 DSM-Ⅴ 的精神病学家委员会决定将"心因性疼痛障碍"这一名称从手册中移除，使用范畴更广的"躯体症状障碍"，这个新的名称从本质上涵盖了包括疼痛在内的所有心身疾病[6]。这些症状必须持续存在，能给人造成痛苦，还会严重干扰日常生活。除此之外，患者还得经常担心症状的严重性、对健康高度焦虑以及为此投入大量时间和精力。这些标准尽管强调了心身症状的重要特征，但在治疗慢性疼痛患者方面几乎没有什么用处。评论家立即指出，这些宽泛的标准很有可能将椎间盘突出或类风湿关节炎等疾病误诊为心因性疾病。而且，就像早期标准一样，只有对样本人群进行充分测试，新的标准才能得到认可。基于人们目前对疼痛机制的理解，将疼痛的器质性成因和心因性成因进行区分并不合适，也没有必要，甚至可能无法实现，因为就其本质而言，疼痛总是同时包含器质性成因和心因性成因。

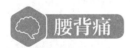

## 腰背痛

### 历史观点

几个世纪以来，腰背痛一直被称为腰痛。腰痛曾被认为是一种风湿病（风湿病在英语中表示为 rheumatism，源自 rheuma 这一希腊单词，意为流动）。人们认为，有种水性排泄物（邪恶的体液）从大脑流向肌肉和关节，并在这些部位逐渐积累，从而引起发炎和疼痛[7]。腰痛是由于寒冷和潮湿而引起肌肉疼痛的一种风湿病。一直到 19 世纪，医师都会使用多种疗法，旨在祛除患病肌肉和关节中的风湿性体液。虽然有时也会通过放血、起泡和拔火罐进行治疗，但使用搽剂最为普遍。人们会将搽剂揉进局部肌肉，从而在疼痛部位造成摩擦。搽剂通常由乙醇和丙酮等挥发性溶剂、樟脑和辣椒素等镇痛剂和松节油等反刺激剂组成。16世纪著名的瑞士医师帕拉塞尔苏斯（见第2章）研制出最广为人知的搽剂是肥皂樟脑搽剂，这一名字源于配方中的各种芳香植物[2]。肥皂樟脑搽剂中含有肥皂、乙醇、樟脑，还有苦艾等几种草药精华，奠定了后来所有搽剂的研制基础。后来，"老奥波德尔多克"这一称呼还用来指代那些笨手笨脚的乡野大夫。肥皂樟脑搽剂在埃德加·艾伦·坡时代的新英格兰地区广受欢迎，艾伦·坡短篇小说《辛格姆·鲍勃先生的文学生涯》中的有个人物就叫奥波德尔多克。值得注意的是，现在仍然能在商店和网上买到肥皂樟脑搽剂。

19世纪初，医师首次开始从脊柱出发来解释腰背痛。布朗提出的脊髓刺激理论（于第2章探讨）解释了脊柱和神经引起腰背痛的机制[7]。刺激盆腔脏器的神经以及背部皮肤会引起背部的反射性疼痛。腰背痛可能是全身疼痛综合征的一个方面或者是一种局部疼痛综合征。1856年，参议员查尔斯·萨姆纳在参议院遭到南方国会议员普雷斯顿·布鲁克斯的毒打，他所受的痛苦让人们可以一瞥当时脊髓刺激理论对医疗实践的影响[8]。布鲁克斯对萨姆纳进行的废奴主义演讲十分反感，在萨姆纳演讲结束以后用一根藤条把他打得不省人事。萨姆纳一直没有从毒打中完全恢复过来，他称从椅子上站起来或者走路的时候都会感到一阵剧烈的疼痛。几个美国医师对萨姆纳进行了检查，但都没能明确症状出现的原因，认为萨姆纳得的可能是心因性疾病。近来，有医师认为萨姆纳具有创伤后应激障碍（PTSD）的典型特征[9]。萨姆纳无法回归自己的参议员职位，他的医师建议他可以进行休养和海上航行，以"彻底摆脱在家必须承受的担忧和责任"[10]。从欧洲旅行回来以后，他确实有所好转，至少心情有所改善，但他的症状尤其是剧痛仍然没有得到缓解，而且即使没有竞选就获得连任，他还是无法返回参议院继续工作。1858年，在前往欧洲的第二次旅途中，萨姆纳一位在巴黎的朋友建议他去见见举世闻名的美籍法裔神经学家兼脊柱专家——夏尔.爱德华·布朗-塞加尔（见第2章）。当时，新出现的"医学科学"正在巴黎发展得如火如荼。布朗-塞加尔在宾馆花了3小时检查了萨姆纳，断定那顿毒打损伤了萨姆纳脊柱的几个部分，他建议用浸泡在可燃物中的棉花对这些受伤区域的皮肤进行烧灼。萨姆纳在两周内让布朗-塞加尔进行了6次治疗。萨姆纳首次接受治疗的时候，疼痛十分剧烈，甚至使他捧坏了紧握着的椅子。萨姆纳在治疗过程中被严重烧伤，花了好几个月才完全恢复。即使萨姆纳在美国的许多朋友和医师都觉得这种疗法实在荒谬，但他后来给朋友亨利·朗费罗写信时称，如果不是这种残忍的治疗，他可能就像布朗－塞加尔所说的那样[11]，成为残疾人了。

19世纪后半叶，人们才逐渐意识到腰背痛可能是由脊柱创伤导致的。当时，工业革命和铁路的快速发展导致人们出现的外伤越来越多，这使得人们认为腰背痛可能是因为脊柱受损所致。人们同时认为，一些随着时间不断累积的轻伤、甚至铁路旅行时背部受到的持续震动也会导致外伤和腰背痛。这种被称为"铁路脊柱"的疾病后来成了一个主要的公共健康问题，政府甚至在19世纪后期出台新的赔偿法，但这种做法只会加剧问题[12]。许多人因为伤残而获得一大笔赔偿金。支持铁路脊柱这种说法的人称，这是因为"脊柱震荡"或者脊柱血流量减少[13]。尽管缺乏有关脊柱的客观病理学支持，但反复轻微创伤可能会导致严重的永久性腰背痛和伤残这一观点还是在20世纪初得到了平民大众和法医界的普遍接受。

随着20世纪西方社会的工业化进程，工作引起的损伤、慢性背痛和伤残正在以惊人的速度快速增加。企业也希望雇用身体健康的员工，并修改工作方式以最大限度地减少背部损伤。随着第一次时间大战开始征兵，军队开始觉得背痛可能不是医疗问题而是体能问题，为此还设立了特别营区，旨在改善许多在例行训练中出现背痛的士兵的体能[14]。第二次世界大战期间，慢性腰背痛成了住院和退役的最常见原因[15]。当时，人们普遍使用纤维组织炎（背部纤维组织的一种炎症）这一概念来解释慢性背痛。下一章将会介绍，纤维组织炎还被用来解释其他工作引起的慢性疼痛和更笼统的身体疼痛，后来逐渐演变为"纤维肌痛"这一概念。第二次世界大战结束以后，人们认为反复创伤引起的慢性背痛是导致伤残的一个主要原因且休息是最好的治疗方法，而且在此基础之上，一个庞大的法医行业逐渐发展起来。即使病因在多数情况下都无法确定，休息似乎也没有帮助，这种情况还是发生了。

20世纪中期，公众和医学界都普遍认为腰背痛通常是由脊柱退行性变化引起的。1934年，波士顿综合医院的两位外科医师威廉·米格斯特和约瑟夫·巴尔在《新英格兰医学杂志》上发表了一篇有关椎间盘突出的论文，且受到了广泛阅读[16]。他们具有说服力地表明，椎间盘一旦破裂，就会在低位脊髓神经离开椎管时造成压迫，从而导致能够发散至腿部的严重背痛，也就是所谓的坐骨神经痛。而且，他们还表明，手术可以切除引起疼痛的椎间盘突出，从而缓解疼痛。每个椎间盘都有一个被纤维带环绕的胶状中心，而纤维带又被一个结实的韧带包围[17]。随着创伤和衰老，胶状中心和周围的纤维椎间盘会发生退行性关节炎变化。凝胶状的中心就会从有弹性的凝胶逐渐退化为一种硬化物质。50%以上的正常人都会出现椎间盘突出（胶状中心穿过纤维椎间盘突出，但受环状韧带的控制），尤其是在后背区域。激活外侧韧带的神经末梢、挤压脊髓神经或者椎间盘膨出时释放的化学物质会引起炎症反应，这些都会造成疼痛。但是这些退行性变化与没有出现坐骨神经痛的大多数慢性背痛患者有何关联呢？随着成像技术在电子计算机断层扫描（CT）和核磁共振成像技术（MRI）的支持下先后得到发展，明显每个人的脊柱都会发生退行性变化，而且退行性变化的程度和背痛的严重程度没有关联[18]。更糟糕的是，针对慢性背痛的背部手术正在成倍增长，慢性背痛患者的数量也在迅速增加。背部手术会增加出现慢性背痛的风险吗[19]？

## 当前治疗慢性腰背痛的方法

几乎所有人在某些时候都经历过腰背痛，因此毫不奇怪，腰背痛对个人和整个卫生保健系统的影响相当大[20]。只有20%的腰背痛患者能够得到最终确诊，大多数患者都被归因为非特异性腰背痛（NSLBP）[21]。对于处理这些患者的各种医学学科来说，这一问题十分棘手。病因不明时如何进行治疗呢？目前，大多数医师建议使用保守疗法，即保持积极向上的心态，尽量继续常规活动以及尽量少服用止痛药[22]。而且普遍认为应该尽可能避免卧床休息。对于急性损伤，治疗的主要目标应该是让患者尽快恢复活动。也会使用牵引和推拿等手法治疗，但对于非特异性腰背痛，还没有确切的临床试验可以证明这些疗法比保守型治疗更为有效。而且有些临床试验已经断定，即使对于症状明显的神经根撞击患者来说，牵引也没有任何疗效。非特异性腰背痛面临的另外一个难题是，腰背是否需要成像。常规X射线几乎没有什么帮助，CT和MRI虽然更有帮助，但会使敏感性提高，因为普遍存在的"椎间盘疾病"通常与患者的症状无关[23]。进行背部手术是造成慢性腰背痛的一个重要风险因素，而且没有完全明确手术指征的情况下更是如此。

因为慢性腰背痛往往难以治疗，患者会对传统医疗方法逐渐失去信心，从而寻求替代疗法。大多数患者可以接受诊断的不确定性，但关键是要让他们感觉正在受到认真对待[24]。非特异性腰背痛存在许多风险因素。之前有过疼痛经历的人更易出现慢性疼痛。如第5章所述，中枢敏化指的是，大脑通路化学物质和接连发生的一系列复杂变化会引起疼痛，从而使对疼痛的敏感度增强。心理社会因素对于人们是否出现慢性腰背痛来说至关重要。社会关系、日常活动水平以及心理预期都会增加慢性背痛出现的风险。许多研究已经发现，慢性腰背痛患者大概率还会出现抑郁、躯体症状、焦虑和压力[25]。最后，已经证明，编码大脑疼痛通路中关键蛋白质的基因一旦变异，就会增强人类和几个动物模型的痛觉敏感性[26]。

## 体育活动和预期

已有证据充分表明，不论是有组织的运动项目还是旨在休闲放松的体育锻炼，定期体育活动都能降低慢性腰背痛的患病风险[27]。不过，"小题大做"会导致最坏的结果，增加慢性背痛导致伤残的可能性（第6章探讨的反安慰剂效应）。人们如果觉得某项活动（如锻炼）会产生灾难性后果，那就会避免这项活动。人们需要不断确保锻炼等活动不会造成慢性腰背痛。反过来说，无所事事也是引起慢性腰背痛的一个明确的风险因素[28]。因为疼痛通常表示危险或伤害已经发生，所有疼痛患者可能会避免引起或加剧疼痛的活动（如锻炼），这一点也不足为奇。恐惧回避行为尽管可能是对急性疼痛的适当反应，但也会增加慢性腰背痛导致伤残的可能性。肌肉会变虚弱、关节会变僵硬、骨皮质会变得更薄。要想成功抵抗慢性腰背痛，必须定期进行体育锻炼（见第10章）。尽管任何体育锻炼都比不运动好，但还是建议每周进行3次有氧运动，同时辅以背部强化和拉伸锻炼。

## 抑郁症和恐惧回避

在各种各样的心因性疾病中，抑郁症受到的研究最多，与慢性腰背痛之间的关系也最为清楚[29, 30]。腰背痛和抑郁症之间存在一种双向关系——腰背痛会引起抑郁症，而抑郁症患者也更容易出现慢性腰背痛。不难想象为什么慢性腰背痛会使任何有过慢性背痛经历的人产生抑郁。如果背部持续感到疼痛，人们就很难享受常规充满乐趣的活动，而是只会将注意力集中在疼痛上面。相比疼痛本身，对疼痛的恐惧可能更能预示出现了慢性疾病[31]。对手术长期后果的恐惧预示术后会出现长期疼痛。有焦虑和神经质倾向的人更易陷入恐惧－疼痛的恶性循环。而理解恐惧－疼痛这一恶性循环产生的过程有助于打破慢性腰背痛的魔咒这一循环。

 **腹痛**

腹痛就像腰背痛一样，在普通人中特别常见。腹痛一旦十分剧烈，就必须考虑是否出现了阑尾炎、消化性溃疡、炎症性肠病和癌症等一系列潜在的重病。不太严重但同样会造成疼痛的原因包括肌肉或肌腱拉伤和撕裂。对于慢性腹痛，心因性因素更为重要[32]；有些腹痛患者只是感到疼痛，而有些患者会同时出现腹痛和肠道蠕动异常，即肠易激综合征（IBS）。许多慢性腹痛患者，尤其是肠易激综合征患者，都渴望寻求手术治疗，所以为了避免不必要的手术，考虑结构性病理以及明确心因性因素十分重要。就像对待腰背痛一样，手术本身也是导致和延长慢性腹痛的风险因素。

### 自主神经系统与肠道

肠道等身体的内脏器官由一个独立的神经系统控制，即自主神经系统；自主神经系统的神经细胞体分布在脊柱旁的许多神经节内。人体共有两大神经系统：一种负责有意行为，一种负责植物过程，这种观点可以追溯至18世纪末期。法国解剖学家及生理学家玛丽·弗朗索瓦·毕夏在其专著《生与死的生理学研究》中指出，血液循环、肠道摄取和腺体分泌等植物性功能在脑死亡后还会继续[33]。他断言有两种生命，动物性生命和植物性生命。对于一些大脑严重受损的患者来说，动物性生命（意识和自主活动）虽然已经停止，但植物性生命（深层内脏器官的活动）还在继续。解剖学研究表明，深层内部器官几乎接收不到任何大脑神经，其接收的许多神经来自神经节的神经系统（胸廓中沿着脊柱的一系列独立的微型"大脑"，也称为交感神经系统）。"交感"可以追溯至古时的一个概念，即深层内脏器官之间的"神经同感"。后来又根据不同的功能和神经递质，将自主神经系统分为交感神经系统和副交感神经系统。

早期的外科医师断言，一定存在交感神经过敏，因为一旦在手术中无意触碰或损坏了交感神经节，那患者就会报告有剧痛产生[34]。心脏病发作会伴随剧烈胸痛（心绞痛）就是交感神经引起疼痛的一个例子。移除供应心脏的交感神经节可以缓解疼痛。激活交感神经系统能造成疼痛，但更重要的是，激活交感神经可以调节疼痛，还会在疼痛部位导致血液循环出现继发性变化。内脏器官的疼痛纤维会进入周围神经和叫作内脏神经的特殊交感神经，然后进入交感神经节，随后再返回脊髓神经进入脊髓，因此，这些结构中有任何一个受到损伤，都能激活内脏疼痛纤维[35]。一旦交感神经系统激活疼痛，就会导致一系列继发性组织变化，包括体温变化、出现肿胀、皮肤质地和颜色发生变化以及局部发汗。潜意识可以控制显意识无法控制的部位——心脏和肠道等内脏器官。到达边缘系统的疼痛信号能够触发下丘脑－垂体－肾上腺轴，从而激活全身的交感神经系统，同时伴随恐惧和焦虑。这一机制解释了心跳加速、胸闷、肠道蠕动增加及窒息感等恐慌反应。这些继发性症状都令人担忧且难以理解，从而导致出现恐惧和焦虑的恶性循环。

几百年来，医师都没弄清楚大脑和肠道之间的复杂关系。1816 年，德国医师 G. L. 霍恩斯托克接收了一名肠病患者，发现该患者存在许多慢性症状，包括便秘、腹泻以及肠易激综合征（IBS）造成的典型腹痛。霍恩斯托克写道："他特别关注自己的排便情况，因为便秘给他造成了痛苦和焦虑。和别人的交谈一旦转移到便秘上来，他就会开始过分关注自己的肠道健康。他很乐意花很长时间去上厕所。为了延长如厕时间，他在厕所放了大量图书。同时他也服用泻药来缓解便秘，任何医师都会向患者暗示自己可以给开泻药处方……这个疑病症患者现在觉得自己的生活根本离不开泻药，如果没有，他就会给自己灌肠。他还会仔细观察自己的排泄物及其成分，并做好记录，同时每天精确记录排泄物的数量和质量"[36]。尽管霍恩斯托克的这位患者可能患有疑病症，而且表现出一些心因性症状，但他也有明显的肠道蠕动障碍。

## 肠易激综合征（IBS）

肠易激综合征清楚说明了导致慢性疼痛器质性因素和心理因素之间的复杂关系。肠易激综合征的特点是让患者同时出现腹痛和肠道蠕动异常[37]。肠道蠕动异常可能是腹泻型（IBS-D）、便秘型（IBS-C）或者腹泻便秘交替型（IBS-A）。基因、环境及心因性因素都有可能成为导致肠易激综合征的原因。双胞胎和多代同堂家庭更易出现肠易激综合征，这一情况证实了肠易激综合征存在遗传机制。肠易激综合征的成因不止一种，基因变异既能增加也能减少其患病风险。与普通人相比，主要由心因性因素导致的其他神经系统疾病出现在肠易激综合征患者身上的频率要更高（并存症）；高达 50% 的肠易激综合征患者都会出现偏头痛、慢性疲劳综合征、纤维肌痛和抑郁症[38]。在一小部分患者中，肠易激综合征是由胃肠道感染引起的。急性感染期间释放炎症细胞因子会破坏肠道上皮屏障，从而增加肠道的渗透性，这也是肠易激综合征的一个不变的特征。肠易激综合征患者会表现出极大的焦虑，这说明压力反应系统——下丘脑 - 垂体 - 肾上腺轴和交感神经系统可能出现了异常（见第 5 章）。研究发现，多达三分之二的肠易激综合征患者在病发之前都会出现心因性疾病（尤其是焦虑症和抑郁症）[39]。

## 消化性溃疡

很少有疾病比消化性溃疡更能说明导致症状的器质性机制和心因性机制之间复杂的相互关系。几个世纪以前，人们就意识到消化性溃疡会导致严重的上腹痛，但直到 20 世纪初，人们才认识到胃酸分泌和消化性溃疡形成之间的关系[40]。到了 19 世纪末，有证据最终表明，胃能分泌盐酸和消化酶，而且压力和情绪不安都会增加盐酸分泌。美国战地医师威廉·博蒙特对一名胃瘘患者进行了有关胃液分泌的早期研究，并从 1822 年开始对这名患者进行了为期 10 年的随访。博蒙特当时被安置在密歇根州麦基诺岛的麦基诺堡，在此医治了加拿大籍法裔捕手亚历克西斯·圣马丁，当时圣马丁的腹部被正面击中。圣马丁后来逐渐恢复，但腹部皮肤和胃部之间留下了一个 3.8 厘米的伤口。通过这个胃瘘，博蒙特多年以来监测各种情况下的胃液分泌，并将观察结果进行整理，于 1833 年出版了《胃液和消化生理学的实验与观察》一书[41]。

1910 年，德国外科医师卡尔·施瓦茨发表了有关祛除 14 名患者体内消化性溃疡的论文集[42]，证实了消化性溃疡和胃酸分泌之间的联系。他指出，溃疡只会发生在食管、胃部、上肠中，也就是说只会发生在胃酸存在的区域。他还创造了"没有胃酸就没有消化性溃疡"这一名言。从那时起，治疗消化性溃疡的重点就转移到了控制胃部盐酸的分泌[43]。外科医师尝试了各种手术来减少胃酸分泌，例如切断迷走神经，而药剂师也研发了各种药物来中和胃酸。在美国，人们会随身携带 Tums 抗酸钙片来应对日常消化不良和胃灼热，同时希望可以预防消化性溃疡。密苏里州圣路易斯的名叫詹姆斯·豪的药剂师为治疗妻子的消化不良在地下室研制出了 Tums 抗酸钙片，而且 1930 年，詹姆斯联合同是药剂师的叔叔，成立了专门生产 Tums 抗酸钙片的路易斯 - 豪制药公司。Tums 是一种具有抗酸作用的碳酸钙咀嚼片。"Tums，解决胃部问题"的广告词是 Tums 抗酸钙片受到广泛欢迎的一个重要原因。

医学界和公众普遍认为，压力会增加盐酸分泌，所以医师除了让消化性溃疡患者服用抗酸剂外，还会建议他们休息一段时间，远离工作等引起压力的活动。我仍清楚地记得，二十世纪五六十年代，我的一个叔叔得了反复性消化性溃疡。他参加过第二次世界大战，在阿登战役中遭受了严重的冻伤，他回家以后就开始出现典型的溃疡疼痛。包括他的家庭医师在内的每个人都认为是他的战争经历引起了这些溃疡。随着溃疡越来越严重，他不得不卧床休息上好几天，而且为了缓解疼痛，每隔几个小时就得服用 Tums 抗酸钙片，还得喝牛奶。他十分要强，情绪虚弱无缘无故导致了他出现了溃疡，这对他来说就是耻辱，和病情一样让他烦恼。

到了 20 世纪中期，人们普遍认为，胃酸分泌过多会导致消化性溃疡，而压力和情绪不安又会导致胃酸过多分泌。但澳大利亚病理学家罗宾·沃伦和胃肠病学家巴里·马歇尔发现幽门螺杆菌可以导致消化性溃疡，完全改变了人们之前的想法。20 世纪 70 年代初，沃伦在胃活检标本中就注意到免疫反应过于强烈会产生细菌，但直到 1983 年他才发表自己的研究发现，称这种细菌可能是消化性溃疡出现的原因[44, 45]。为了证明这种细菌会导致消化性溃疡，马歇尔将一位 66 岁消化性溃疡患者的胃容物作为疫苗给自己进行了接种[46]。马歇尔很快就出现了胃肠道症状，其胃部内镜活检显示出有幽门螺杆菌以及胃炎的迹象。可以理解的是，人们起初十分质疑马歇尔的发现，不过随后的几年里，马歇尔等人使医学界相信幽门螺杆菌可以导致消化性溃疡，而且抗生素可以治好消化性溃疡患者。有关幽门螺杆菌的研究表明，其拥有一种独特的能力，可以生存在富含酸性物质的胃里，能够产生使其附着在胃黏膜上的分子，同时还会产生毒素，导致强烈的免疫反应，最终损坏胃黏膜和肠黏膜[47]。

大约在同一时间，导致消化性溃疡的另外一种常见风险因素也渐渐浮出水面，那就是非甾体抗炎药（NSAIDs）。人们早就知道，阿司匹林（乙酰水杨酸）一旦用量过高，就会刺激胃肠，是胃肠道出血的常见原因，而且人们最初认为阿司匹林具有酸性，才导致了这些病症。这使药厂后来研制出对胃肠道黏膜刺激较小的新型非甾体抗炎药，例如布洛芬和萘普生。但随着新型非甾体抗炎药的广泛使用，人们渐渐发现这些药物也会损害胃肠道黏膜，容易导致消化性溃疡[48]。所有非甾体抗炎药都会抑制全身的前列腺素，从而抑制黏液分泌和碳酸氢盐分泌，还会损害伤后黏膜的自我修复能力。而且，幽门螺杆菌和非甾体抗炎药可能会共同作用，从而导致消化性溃疡，因为两者都能损害胃肠道黏膜[49]。21 世纪初，人们一致认为胃酸在消化性溃疡产生的过程中只起次要作用。在此之前，胃肠道黏膜必须受到非甾体抗炎药或幽门螺杆菌的损伤。而压力在很大程度上只是一个很小的影响因素。但舆论又开始偏向另外一个方向，这是因为斯堪的纳维亚进行的大量流行病学研究表明，不考虑幽门螺杆菌及非甾体抗炎药的使用，压力对消化性溃疡的产生起着重要作用[50]。在一项对 22.3093 万名瑞典男性的研究结果显示，应对压力的能力一旦降低，会显著提高消化性溃疡的患病风险；而在一项对丹麦北部 1.7525 万名居民进行的为期33 个月的调查更显示出，日常压力水平最高的人出现消化性溃疡的可能性比日常压力水平最低的人出现的可能性要高出两倍不止[51, 52]。压力也会影响消化性溃疡的治疗和复发率[53]。更复杂的是，最近有研究表明，不论是感染幽门螺杆菌，还是出现非幽门螺杆菌导致的消化性溃疡，遗传风险因子都发挥着重要作用[54]。因此，同大部分心身疾病一样，导致消化性溃疡的风险因素并非唯一且十分复杂[55]。主要风险因素包括幽门螺杆菌感染、非甾体抗炎药的使用、易感性基因和心理压力；次要风险因素包括抽烟、过度饮酒、胃酸分泌和过度肥胖，其中每个因素都取决于日常的压力水平。

## 原发性头痛疾患

就像背痛一样，几乎每个人在生活中都有过头痛的经历，而且对于有些人来说，头痛会长期出现，还会导致能力失调。有两种常见的原发性头痛疾病：紧张性头痛和偏头痛。两种头痛类型都有可能长期存在，每天发生，如果每天都吃止痛药的话，还会导致所谓的药物过度使用性头痛。原发性头痛疾病指的是头痛是一种原发性疾病，而不是由其他神经系统疾病引起的。尽管这两种头痛存在一些区别，但其主要区别在于疼痛的严重程度。一般来说，偏头痛比紧张性头痛要更剧烈，会更限制人的活动。两种头痛都能使人能力失调，从而导致无法工作。偏头痛表现为头部一侧的搏动性头痛，会伴有恶心和 / 或对光和噪声的敏感，而紧张性头痛则表现为头部两侧的紧束、受压，不会引起恶心和对光或噪声的敏感。两种头痛都有可能持续数个小时或者数天，不过紧张性头痛的持续时间往往更短。最后，两种头痛可能出现在同一个人身上，而且可能都是由各种心因性因素引发的[56]。

紧张性头痛是最常见的一种头痛，男性一生中的发病率约为70%，而女性一生中的发病率约为90%，也就是说，几乎每个人都会经历这种头痛。相比之下，偏头痛在男性一生中的发病率约为5%，在女性一生中的发病率约为15%。药物过度使用性头痛不会单独出现，是由紧张性头痛和偏头痛的不当治疗引起的。大约75%的药物过度使用性头痛患者都存在偏头痛，而仅有25%的药物过度使用性头痛患者存在紧张性头痛。由于紧张性头痛发病率较高，而偏头痛通常更加严重，所有两种头痛的社会总成本和总致残率大致相同。在一项人口调查中，紧张性头痛患者每年平均有9天都不能去上班，且平均有5天都觉得工作效率低下。欧洲进行了一项有关全球疾病负担的研究，结果表明，在15~49岁这个年龄段中，偏头痛是导致能力失调的首要原因，而且很多人认为这个年龄段正是一个人最具生产力的时候[57]。紧张性头痛和偏头痛最明显的诱发因素是压力。其他常见的诱因包括乙醇、咖啡因戒断、天气（气压）变化和经期。两种头痛通常都会导致睡眠障碍。怀孕期间治疗偏头痛比治疗紧张性头痛更为常见。

抑郁症和偏头痛及紧张性头痛密切相关。与腰背痛一样，偏头痛和抑郁症之间也存在双向关系。抑郁症患者出现偏头痛的风险更大，而偏头痛患者也更易导致抑郁症。这表明这些常见疾病存在一个共同机制。抑郁症和紧张性头痛之间的关系更为复杂，但很明显，慢性紧张性头痛（每月有15天及以上都会出现头痛）患者出现抑郁症的概率更大。紧张性头痛患者会对颅内组织产生中枢敏化，而抑郁症会进一步加强对疼痛的中枢敏化（见第5章）[58]。

## 偏头痛——心理生理疾病的典范

美籍英裔神经学家兼作家奥利佛·萨克斯在其1970年出版的《偏头痛：一种常见疾病的演进》一书中细致地总结了偏头痛的复杂性。"偏头痛表达出了既有生理需求，也有情感需求：这是心理生理反应的原型。因此，理解偏头痛所需要的思维的融合必须同时基于神经学和精神病学……[59]。"理解偏头痛的机制可以为我们理解所有心身疾病提供一个窗口，而心身疾病也就是心理生理疾病，这意味着症状是由思维改变大脑生理功能而引起的。

## 历史观点

偏头痛已有几千年的历史，曾经也有许多不同叫法：异颅症、半无脑、胆汁性头痛、恶心性头痛、失明性头痛、眩晕和偏头风。古希腊著名医师阿雷提乌斯对偏头痛进行了最详细的早期描述，当时他把偏头痛叫作异颅症，"这种疾病相当严重……会导致一些不体面的可怕症状……恶心、呕吐胆汁、昏倒……还会导致懒散、头重、焦虑；生活就会成为一种负担。患者因为拒光，只有在黑暗中才能得到一些缓解；他们也不愿看到或者听到任何愉快的事情……可以说，他们已经厌倦了这样活着，希望可以死去[60]。"根据当时流行的疾病体液理论，阿雷提乌斯及其同僚认为，黄胆汁或黑胆汁能够产生流经全身的胆汁体液，但胆汁一旦过度分泌，就会引起呕吐和胃部不适，同时伴随恶心性头痛，因此形成偏头痛。而便秘会使胃肠堆积胆汁体液，因此可以使用催吐剂和泻药作为治疗方法。人们还使用"肝丸"来从源头上减少胆汁体液，同时认为放血也会减少胆汁体液在血液中的聚集。有趣的是，即使在早期时代，医师也注意到了饮食对引起偏头痛的潜在作用，并建议避免高脂肪食物，因为通常认为这类食物会将胆汁体液吸到胃里[61]。

17世纪的托马斯·威利斯医师（见第2章）在其专著《动物的灵魂》中使用了两章篇幅对头痛做了专门叙述，这是有关头痛的早期主要专题论著。在这本书中，威利斯讲述了一个患有偏头痛的"诺贝尔女士"，而且他对这名患者已经随访多年，"这种疾病不局限于头部的某个部位，有时会出现在她头部的一侧，有时会出现在另外一侧，而且疼痛经常贯穿整个头部。头痛发作期间（很少持续1天或1个晚上就能结束，通常会持续2天、3天或者4天），她特别讨厌光、说话声、噪声、甚至任何动作，会笔直坐在床上，房间也一片漆黑；她和谁都不说话，也不睡觉或者进食。头痛减弱的时候，她会躺在床上，心烦意乱地睡上一觉，醒来之后，她就觉得自己好多了……[62]。"威利斯观察到了偏头痛的一些主要特征，例如不论是患者本身还是周围的人进行移动，患者都会十分敏感，以及睡眠对于打破头痛循环至关重要。

威利斯是提出偏头痛血管学说的第一人，这一学说认为患者首先出现血脉扩张，然后出现血脉收缩，在19世纪和20世纪十分流行。威利斯还意识到天生（遗传）体质因素的重要性，并称刺激子宫、脾脏和胃等内脏器官可以引起偏头痛，即一种器官"同感"。自主神经系统当时还不为人知，但威利斯表示这些不同器官之间存在某种神经性相互作用。至于偏头痛的治疗方法，威利斯建议使用小白菊和当时刚推出的咖啡，而且直到现在仍然经常使用这些疗法来缓解偏头痛。他强调偏头痛会以多种方式出现在一天的某些时刻以及不同季节，还会随着天气的变化而变化。

## 偏头痛的先兆症状

几个世纪以前，人们就已经观察到了偏头痛的先兆症状，但直到 19 世纪才将这些症状和偏头痛联系起来。偏头痛的先兆症状有几种不同的形式，包括视觉畸变、幻视、感觉缺失、肌肉无力、说话困难和认知障碍。这些症状可能是偏头痛的先兆，也有可能与偏头痛无关。多年以来，许多著名医师、科学家、作家和艺术家都出现过偏头痛的视觉先兆，许多人都描写过或画过这些先兆，尤其他们单独出现的时候。19 世纪的英国医师休伯特·艾里对他出现偏头痛前看到的闪烁暗点进行了详细描述。"那是一个明亮的星状物体，或者说一个有角度的球体，突然就出现在一侧……它迅速扩大，首先变成一个圆锯齿形，但在内侧靠近中正线的位置，均匀的轮廓开始变得模糊，而且随着体积不断变大，轮廓最终就变得支离破碎……构成轮廓的线条相交成直角或者更大的角度……[63]。"这个暗点是一个模糊的盲区，尾随在闪烁的锯齿状新月后面，艾里称新月具有彩色的边缘，十分美丽。遗憾的是，对艾里来说，这一壮观的个人烟花表演意味着剧烈的头痛即将随之而来。

几乎可以肯定地说，早期宗教人员所称的一些"幻象"也是偏头痛还没引起头痛时的视觉先兆。将偏头痛的视觉先兆视为宗教现象的所有详细案例中，有一个是圣希尔德加德·冯·宾根，12 世纪的一个修女及潜修者。她整个一生都能看到一些"幻象"，并在后来通过作画、写书将其记录下来。她能看到一些波光粼粼的亮点，并且认为它们是星星或闪烁的眼睛。"我看到的那些幻象不是在睡梦之中，不是因为神志不清，我的眼睛看不见，耳朵也听不到，它们也不在某个地方；但我又十分清醒、警觉，能够用精神的眼睛看到……有时我能从这处光亮中看到另一处光亮，我称之为'光亮的本体'……而且看着它的时候，我脑海中所有的悲伤和痛苦都会消失，这样我又成了一个天真善良的姑娘，而不是一个深谙世故的老妇[64]。"

"爱丽丝梦游仙境症"一词是由英国精神病学家约翰·托德于 1955 年创造的，用来描述一种叫作视物变形症的视幻觉，这种症状不仅是偏头痛的先兆，还是许多大脑疾病的先兆[65]。爱丽丝梦游仙境症作为一种偏头痛先兆，通常会使患者感觉物质世界出现了怪异扭曲。这一症状的名字源于刘易斯·卡罗尔创作的儿童读物《爱丽丝梦游仙境》。在这本书中，主人公爱丽丝体验了一系列物质世界的怪异扭曲，例如感觉自己和周围物体会变大变小。卡罗尔是否基于自己的偏头痛先兆而获得灵感，从而创作了《爱丽丝梦游仙境》及其续作《爱丽丝镜中奇游记》，人们对此充满极大的兴趣，这是因为卡罗尔在创作这两本书之前就出现了偏头痛先兆，并伴随了他的一生[66]。卡罗尔曾因为视觉怪异咨询过眼科医师，但直到读了彼得·莱瑟姆1872年发表在《英国医学杂志》上有关偏头痛的一篇文章，卡罗尔才明确了自己的症状。

## 有关偏头痛成因的早期观点

19世纪70年代初，伦敦剑桥大学的两位医师爱德华·利文宁和彼得·莱瑟姆分别撰写了有关偏头痛的专著，他们分别提出了偏头痛症状产生的机制，即神经元理论和血管学说[67]。从那以后，这两种广义的理论就主导了人们对偏头痛的认识，而且目前有关偏头痛机制的观点也包含两者的特点。在《眩晕、恶心性头痛及一些同源病》一书中，利文宁详细描述了来自自己或其他医师医学实践的60名偏头痛患者，这本书首次对"偏头痛体验"的广度进行了全面审视。利文宁还强调称，偏头痛的症状多种多样，包括各种形式的头痛和先兆症状。他是将发作性眩晕与偏头痛联系起来的第一人。奥利弗·萨克斯指出，《眩晕》这本书是"临床观察的宝藏；是智慧与情感的融合；内容真挚、引人入胜，语言轻松自如……对我提出自己的想法至关重要"[68]。在利文宁所处的时代，医学写作和通俗创作的区别并没有现在这么大。的确，萨克斯正是突破了医学写作与通俗写作之间的界限，才能以通俗医学作家的身份在事业上取得巨大成功，而且毫无疑问，他是有史以来读者最多的神经学专家。

凭借所处时代常用的归纳推理法，利文宁断定偏头痛源于一种"神经风暴"，类似癫痫等突发性疾病[69]。对于偏头痛的视觉先兆，利文宁认为这种神经风暴会在视觉丘脑（大脑深处一个重要的视觉中继站）中开始，然后从上到下或从前往后移动。他还认为偏头痛会导致神经兴奋扩散，与和他同时代的休林·杰克逊几年后提出的局灶性运动癫痫发作导致的运动会沿着运动皮质扩散类似。如果利文宁将视觉皮层而不是视觉丘脑作为这种"神经风暴"的来源，那么他的理论可能会产生更加深远的影响，而正如所表述的那样，未来研究偏头痛机制的研究人员几乎没能想起他的理论。不过按照利文宁的说法，当时人们对大脑皮质的位置知之甚少。

利文宁当初基于临床观察发展了自己的偏头痛理论，而彼得·莱瑟姆有关偏头痛的理论不仅基于临床观察，还基于他在剑桥大学唐宁学院对兔子交感神经系统进行的实验室研究[70]。莱瑟姆切断兔子颈部的交感神经节，并注意到，用电刺激切断的神经，会使血管首先收缩，然后扩张。他还假设偏头痛会使大脑失去调节神经节的正常能力，而且"对于身体完全健康的人来说，各种器官会平静、均匀、和谐地活动，而对于偏头痛患者来说，这些器官则会进行抽搐、兴奋和痛苦的运动"[71]。莱瑟姆认为，偏头痛的先兆症状是由交感神经兴奋导致的血管收缩引起的，而头痛是由反应性血管扩张引起的。尽管托马斯·威利斯等人也考虑过偏头痛可能存在血管起源，但莱瑟姆提出的理论在当时最为细致。利文宁是莱瑟姆血管学说的一个早期批判者，他认为，如果血管收缩及其导致的大脑血流量减少是随后血管扩张和头痛出现的必要条件，那为什么许多偏头痛患者只会出现头痛，且为什么先兆症状在头痛开始之后就消失了。

偏头痛的成因可能与血管有关这一观点被搁置了半个多世纪，直到20世纪30年代，美国神经学家哈罗德·沃尔夫在美国康奈尔医学中心对偏头痛患者进行了开创性实验，再次提出偏头痛的血管学说。沃尔夫在哈佛大学医学院毕业以后前往纽约找了一份兼职工作，后来又在1926～1928年回到哈佛大学，和斯坦利·科布一起从事研究工作。斯坦利·科布是生物精神病学的先驱人物，他认为功能性疾病和器质性疾病没有区别[72]。沃尔夫后来获得研究生奖学金，在欧洲接受了奥地利诺贝尔奖得主奥托·勒维以及俄国的伊万·巴甫洛夫的指导，还在巴尔的摩约翰斯霍普金斯医院接受了精神科医师阿道夫·迈尔的指导，学业结束以后，沃尔夫在成立不久的康奈尔医学中心担任首席神经科医师，旨在发现功能性疾病和器质性疾病之间的界限。他选择将偏头痛作为研究对象，因为想要理解导致精神疾病的心理和生理因素如何相互作用，研究偏头痛似乎再合适不过。在康奈尔大学，沃尔夫开发了测量偏头痛发作时颅内和颅外血流变化的方法，并注意到服用某些药物可以扩张血管，增加大脑血流量，从而使偏头痛的先兆症状暂时消失。他给一名出现典型偏头痛闪光暗点的医学生服用了些许硝酸戊酯（一种治疗心绞痛的血管舒张药物），暗点会暂时消失，但在药物失效以后又会重现出现。而且他还可以中止偏头痛的头痛阶段，方法是给患者服用酒石酸麦角胺，这种药会使血管收缩、减少血流量。根据这些观察结果，沃尔夫认为，颅内血管收缩会导致视觉皮质等大脑部位的血流量减少，从而引起偏头痛的先兆症状。他还认为，颅外血管扩张会刺激血管壁的疼痛纤维，从而导致偏头痛。沃尔夫的血管学说改进了莱瑟姆的理论，为治疗偏头痛提供了一种潜在的新疗法，即麦角胺。沃尔夫 1948 年首次出版的《头痛和其他头部疼痛》现在是一本经典教科书，有趣的是，他在书中详细概述了血管学说，但并没有提到莱瑟姆，也没有提到先前任何有关偏头痛的血管理论[73]。

沃尔夫自己也患有偏头痛，他认为那些相当成功且志气满满的完美主义人士，也就是所谓具有偏头痛性格特点的人，要比其他人更易患上偏头痛。尽管沃尔夫的这种说法已被证明毫无根据，但人们因此猜测他的患者可能都是来自曼哈顿上东区的一些成功富裕阶层，还会猜测他本人可能也有完美主义倾向。沃尔夫认为人们一旦取得巨大成功，就会给自己施加一些不切实际的期望，从而引起分别导致颅内动脉血管收缩和颅外动脉血管扩张的压力与疲劳。与比尔德有关神经衰弱成因的理论类似，沃尔夫认为偏头痛是生活导致的颅内血管变化。同之前许多研究人员一样，沃尔夫发现了患有偏头痛的一些大家庭，并强调遗传因素在偏头痛易感性中的重要性。沃尔夫在康奈尔的研究助理海伦·古德尔细致总结了沃尔夫对偏头痛的概述："遗传易感人群试图通过有组织的高强度活动来控制焦虑、怨恨等情绪时，偏头痛通常就会发生"[74]。

## 偏头痛先兆症状的机制

大约在沃尔夫发展他的偏头痛血管学说的同时，一种新的神经元偏头痛理论正在形成，这种理论以临床和实验室观察为依据。1941 年，哈佛大学著名心理学家卡尔·拉什利教授在《神经学和精神病学档案》上发表了一篇文章，他在文中画了许多有关自己偏头痛视觉先兆随着时间变化的草图，还认为"一股强烈的刺激会呈波状形式，并以每分钟 3 毫米的速度在视觉皮层中传播。在这之后活动就会完全受到抑制，然而会以同样的速度进行恢复"[75]。拉什利研究了灵长类等多种动物大脑皮质的蜂窝结构，他尤其对视觉皮质（枕叶皮质区）和色觉的研究充满兴趣。拉什利花了好几年的时间，详细记录了自己许多偏头痛先兆症状发生的部位，而且每个症状不会伴随头痛或者其他症状一起出现。他写道："暗点通常先是一个小盲点或者小光点，位于中央凹区或紧挨着中央视野。这个点会迅速增大，从中央凹游离至一侧颞区。通常只涉及一侧的两个象限，而且左右两侧受到影响的频率大致相等"[76]。为了画出视野中的暗点，拉什利在白纸上画了一个点，他会一直盯着这个点，同时拿着铅笔从不同方向朝着闪烁暗点移动，并在纸上标出铅笔消失的位置。他会在固定时段一直重复这个过程，以绘制出暗点大小的变化。拉什利估算视觉皮质的扩散速率为 3 毫米，假设"干扰"从枕极附近开始，并在大约 20 分钟（先兆症状通常持续的时间）内向颞缘移动（距离约 67 毫米）。拉什利认为，暗点边缘的闪烁是视觉皮质受到的强烈刺激，然后活动就会完全受到抑制，也就是盲区。

拉什利得出这些结论的时候，一位年轻的巴西生理学家阿里斯蒂德斯·莱奥正在哈佛医学院攻读博士学位，并于 1943 年顺利毕业。1944 年，莱奥基于自己的博士论文在《神经生理学杂志》上发表了一篇文章，描述了他称之为"皮质扩散性抑制"的一种奇怪现象[77]。这篇文章成为神经系统科学史上引用最多的文章之一，为理解偏头痛的机制提供了概念基础。莱奥的基本观察是，通过对兔子、鸽子和猫精确实施电刺激或机械性刺激，可以在其大脑皮质产生一种针对脑电活动的缓慢抑制扩散波，而且这种抑制波会以 2 ~ 5 毫米 / 分钟的速度穿过大脑皮质。莱奥后来又在《神经生理学杂志》上发表了一篇文章，称抑制波与皮质区上小动脉血管的扩张和收缩有关，会抑制脑电活动[78]。这一观察表明，神经元活动和大脑血流量（现在认为是神经血管单元）之间存在密切的相互关系，而且有关偏头痛的神经理论和血管学说之间可能存在某种联系。1947 年回到里约热内卢后，莱奥继续研究和汇报皮质扩散性抑制，同时还成立了"生物物理实验室"，这一实验室后来成为世界上最著名的生物物理研究所之一。

## 偏头痛的遗传易感性

偏头痛发病机制的另外一个难题来自最近对偏头痛家族的遗传性研究。家族性偏头痛已有几个世纪的文献记载，但大多数情况下，偏头痛在家族内的传播模式比较复杂，可能会有多种基因相互作用来决定易感性[79]。然而，很少有家庭存在导致偏头痛代代相传的单一显性基因。这些家庭存在一种偏瘫型偏头痛，患病成员会出现偏瘫、单侧肢体无力或瘫痪等先兆。在这些家庭中，有些成员只会出现典型的偏头痛视觉先兆和头痛，但大部分成员都有偏瘫发作的时候。到目前为止，已经确认了有 3 种基因突变能够导致偏瘫型偏头痛，而且 3 种基因都能编码控制钠、钾、钙等离子进出神经细胞的通道，从而增加神经元的兴奋性。其中研究最广泛的是钙通道的编码，这对大脑兴奋性神经传递十分重要。钙离子通道位于整个大脑兴奋性突触的神经末梢，对主要兴奋性神经递质——谷氨酸盐（见第 5 章）的分泌至关重要。当神经冲动到达突触时，电压就会发生变化，从而打开钙通道，让钙离子进入神经末梢，引发一系列的连锁反应，最终导致分泌微量的谷氨酸盐。然后谷氨酸盐就会穿过突触，刺激兴奋链中下一个神经细胞。动物一旦出现与偏瘫型偏头痛患者一样的基因突变，就会降低引起扩散性抑制的阈值。也就是说，扩散性抑制更易出现在没有发生基因突变的动物中。对这些动物中扩散性抑制的详细记录表明，兴奋过后是大范围的神经细胞去极化和脑电活动的完全消失，这种现象存在明显优势[80]。而且，对偏头痛先兆患者大脑血流量的功能性磁共振成像研究与扩散性抑制理论高度契合。

当前，我们对偏头痛的理解是遗传、环境和心理等因素之间存在复杂的相互作用，能够在大脑皮质内先后引起兴奋波和抑制波。视觉皮质通常最易受到影响，但大脑皮质的其他部分也会受到影响，从而导致出现各种先兆症状。压力、睡眠不足和激素变化等许多环境因素也会引起大脑皮质出现抑制波，而且对有遗传倾向的人来说，情况更是如此。那皮质抑制为什么会导致头痛呢？虽然尚不完全清楚，但伴随抑制波的血管扩张和引起疼痛的神经肽分泌可能是其答案。

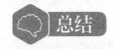 **总结**

到目前为止，慢性腰背痛、腹痛和头痛是导致患者去看医师的最常见症状。尽管这 3 种疼痛可能都存在危险性成因，但绝大多数情况下，还无法在医学上确定，这也就是所谓的医学无法解释的症状。使用 CT 或 MRI 对腰背部、腹部或者脑部进行成像对一些患者很有必要，尤其当疼痛十分剧烈和 / 或与"危险信号"有关的时候，但是这种做法对单独某一部位的慢性疼痛几乎没有什么帮助。有关成像的非特异性偶然发现是反安慰剂作用下慢性疼痛出现的一个重要原因。抑郁、压力和无所事事是导致慢性腰背痛的主要风险因素，而拉伸和松弛等定期锻炼则对有效治疗慢性腰背痛至关重要。消化性溃疡有力说明了生理、心理和社会因素在症状产生时的复杂相互作用。尽管感染幽门螺杆菌以及长期使用非甾体抗炎药会刺激胃肠道，但心理压力和基因变异也会影响溃疡是否出现。其他环境风险因素包括抽烟、酗酒和过度肥胖等。从很多方面来说，偏头痛是一种原发性心理生理疾病，其遗传基础包括焦虑和抑郁，会使患者大脑产生可以观察到的生理变化，从而导致一些症状，而且压力是偏头痛的常见诱因。

# 参考文献

［1］ Engel GL. "Psychogenic" pain and the pain prone patient. Am J Med. 1959;26:916.

［2］ Rey R. The history of pain. Translated by Wallace LE, Cadden JA, Cadden SW. London: Harvard University Press; 1995.

［3］ Goody W. On the nature of pain. Brain. 1957;80:118–31.

［4］ Shorter E. From paralysis to fatigue: a history of psychosomatic illness in the modern era. New York: Free Press; 1992. p. 9.

［5］ Shorter E. From paralysis to fatigue: a history of psychosomatic illness in the modern era. New York: Free Press; 1992. p. 297.

［6］ Katz J, Rosenbloom BN, Fashler S. Chronic pain, psychopathology, and DSM-5 somatic symptom disorder. Can J Psychiatr. 2015;60:160–7.

［7］ Allan DB, Waddell G. An historical perspective on low back pain and disability. Acta Orthop Scand. 1989;60(Suppl 234):1–23.

［8］ McCullough D. The greater journey. Americans in Paris. New York: Simon and Schuster; 2011. p. 223–31.

［9］ Mitchell TG. Anti-slavery politics in antebellum and civil war America. Westport: Praeger; 2007. p. 95.

［10］ McCullough D. The greater journey. Americans in Paris, vol. 225. New York: Simon and Schuster; 2011.

［11］ McCullough D. The greater journey. Americans in Paris, vol. 230. New York: Simon and Schuster; 2011.

［12］ Erichsen JE. On railway and other injuries of the nervous system. Six lectures on certain obscure injuries of the nervous system commonly met with as a result of shock to the body received in collisions in railways. London: Walton & Maberly; 1866.

［13］ Allan DB, Waddell G. An historical perspective on low back pain and disability. Acta Orthop Scand. 1989;60(Suppl 234):13.

［14］ Osgood RB, Momson LB. The problem of the industrial lame back. Boston Med Surg J. 1924;191:381–91.

［15］ Buckley CW, Copeman WSC. In: Cope ZV, editor. History of the second world war: medicine and pathology. London: HMSO; 1952.

［16］ Mixter WJ, Barr JS. Rupture of the intervertebral disc with involvement of the spinal cord. N Engl J Med. 1934;211:210–4.

［17］ Baloh RW. Sciatica and chronic pain. New York: Springer; 2019.

［18］ Boden SD, Davis OD, Dina TS. Abnormal magnetic resonance scans of the lumbar spine in asymptomatic subjects. J Bone Joint Surg. 1990;3:403–8.

[ 19 ] Reddi D, Curran N. Chronic pain after surgery: pathophysiology, risk factors and prevention. Postgrad Med J. 2014;90:222–7.

[ 20 ] Walker BF, Muller R, Grant WD. Low back pain in Australian adults. Prevalence and associated disability. J Manipulative Physiol Ther. 2004;27:238–44.

[ 21 ] Kent P, Mjøsund H, Petersen DHD. Does targeting manual therapy and/or exercise improve patient outcomes in nonspecifc low back pain? BMC Med. 2010;8:22.

[ 22 ] van Tulder M, Becker A, Bekkering T, et al. European guidelines for the management of acute nonspecifc low back pain in primary care. Eur Spine J. 2006;15(Suppl 2):S169–91.

[ 23 ] Baloh RW. Sciatica and chronic pain. New York: Springer; 2019. p. 47–56.

[ 24 ] Hopayian K, Notley C. A systematic review of low back pain and sciatica patients' expectations and experiences of health care. Spine J. 2014;14:1769–80.

[ 25 ] Bener A, Verjee M, Dafeeah EE, et al. Psychological factors: anxiety, depression, and somatization symptoms in low back pain patients. J Pain Res. 2013;6:95–101.

[ 26 ] Denk F, McMahon SB, Tracey I. Pain vulnerability: a neurobiological perspective. Nat Neurosci. 2014;17:192–200.

[ 27 ] Alzahrani H, Mackey M, Stamatakis E, et al. The association between physical activity and low back pain: a systematic review and meta-analysis of observational studies. Sci Rep. 2019;9:8244.

[ 28 ] Steffens D, Maher CG, Pereira LSM, et al. Prevention of low back pain, a systematic review and meta-analysis. JAMA Intern Med. 2016;176:199–208.

[ 29 ] Park S-M, Kim H-J, Jang S, et al. Depression is closely associated with chronic low back pain in patients over 50 years of age. Spine. 2018;43:1281–8.

[ 30 ] Toshinaga T, Matsudaira K, Sato H, Vietri J. The impact of depression among chronic low back pain patients in Japan. BCM Musculoskelet Disord. 2016;17:447.

[ 31 ] Meier ML, Stämpfi P, Humphreys BK, et al. The impact of pain-related fear on neural pathways of pain modulation in chronic low back pain. Pain Rep. 2017;2:e601.

[ 32 ] Eccleston C. Role of psychology in pain management. Br J Anaesth. 2001;87:144–52.

[ 33 ] Bichat MFX. Recherches physiologiques sur la vie et la mort (Physiological researches upon life and death). Verviers: Gérard & Company; 1973; 1st ed. 1800.

[ 34 ] Leriche R. La Chirurgie de la douleur (Surgery of pain). Paris: Masson; 1937.

[ 35 ] Baloh RW. Sciatica and chronic pain. New York: Springer; 2019. p. 76.

[ 36 ] Shorter E. From paralysis to fatigue: a history of psychosomatic illness in the modern era. New York: Free Press; 1992. p. 8–9.

[ 37 ] Chey WD, Kurlander J, Eswaran S. Irritable bowel syndrome: a clinical review. JAMA.

2015;313:949–58.

[ 38 ] Ladabaum U, Boyd E, Zhao WK. Diagnosis, comorbidities and management of irritable Bowel syndrome in patients in a large health maintenance organization. Clin Gastroenterol Hepatol. 2012;10:37–45.

[ 39 ] Ballenger JC, Davidson JR, Lecrubier Y, Nutt DJ, Lydiard RB, Mayer EA, et al. Consensus statement on depression, anxiety, and functional gastrointestinal disorders. J Clin Psychiatry. 2001;62(suppl 8):48–51.

[ 40 ] Gustafson J, Welling D. "No acid, no ulcer"–100 years later: a review of the history of peptic ulcer disease. J Am Coll Surg. 2010;210:110–6.

[ 41 ] Beaumont W. Experiments and observations on the gastric juice and the physiology of digestion. Plattsburgh: F. P. Allen; 1833.

[ 42 ] Schwarz K. Über penetrierende Magen-und jejunalgeschüre. Beitr Klin Chir. 1910;67:96–128.

[ 43 ] Sippy BW. Gastric and duodenal ulcer. Medical cure by an efficient removal of gastric juice corrosion. JAMA. 1915;64:1625–30.

[ 44 ] Warren RJ. Unidentifed curbed bacilli on gastric epithelium in active chronic gastritis. Lancet. 1983;i:1273.

[ 45 ] Marshall B. Unidentifed curbed bacilli on gastric epithelium in active chronic gastritis [ Reply ] . Lancet. 1983;i:1273–5.

[ 46 ] Marshall BJ, Armstrong JA, McGechie DB, et al. Attempt to fulfll Koch's postulates for pyloric Campylobacter. Med J Aust. 1985;142:436–9.

[ 47 ] Sauerbaum S, Michetti P. Helicobacter pylori infection. N Engl J Med. 2002;347:1175–86.

[ 48 ] Schoen RT, Vender RJ. Mechanisms of non-steroidal anti-inflammatory drug-induced gastric damage. Am J Med. 1989;86:449–58.

[ 49 ] De Leest HT, Steen KS, Bloemena E, et al. Helicobacter pylori eradication in patients on long-term treatment with NSAIDs reduces the severity of gastritis: a randomized controlled trial. J Clin Gastroenterol. 2009;43:140–6.

[ 50 ] Levenstein S, Rosenstock S, Jacobsen RK, Jorgensen T. Psychological stress increases risk for peptic ulcer, regardless of helicobacter pylori infection or use of nonsteroidal anti-inflammatory drugs. Clin Gastroenterol Hepatol. 2015;13:498–506.

[ 51 ] Melinder C, Udumyan R, Hiyoshi A, et al. Decreased stress resilience in young men significantly increases the risk of subsequent peptic ulcer disease - a prospective study of 233,093 men in Sweden. Aliment Pharmacol Ther. 2015;41:1005–15.

[ 52 ] Deding U, Ejlskov L, Grabas MPK, et al. Perceived stress as a risk factor for peptic ulcers: a register-based cohort study. BMC Gastroenterol. 2016;16:140–52.

［53］Holtmann G, Armstrong D, Pöppel E, Bauerfeind A, Goebell H, Arnold R, et al. Influence of stress on the healing and relapse of duodenal ulcers. A prospective, multicenter trial of 2109 patients with recurrent duodenal ulceration treated with ranitidine. Scand J Gastroenterol. 1992;27:917–23.

［54］Malaty HM, Graham DY, Isaksson E, et al. Are genetic influences on peptic ulcer dependent or independent of genetic influences for Helicobacter pylori infection. Arch Intern Med. 2000;160:105–9.

［55］Levenstein S. The very model of a modern etiology: a biopsychosocial view of peptic ulcer. Psychosom Med. 2000;62:176–85.

［56］Steiner TJ, Stovner LJ, Vos T, Jensen R, Katsarava Z. Migraine is first cause of disability in under 50s: will health politicians now take notice? J Headache Pain. 2018;19(1):17–21.

［57］Steiner TJ, Stovner LJ, Vos T, Jensen R, Katsarava Z. Migraine is first cause of disability in under 50s: will health politicians now take notice? J Headache Pain. 2018;19(1):20.

［58］Janke EA, Holroyd KA, Romanek K. Depression increases onset of tension-type headache following laboratory stress. Pain. 2004;111:230–8.

［59］Sacks OW. Migraine: evolution of a common disorder. London: Farber and Farber; 1970. p. 29.

［60］Sacks OW. Migraine: evolution of a common disorder. London: Farber and Farber; 1970. p. 21.

［61］Sacks OW. Migraine: evolution of a common disorder. London: Farber and Farber; 1970. p. 24–5.

［62］Sacks OW. Migraine: evolution of a common disorder. London: Farber and Farber; 1970. p. 26.

［63］Sacks OW. Migraine: evolution of a common disorder. London: Farber and Farber; 1970. p. 82.

［64］Sacks OW. Migraine: evolution of a common disorder. London: Farber and Farber; 1970. p. 114–5.

［65］Todd J. The syndrome of Alice in wonderland. Can Med Assoc J. 1955;73:701–4.

［66］Podoll K, Robinson D. Lewis Carroll's migraine experiences. Lancet. 1999;354:1366.

［67］Weatherall MW. The migraine theories of Living and Latham: a reappraisal. Brain. 2012;135:2560–8.

［68］Weatherall MW. The migraine theories of Living and Latham: a reappraisal. Brain. 2012;135:2567.

［69］Liveing E. On megrim, sick-headache, and some allied disorders. A contribution to the pathology of nerve storms. London: J & A Churchill; 1873.

[ 70 ] Latham PW. On nervous or sick-headache: its varieties and treatment. Cambridge: Deighton and Co; 1873.

[ 71 ] Weatherall MW. The migraine theories of living and Latham: a reappraisal. Brain. 2012;135:2564.

[ 72 ] Akkermans R. Historical profile: Harold G Wolff. Lancet Neurol. 2015;14:982–3.

[ 73 ] Wolff H. Headache and other head pain. New York: Oxford University Press; 1948.

[ 74 ] Goodell H. Thirty years of headache research in the laboratory of the late Dr. Harold G Wolff. Headache. 1967;6:158–71.

[ 75 ] Lashley KS. Patterns of cerebral integration indicated by the scotomas of migraine. Arch Neurol Psychiatr. 1941;46:339.

[ 76 ] Lashley KS. Patterns of cerebral integration indicated by the scotomas of migraine. Arch Neurol Psychiatr. 1941;46:332.

[ 77 ] Leão AAP. Spreading depression of activity in the cerebral cortex. J Neurophysiol. 1944;7:359–90.

[ 78 ] Leão AAP. Pial circulation and spreading depression of activity in the cerebral cortex. J Neurophysiol. 1944;7:391–6.

[ 79 ] Anttila V, Wessman M, Kallela M, Palotie A. Genetics of migraine. Handb Clin Neurol. 2018;148:493–503.

[ 80 ] Charles A, Brennan KC. Cortical spreading depression–new insight and persistent questions. Cephalalgia. 2009;29:1115–24.

# 第 **8** 章　纤维肌痛和慢性疲劳综合征

> 不论是局部性还是全身性纤维肌痛患者，他们都必须承认，这些症状持续的原因与外部力量无关，而与患者自身能够控制的因素有关，即患者的精神和疼痛系统。
>
> 杰弗里·欧文·利特尔约翰[1]

对于器质性疾病和心因性疾病来说，疼痛和疲劳都是极其常见的症状。不论是器质性疾病还是心因性疾病，都会激活相同的大脑通路、感受相同的症状。事实上，大多数情况下，器质性因素和心因性因素会相互交织。如第 1 章所述，为什么要费力对二者进行区分呢？纤维肌痛 / 慢性疼痛综合征属于器质性疾病还是心因性疾病，对此的争论仍在继续，而且目前并没有明确结果，这对患者和医师只会产生不利影响。

## 疼痛，但不止疼痛

一个 39 岁的女性从 20 岁出头开始每天都会出现慢性疼痛。疼痛经常出现在她的肩部和颈部，但也会出现在胳膊、腿部和两侧躯干[2]。疼痛有时会伴随一种烧灼感，而有时"就像一根绷紧的绳子，从脚一直拉到脑袋"。有些时候她完全可以进行一些最常规的活动，而有些时候她只能卧床数天，身体会感到非常疲惫，即使起身坐到床边都要让她用尽全身力气。她尝试过各种各样的非处方止痛药，但没有一种能够起到作用。她全身还有很多压痛点，一旦触碰，就会使她往后退缩。她还觉得自己肩膀或背部肯定存在瘀斑，但检查过后并未发现有任何泛红或肿胀的迹象。

从 12 岁起，她就一直受到头痛的困扰，出现紧张性头痛的一些特征，但有时也会出现类似偏头痛导致的光线敏感，从而无法进行活动。她从小到大都对运动十分敏感，小时候晕车、长大后晕船。前几年，她又出现了一种眩晕的感觉，且有时会持续不断，据她描述，即使周围没有物体移动，她也觉得脑袋里面有东西在转。她对运动十分敏感，使她只能搭车，而且在电脑上浏览网页等视觉运动也会让她出现难以忍受的头晕。除此之外，她从十几岁起就有疲劳和失眠的问题，而且过去的几年，疲劳变得越来越严重，和慢性疼痛一样让她十分烦恼。她的母亲在30 岁出头被诊断患有慢性疲劳综合征，也会经常头痛，但并没有确诊为偏头痛。这名患者后来找了一位风湿病专家，专家称她有典型的压痛点，符合纤维肌痛的诊断标准，并且打算让她开始服用抗抑郁药物，不过还是先让她去查明自己头痛和头晕的原因。

这个女人表明了纤维肌痛 / 慢性疲劳症状的复杂性。她不仅会感到疼痛和疲劳，还会感到头痛和头晕，这些症状反反复复，有时还会使她丧失活动的能力。尽管她出现了这些严重的症状，但许多检查结果却完全正常。患者可能"想象"了这一系列复杂的症状，听起来似乎十分荒谬，但医师经常会告诉这些患者"这些症状都是你的凭空想象"。

## 纤维肌痛

纤维肌痛是一种慢性疼痛综合征，特点是全身对疼痛十分敏感。几个世纪以来，涉及肌肉和关节的疼痛叫作风湿病（见第 7 章）。医学科学还处于起步阶段，涉及体液和生命力的古老理论仍主导着临床医学的常规实践。19 世纪初，苏格兰医师威廉·贝尔福认为，肌肉纤维结缔组织出现炎症会导致全身肌肉疼痛[3]。他首次提出局部肌肉压痛，即轻微压迫就能造成疼痛和不适的压痛点。也有人认为，肌肉疼痛源于神经末梢过度活跃或者肌肉血管异常导致的渗出物。19 世纪末，美国神经学家乔治·比尔德（见第 3 章）将全身疼痛、疲劳等许多躯体症状纳入他提出的神经衰弱综合征，而且他认为现代生活的压力会导致神经衰弱综合征。20世纪初，英国著名神经学家威廉·高尔爵士将一种新型综合征命名为纤维组织炎，其特点是自发性全身疼痛、对肌肉压迫敏感、慢性疲劳和睡眠障碍，这些都是现代纤维肌痛的基本特征。高尔指出，阿司匹林抗炎药对于这种疾病几乎起不到任何治疗作用，并且建议热疗、按摩和局部注射可卡因（用于局部麻醉）。第一次世界大战和第二次世界大战期间，纤维组织炎是军队中的一种常见疾病，因为这种疾病不会引起炎症，还与压力和抑郁有关，有人就把它称为心因性风湿病。直到现在，人们还在争论纤维组织炎（纤维肌痛）是器质性疾病还是心因性疾病。

## 压痛点

纤维肌痛这一当代综合征的形成基于加拿大风湿病学家休·斯迈思20世纪70年代发表的一系列论文[4]。斯迈思认为纤维肌痛是一种全身性疼痛，通常伴有疲劳、睡眠障碍和情绪困扰，同时他还强调了压痛点对于诊断纤维肌痛的重要性。早在贝尔福时期，就有研究人员注意到了压痛点的存在，但斯迈思却将其作为纤维肌痛的一个诊断标准。压痛点是指对疼痛敏感的部位，通常也是肌腱插入关节附近的部位。轻微挤压这些部位就会引起疼痛，使人往回退缩。这些压痛点似乎就在皮肤下面，并分布在颈部、背部、肘部、膝盖、胸部和臀部的特定区域。斯迈思一开始认为，确诊纤维肌痛需要确定14个固定的部位的12个压痛点，但美国风湿病学会后来则认为，确诊纤维肌痛需要确定18个固定部位的11个压痛点。事实上，高比例的压痛点是识别和确诊纤维肌痛的关键[5]。压痛点代表了什么？能给我们传递哪些有关纤维肌痛成因的信息呢？斯迈思认为，这些压痛点是深层组织痛觉过敏（对疼痛十分敏感）的一部分，可能来自骨骼，而不是来自肌肉或肌腱。但压痛点是纤维肌痛的特定诊断标准吗？这就是令人困惑的地方。1981年，有研究对比了50名纤维肌痛患者和50名身体健康的人，后来人们经常引用这项研究来证明压痛点专属于纤维肌痛[6]。纤维肌痛患者的压痛点明显多于对照组人群的压痛点。但根据定义，纤维肌痛患者一定会有压痛点，而为了说明对照组人群身体健康，他们应该不会有压痛点。纤维肌痛患者知道压痛点会出现在哪些位置，也知道压痛点对于确诊纤维肌痛的重要作用。而且，与身体健康的对照组人群相比，纤维肌痛患者还更容易确诊其他疾病，例如慢性疼痛综合征、肠易激综合征、原发性痛经、紧张性头痛和偏头痛[7]。有人很快指出，纤维肌痛和恐慌症、抑郁症、暴食症和强迫症等心因性疾病之间存在重叠，而且压痛点在出现这些疾病的患者身上也很常见[8]。这就导致了聚合分类和分离分类的经典之争。支持分离分类的人认为，纤维肌痛拥有独特的症状谱，即特定出现的压痛点，而赞成聚合分类的人则将纤维肌痛归为症状和表征存在重叠的一种疾病谱系，这种疾病谱系最初被称为"情感谱系障碍。"甚至更奇怪的是，加拿大多伦多的神经学家指出，纤维肌痛的压痛点位置和沙尔科所称的癔症部位有所重叠，沙尔科认为，癔症患者身上存在某些部位，通过挤压就能引起癔症症状[9]。

### 中枢痛觉敏化

从高尔时期开始，研究人员很大程度上都认为纤维肌痛是一种涉及纤维组织或肌肉的疾病。研究人员称肌肉活检出现异常，但这些发现是非特异性的，而且大都缺少对照标本。唯一的盲法电镜研究（病理学家事先不知道这一诊断）比较了21名纤维肌痛患者和11名健康对照人群的活检，发现两组之间没有差异[10]。因为纤维组织或肌肉的异常前后并不一致，研究人员就将重点转向用中枢神经系统来解释纤维肌痛。"中枢敏化"变得十分流行，因为这一概念可以解释除了疼痛以外，对运动、光线、声音、气味等刺激的敏感，还可以解释纤维肌痛经常引起的压力、焦虑和抑郁[11]。影响中枢敏化的因素多种多样，例如心理、激素和基因，而且对于患者来说，这一说法比情感谱系障碍（具有精神病学内涵）更易接受。此外，有研究表明，纤维肌痛患者对疼痛、热和冷的感觉阈值确实较低。如第5章所述，脊髓和大脑疼痛通路的神经化学和连接一旦发生变化，就会引起中枢痛觉敏化。心理状态是能够引起中枢神经系统疼痛通路的化学物质和连接发生变化的其中一个因素。

## 重复性劳损（RSI）

20世纪末，澳大利亚全国范围都爆发了工作引起的疼痛现象，随之发生的员工缺勤、医疗卫生支出和伤残抚恤金使其损失了数亿美元。20世纪70年代，偶尔有报道称，员工的胳膊和颈部通常一侧会出现疼痛，这与他们岗位所需要的重复性动作有关[12]。尽管人们认为肌肉或肌腱发炎会导致这种疼痛，但肌肉和肌腱的检查结果大多并不明显，因此有人认为一定出现了微观损伤。20 世纪 80 年代中期，随着这一综合征的出现日益频繁，其描述性术语重复性劳损（RSI）变得十分普遍，而且 80 年代中期澳大利亚这一全国现象最严重时，澳大利亚几乎每一个人都知道重复性劳损[13]。蓝领和白领都会出现这种疼痛，而且值得注意的是，这种疼痛会聚集性爆发，所以有些公司有高达 30% 的员工都出现了重复性劳损，有些公司虽然业务相同，却没有员工出现。公司告诉员工要警惕重复性劳损的早期症状[14]。任何疼痛都可能是这种疾病的早期症状。工会告诫道，这种疾病会分级发展，患病员工通常很快从轻微疼痛（第一阶段）过渡到严重的顽固性疼痛（第三阶段），而一旦发展到了第三阶段，就失去了治愈的可能性。工会还建议员工去寻找承认重复性劳损的医师，让医师确认他们受了伤，无法继续工作。大多数重复性劳损患者的确耽误了太多工作时间，而且许多人都会申请补助金。这种综合征甚至蔓延到了员工以外的其他人群，一些去医院就诊的小学生就患有重复性劳损[15]。

这种疼痛通常从手腕或胳膊开始，然后迅速蔓延到肩部、颈部、胸壁和上背[16]。患者称这种疼痛会有一种深度的烧灼感，还会使肌肉僵硬和紧张。患者经常称会感到麻木和刺痛，但并没有发现肌肉虚耗或任何神经系统症状。纤维肌痛的压痛点总是出现在疼痛一侧，有时也会出现在另一侧。一小部分患者的疼痛部位会出现肿胀和斑点，而且有些人还会出现灼痛（现称为复杂性局部疼痛综合征 II 型）的典型特征。疼痛通常出现在有烧灼感的一侧，但对于大约一半的患者又会蔓延到另外一侧，而且疼痛会有所缓解。大约 15% 的患者全身都会出现疼痛，涉及腰背、臀部和膝盖。员工称天气变化、体力活动的增加和情绪压力会使疼痛更加严重，许多人都无法返回工作岗位，甚至难以完成日常家务。与纤维肌痛类似，许多患者会出现睡眠障碍、头痛、慢性疲劳和情绪紊乱。一旦患上重复性劳损，相对就很难治疗。长时间休息、物理疗法、针灸、抗炎药、止痛药和抗抑郁药全都收效甚微，大多数患者反而会称情况慢慢变得越来越糟。而且不论是颈部成像、肌电图检查、骨骼扫描，还是肌酶等血液筛查，或者是其他全身检查，检查结果都很正常[17]。

澳大利亚墨尔本风湿病学家杰弗里·利特尔约翰基于压痛点和之前提到的纤维肌痛的其他特征，认为重复性劳损是一种局部性的纤维肌痛[1]。不出所料，工会、律师和一大部分医疗行业立即表示反对。利特尔约翰称，这种消极反应大多是因为普通大众和医学界普遍缺乏对纤维肌痛的了解。在利特尔约翰看来，纤维肌痛是一种心身疾病，会使神经中枢的疼痛通路对疼痛变得十分敏感（中枢敏化）。他认为下行疼痛调节系统在改变脊髓处疼痛系统的"设置"方面发挥着巨大作用（见第5章）。机械损伤会激活受伤部位的疼痛纤维，从而可能导致这种疾病，但心理因素则会加大这种疼痛，而且疾病的长期影响是由心理决定的而不是由最初的损伤决定的。有人指出，重复性劳损具有群体心因性疾病的许多典型特征。工作指标性病例可以作为重复性劳损的模板。澳大利亚工会和医疗保健专业人士表现出的优柔寡断和局促不安使工人出现了恐惧和焦虑，从而恶化了这种疾病的扩散。媒体也通过报道无辜员工受伤而后致残的一些故事，一如既往地发挥着放大恐惧和焦虑的作用。更糟糕的是，许多记者自己也患上了这种疾病。

除了群体心因性疾病外，还有另外一个问题——继发性获益。患者一旦确诊重复性劳损，就能证明自己受了工伤，然后进入一个完全不同的医疗保健领域——法医学体系[18]。这里会有许多医学专家，但是他们主要的工作是提供法医学意见，而不提供医疗保健。一般来说，员工的律师（已知支持重复性劳损）和职工赔偿保险公司（已知反对重复性劳损这一说法）都会选择医学专家。然后，通过抗辩式诉讼制度对不同调查报告进行裁决，这也是许多国家职工赔偿委员会的通常做法。显然，卷入这些医事法律诉讼的绝大多数员工并不是为了得到继发性获益而选择装病。但是他们一旦认为自己受了工伤且得到了医疗保险系统的确认，就会陷入一种困境——如果疼痛消失，他们就会失去补助的合法性，从而失去伤残抚恤金。更复杂的是，在当时，如果确认患者无法活动以及无法重返工作岗位，就会一次性给他们一笔钱。至于治疗，这些患病员工只能久坐不动、避免锻炼，这可能是他们能做的最糟糕的事情了。但是赞成重复性劳损的律师和医师建议患者休息，避免锻炼。众所周知，保险公司会暗中拍摄患病员工，拍到他们进行锻炼运动可以作为他们装病的证据。最终结果就是患者会避免锻炼，从而又使症状恶化。

利特尔约翰细致总结了工人的困境，他写道："情况最严重的时候，一个可靠主治医师提出的观点都会被患者漠视，因为患者的同事通常会建议他们去找对自己的伤害充满'同情'的医师。由于症状持续存在，患者会被转诊到许多专科医师或外科医师那里，寻求其他看法。这类咨询通常会先受到大量调查，然后患者的主治医师才能收到相关意见，也就是患者受伤与其工作有关。值得注意的是，大多数专科医师要么接受重复性劳损这一说法，要么完全否认，认为患者是在装病或者只是出现了癔症，也没有就患者的疼痛给出其他解释。多次调查和多种意见导致患者更加困惑，不知自己到底哪里出了问题。这无疑会使患者更加觉得自己得了重病，没有任何康复的机会，也没有医疗专业人员（传统的护理提供者）的帮助"[19]。

值得指出的是，利特尔约翰对这些工人的纤维肌痛的诊断和对群体心因性疾病的诊断并没有相差很远，至少根据目前对群体心因性疾病的定义（精神会改变大脑和身体生理机制的流行病）来说，情况就是这样。尽管反复性劳损患者一开始会出现局部症状，但对于大多数患者来说，症状区域和压痛点会蔓延到身体的其他部位，而且心理社会压力是导致症状蔓延和延长的一个重要因素。第一次世界大战和第二次世界大战士兵可能也出现过类似纤维肌痛的其他流行病，而且这些流行病与引起肌肉骨骼损伤的其他原因有关，例如脊髓灰质炎流行（本章稍后探讨）和西班牙有毒菜籽油导致的疾病爆发。贯穿所有这些纤维肌痛流行病的共同主线就是一种器质性疾病，可以作为心身疾病的模板。

## 慢性疲劳综合征

疲劳是每个人在某些时候都会经历的一种普遍症状。不像疼痛，疲劳缺乏明确的神经通路，而且疲劳作为一种症状具有非特异性，难以量化。疲劳与多种疾病都有关系，例如癌症、风湿性关节炎等炎症性疾病、病毒和细菌感染、脑卒中和帕金森病等神经系统疾病以及抑郁症和焦虑症等心理疾病[20]。与潜在原因无关，疲劳这种症状对患者会产生严重的身体和社会影响，对社会医疗支出和工作时间也会造成巨大冲击。疲劳通常可以分为外周疲劳（如肌肉疲劳）和中枢疲劳（如精神或情绪疲劳）。外周疲劳是指剧烈运动造成的疲惫感，而中枢疲劳是指整体缺乏活力以及难以集中注意力，患者通常需要去看医师。

对其他健康人群的调查显示，25%～40%的女性和15%～30%的男性都称自己会产生慢性疲劳，而且其中大多数人都认为疲劳也是一个严重的问题。这些人中只有一小部分可以将疲劳归因于某种疾病。对于大多数人来说，疲劳是一种心因性症状，是生活压力导致的后果，也是比尔德神经衰弱的主要症状。几个世纪以来，疲劳就是神经衰弱的代名词。疲劳通常与大多数内科疾病有关，尤其与传染病有关，因此许多人将疲劳归因于一些尚未明确的疾病，这一点儿也不奇怪。疲劳几乎总是会出现在纤维肌痛患者身上。

## 流行性和散发性神经肌无力

20 世纪 20 年代和 30 年代，脊髓灰质炎流行在南加利福尼亚州，1934 年，洛杉矶地区爆发了一种特别严重的流行病。情况最严重的时候，洛杉矶县综合医院的 21 个病房需要配备 364 名护士，照顾 724 名患者，其中 360 人患有脊髓灰质炎。这种情况之下，医院有 198 名工作人员（主要为护士）都出现了一种难以确诊的疾病，其症状为过度疲劳及全身肌肉疼痛[21]。当然，人们担心这些职工因为接触患者而染上了脊髓灰质炎，但他们并没有出现脊髓灰质炎的典型症状，也没有人的脑脊液样本出现特征性变化。和脊髓灰质炎患者不同，相比感觉异常（针刺的感觉）、肌肉压痛及全身性疼痛过敏等运动症状，他们出现更多的是一些感官症状，例如失眠、情绪不安和认知障碍。而且相比大多数脊髓灰质炎患者，他们年龄更大，病程更轻，而且没有出现永久致残或因病死亡的情况。公共卫生官员的一致看法是，医院职工感染的是一种非特定的病毒性疾病。有些人可能会出现轻微的脊髓灰质炎症状，但是并未发现某种特定病毒感染的有力证据，有人甚至认为这可能是群体性癔症（群体心因性疾病）。接下来的 25 年，美国有多个地方都爆发了类似的疾病，导致出现了一种能够描述的新型疾病，即流行性神经性肌无力[22]。其主要症状就是慢性疲劳、全身肌肉和关节疼痛、头痛以及全身过敏（与纤维肌痛十分相似）。尽管成因还未可知，但据推测可能是一种病毒或者可能是一种环境毒素。也有人把症状相同的散发病例称为感染后神经肌无力。我们需要的是发现一种能够导致慢性疲劳并使其持续数月甚至数年的病毒。而在当时，人们认为病毒只会导致急性病，而不会导致慢性病。

## 爱泼斯坦 - 巴尔病毒（EBV）

1961 年，英国病理学家迈克尔·爱泼斯坦参加了一个有关热带非洲儿童癌症的讲座，由在乌干达从业的外科医师丹尼斯·伯基特担任主讲人。伯基特讲述了一种儿童免疫系统出现的罕见癌症，这种癌症在乌干达特有，也就是后来人们熟知的伯基特氏淋巴瘤。爱泼斯坦是一名专业的电子显微镜学家，他安排伯基特把这种肿瘤的样本送到伦敦的米德尔塞克斯医院。在这所医院，爱泼斯坦和一位名叫伊冯娜·巴尔的年轻病毒学家一同合作，旨在从这种肿瘤的培养细胞中确认病毒颗粒。1964 年，爱泼斯坦和巴尔在英国杂志《柳叶刀》上发表了他们的发现，并将感染该病毒的细胞株交给了沃纳·亨勒和格特鲁德·亨勒——费城儿童医院专门从事病毒诊断的一对病毒学家夫妻[23]。亨勒夫妇发现了这种病毒的抗体，而且偶然的是，他们实验室有一名技术人员发展出了传染性单核细胞增多症，并被发现有相同的抗体，并建立了伯基特氏淋巴瘤的病毒和传染性单核细胞增多症之间的联系[24]。这种病毒被命名为爱泼斯坦 – 巴尔病毒（EBV），还与胃癌和鼻咽癌等其他癌症有关，在普通人群中十分常见。大约一半儿童和至少 90% 成年人的血清中都有这种病毒抗体，但很少有人因此出现临床症状。有趣的是，之前没有接触过的青少年最有可能出现症状。

传染性单核细胞增多症是一种传染病，自 19 世纪后半叶以来就多发于青少年中。甚至在发现 EB 病毒之前，就有明显证据表明，白细胞特征性增大与免疫系统有关。这种疾病可以通过唾液传播，有时会被称为是出现在青少年中的"接吻病"。主要症状是重度慢性疲劳，但全身疼痛和抑郁也十分常见。临床症状包括淋巴结肿大、咽喉痛、轻度发烧和脾脏肿大。过度疲倦的感觉通常会持续好几个月，但对于一小部分患者来说，症状会持续 3 个月以上，甚至对于有些患者，症状会持续数年。这种疾病为解释重度慢性疲劳提供了可能的模板，一旦研制出检验 EB 病毒抗体的血清，就能开始探究其成因了。所需要的只是一场向公众广播的爆发。

1985 年，太浩湖靠近内华达一侧的滑雪胜地小镇茵克莱村爆发了一场慢性疲劳症的流行。村里大约有 160 名居民患上了一种疾病，特征是严重疲劳、频繁感冒以及注意力难以集中和记忆障碍（脑雾）。患者大多是受过良好教育、之前身体健康的中年女性。其中一个典型病例是，一位 42 岁的女性在旧金山跑完马拉松之后不久就出现了持续的严重疲劳。起初，她的病情得到逐步恢复，但后来因为病情复发，她再也无法担任业务办公室经理一职了。她称即使跑一千米也能"让我在床上躺一天半"[25]。本村两名当地内科医师在 1985 年冬天发现了第一个病例，到了第二年春天，他们每周都会确诊 15 个新的病例。大多数患者的血检显示含有 EB 病毒，而且这些患者的症状和传染性单核细胞增多症患者的症状相似，基于这些观察，两名医师认为这种疾病是由 EB 病毒导致的，是一种迟发性的传染性单核细胞增多症。

不过传染性单核细胞增多症不易传播，之前也没有流行病爆发，而且几乎每个人都有 EB 病毒抗体，但即便如此，他们还是得出这一结论。美国疾病控制和预防中心有两名研究人员在茵克莱村待了几周以监测临床数据，但并没有得出任何明确结论。一位当地医师和波士顿布莱根女性医院的安东尼·科马洛夫医师进行了合作研究，安东尼·科马洛夫是一位内科医师，尤其对慢性疲劳充满了兴趣，他得出的结论是：这项发现"不全是捏造、癔症或者误解。我有一些猜测，但这仍是个谜"[25]。但是，慢性 EB 病毒会导致慢性疲劳这一观点突然在医师之中流行起来，而且患者十分支持那些从器质性角度为美国成千上万慢性疲劳患者寻求解释的人。媒体称之为"雅皮士流感"，即主要影响高压职业人员的一种病毒性感染。19 世纪的神经衰弱以慢性 EB 病毒感染的形式重新浮出水面。

##  慢性疲劳及免疫功能障碍综合征（CFIDS）

医疗学术界逐渐开始质疑慢性 EB 病毒会导致慢性疲劳的证据。几乎每个人都接触过 EB 病毒，而且血清中也有针对 EB 病毒的抗体，那么存在血清抗体就能证明受到感染了吗？此外，美国疾病控制和预防中心的研究人员发现，体内含有 EB 抗体的患者和慢性疲劳患者之间没有太大联系[26]。他们建议将其命名为"慢性疲劳综合征"，以反映病因不明的事实。而有人不赞成这种命名，并将其重新命名为慢性疲劳及免疫功能障碍综合征（CFIDS），强调这其实是一种免疫系统疾病，而且患者也很支持这种观点。当时，由于分子生物学和遗传学的一些发现，病毒学和免疫学才成了医学科学中迅速发展的新领域。非医学刊物报道了慢性疲劳及免疫功能障碍综合征患者可能存在还未检测到的新型病毒及其免疫系统可能发生了改变，这为寻找该疾病的器质性成因及其可能疗法提供了新的希望。有篇报告称，一种新发现的疱疹病毒 HHV-6 可能是引起慢性疲劳及免疫功能障碍综合征的原因。也有报告指出，一种还有待确诊但与艾滋病病毒类似的逆转录病毒可能是其成因。白介素（ILs）是一种小信号蛋白，由免疫系统产生，刺激免疫细胞向发炎和感染部位移动[27]。一旦动物受到感染或是患上其他炎症性疾病，白介素就会在它们的大脑上产生作用，导致它们出现一种叫作病态行为的反应，从而变得特别疲劳、远离一切社交互动。将白介素 –1 通过静脉注射到人体内会使人出现严重疲劳、发烧和打颤，提高白介素 –1 在血清中的含量会导致多种癌症患者的疲劳程度增大。对于风湿性关节炎，使用白介素 –1 的受体拮抗剂——阿那金拉会明显缓解疲劳症状[28]。遗憾的是，阿那金拉似乎不能缓解慢性疲劳及免疫功能障碍综合征患者的疲劳，而且对慢性疲劳及免疫功能障碍综合征患者的有关研究还未发现这类患者独有的新型病毒和免疫异常[29]。

到了 1990 年，流行病学家估计，确诊慢性疲劳及免疫功能障碍综合征的美国人至少有 100 万，而出现症状但未确诊的人则多达 500 万。有 400 多个慢性疲劳及免疫功能障碍综合征患者支持的群体，而且美国疾病控制和预防中心每月都会接到与该疾病有关的 1000 多的来电。患者会在网上交流如何与这种疾病共处，还会交流如何获取伤残抚恤金。新成立的一些公司会为慢性疲劳和纤维肌痛患者专门开设一条服装生产线，出售舒适、宽松而且拉链在侧边的衣服，患者可以轻松穿上或者脱下。

## 肌痛性脑脊髓炎（ME）

在大西洋的另一边，类似的场景也正在英国上演。1955 年，伦敦皇家慈善医院的医务人员突然出现了一种怪病，患者表现为嗜睡、身体不适、头痛、头晕、中度抑郁和情绪不稳定[30]。1955 年 7 月，一位住院医师和一位病房护士首先出现这种疾病，到了 10 月份，包括 149 名护士在内的 292 名医务人员都感染了这种疾病。292 名患者中，有 265 名都是女性。尽管大量医务人员都在入院治疗，但只有少数住院患者出现了类似的症状。这种疾病的病程各不相同，有人几个月内就能恢复健康，而有人病情反反复复，能持续数年。尽管一小部分患者确实出现了麻木、无力和眼动异常等神经系统症状，但梦魇、嗜睡、恐慌状态和不受控的哭泣等神经心理症状还是疾病的主要表现。有些患者会轻微发烧，但其脑脊液检查一直正常，而且没有全身炎症或感染的任何症状。同年整个英国还出现了几次类似但规模较小的疾病爆发。同洛杉矶县医院的情况一样，德班亚丁顿医院也爆发了脊髓灰质炎流行。98 名护士出现了极度疲劳、身体不适以及一系列的神经系统症状，其中有 21 人过了 3 年都仍无法回归职场。但是没有一个患者被确诊为脊髓灰质炎或是任何其他病毒性疾病。

　　这些大规模爆发的不明确疾病最初被诊断为脑脊髓炎，这是大脑和脊髓的一种炎症，尽管没有发炎或病毒感染的迹象，但人们认为很有可能是由病毒导致的。正如在美国一样，这种诊断会发展成症状相同的散发病例，在普通人群中十分常见。因为肌肉疼痛是这种疾病的一个主要特征且病程通常呈良性（没有死亡病例），所以第一次迭代是良性肌痛性脑脊髓炎。良性肌痛性脑脊髓炎这一术语出现以后，1956 年，有人在《柳叶刀》上发表了一篇社论，称"我们认为，该疾病的特征现在足够明确，可以使其区别于脊髓灰质炎、流行性肌痛、腺热❶、流行性乙型脑炎以及癔症"[31]。但患者对"良性"这一修饰词不太满意，选择将其删去，所以这种疾病最终就成了人们熟悉的"肌痛性脑脊髓炎"，简称 ME。同时跟踪大西洋两岸情况的那些人通常会使用另外一个比较冗长的组合性术语，即肌痛性脑脊髓炎 / 慢性疲劳综合征，简称 ME/CFS。

##  群体心因性疾病（群体性癔症）

　　1970 年，ME/CFS 出现了重大调整，当时伦敦精神病学家科林·麦克维迪和 A. W. 比尔德在《英国医学杂志》上发表了两篇文章，称英国和美国分别爆发的 ME 流行和 CFS 流行，实际上属于典型流行性癔症或群体性癔症。在第一篇文章中，他们重点关注伦敦皇家慈善医院爆发的疾病，详细梳理了每位受感患者的所有病案[32]。首先，他们指出女性医务人员受到感染的比例比男性医务人员要高出不止 10 倍。传染病怎么会出现这种情况呢？然后他们注意到主观症状相比客观症状占据主导地位。自发性疼痛是最常见的一种症状，其次是身体严重不适，只有少部分患者会轻微发烧。回顾报告的客观神经系统症状，弛缓性麻痹患者条件反射正常，而对于那些称出现感觉缺失的患者来说，其感觉缺失的模式并不符合已知的神经通路，例如袜子 / 手套样分布或者躯干以外的单肢或多肢。临床记录描述了 18 个最严重患者中的 10 个，对于一些患者还有详细描述，这可能是一种自愿发作或癔症发作。患者到处扭动着身体，咬紧牙齿，屏住呼吸。对 18 名患者进行的脑脊液检查等诊断性

---

❶ 腺热是传染性单核细胞增多症的简称。

测试一直都很正常。他们强调道，脑炎是一种非常严重的疾病，会使患者的脑脊液出现异常，还会导致一些患者死亡。考虑到可能遭到患者和同行医师的强烈反对，他们总结道："很多人都觉得癔症诊断令人反感。这不应该成为防止讨论癔症的理由，反而值得指出，流行性癔症的诊断既不是对患者的侮辱，也不是对医院的诋毁……对癔症的反应是每个人潜意识的一部分，任何人在适当情况下都会出现癔症反应"[33]。

在第二篇文章中，他们梳理了欧洲和美国 15 次类似 EM/CFS 爆发的有关报告，其中包括 1934 年洛杉矶县医院的那次爆发。他们认为这也是一种心理社会现象，即一种群体性癔症[34]（现在称为群体心因性疾病）。他们建议将未来可能出现的这类病例叫作"肌痛性神经衰弱"。不出所料，这一提议很快就遭到了强烈的反对。患者严厉拒绝"肌痛性神经衰弱"这种说法，他们认为这种说法带有明显的精神病指向，而且医师指出，许多患者会出现一些客观症状，例如轻微发烧（尽管没有高烧病例）、淋巴结肿大、阳性血检和肝酶升高；他们也会出现一些客观的神经系统症状，例如面部和眼部肌无力。在这些疾病爆发中，可能有一小部分患者得了传染病，甚至可能是轻度病毒性脑炎。同群体心因性疾病的症状一样，少数指标患者出现的症状能够提供一个影响绝大多数心因性疾病症状的模板[35]。

 ## 抑郁症与其他心因性疾病的重叠

本章多次提到，纤维肌痛和慢性疲劳综合征的症状存在重叠，而且许多人认为它们是一个单一的综合征，会使患者出现一系列症状[36]。的确，英国对肌痛性脑脊髓炎的诊断也是将两种综合征合并为一种单一的疾病。超过一半的肌痛性脑脊髓炎患者会出现严重的身体疼痛，而且一半患者都会由于极度疲劳而下不了床。尽管肌痛性脑脊髓炎和神经性肌无力这两种疾病可能表明，慢性疼痛和慢性疲劳的成因与外周肌肉有关，但大多数研究人员认为 ME/CFS 的成因具有中枢性，也就是源于大脑。考虑到纤维肌痛和 ME/CFS 之间存在重叠，疼痛和疲劳产生的大脑机制可能相同，例如第 5 章叙述的有关慢性疼痛的大脑机制。抑郁症和慢性疲劳之间也存在很多重叠，而且人们认为身体疲劳和缺乏精力是抑郁症的一些特点。抑郁症患者和慢性疲劳患者都称很难集中注意力以及做出决定。

英国精神病学家西蒙·韦斯理毕生都致力于研究慢性疲劳综合征（CFS），但在受到慢性疲劳综合征患者互助组的不断骚扰和威胁后，他决定将研究方向转入军事卫生领域。2011 年在接受伦敦《泰晤士报》的采访时，他开玩笑地说："我现在应该去伊拉克或巴基斯坦，那里可能会更加安全[37]。"韦斯理撰写了 500 多篇有关慢性疲劳综合征的研究论文，还制定了一套包括认知行为治疗和轻度运动的治疗方案，帮助这种慢性致残性疾病患者恢复正常生活。那么，韦斯理到底做了什么才使慢性疲劳症综合征患者如此不满？这是因为他曾不加忌讳地说过，相比重症肌无力等器质性神经肌肉障碍，慢性疲劳综合征与抑郁症等心理疾病有更多相似之处。

早在 1989 年，韦斯理在《神经学、神经外科和精神病学杂志》上发表过一篇被引次数最多的论文。在这篇论文中，他和同事 R. 鲍威尔比较了三组患者的身体疲劳和精神疲劳症状：（1）47 名 ME/CFS 患者；（2）33 名重症肌无力等神经肌肉障碍患者；（3）26 名重度抑郁症患者[38]。他们在文章中将慢性疲劳综合征称为慢性"病毒后"疲劳综合征，即使他们注意到这种疾病和美国人所说的慢性疲劳综合征是一回事，而且几乎没有证据可以表明患者的疾病是由病毒引起的。韦斯理后来澄清道，为了发表这篇论文，所以有必要替换文中 CFS 这一名称。他们设计了一个标准化的问卷，通过"我觉得没有力气""我很容易就会疲劳"及"我更需要休息"等说法来评估患者的身体疲劳程度，同时通过"我有记忆障碍""我难以集中注意力"及"我无法厘清思路"等说法来评估他们的精神疲劳。研究发现，三组患者的身体疲劳大致相同，但出现精神疲劳的主要是慢性疲劳综合征患者和抑郁症患者。事实上，这两组患者的症状存在明显重叠。有些出现精神疲劳的神经肌肉障碍患者也患有抑郁症。他们最终得出结论，慢性疲劳综合征是一种中枢系统障碍，更像抑郁症而不是神经肌肉障碍。意料之中的是，尽管慢性疲劳综合征和抑郁症的症状通常难以区分，但一经提问，慢性疲劳综合征患者认为自己患的是神经系统疾病，而抑郁症患者则认为自己患的是精神疾病。两位作者还强调道："我们无意裁决观点相左的物理性病因和心理性病因。随着人们不断深入理解许多心理疾病的生物学基础，这种划分就会逐渐失去意义。然而，患者和一些医师仍然有着这种区分。而我们的目的就是指出这种划分导致的严重后果。这不仅会导致综合医院样本的研究产生偏差（许多医院已经出现这种情况），而且还表明许多患者正在被剥夺有效的治疗方法[39]。"

为什么这一结论对许多慢性疲劳综合征患者如此具有威胁？韦斯理接受《泰晤

士报》的采访时表示，问题可能在于他是一名精神病学家。"总之我认为，从根本上说，患者无法接受这是一种'精神疾病'。而他们所说的'精神疾病'不是'都是凭空想象'或者'根本不存在'这类说法，而是'装病'。"患者如何理解病因以及会对自身疾病作何预判，这十分重要。韦斯理还说道："如果对疾病抱有消极的看法，那无法康复最终就会自我应验。这些慢性疲劳综合征患者认为自己的症状源于一种神秘又无法解释的重病，这种疾病突然就向他们袭来，而且很有可能使他们永远无法康复[37]。"

多年以后，当被问及他的研究是否经受住了时间的考验，韦斯理回应道："从那以后的 10 年，我都在研究慢性疲劳综合征这类疾病，而且取得了一些成绩。例如，我们证明这不是'雅皮士流感'，也并非无法治疗。当然这也并非一帆风顺，因为我无法摆脱精神病学家这一污名，这也转移到了患者身上。从以前到现在，我都觉得这难以接受，但这就是一个不争的事实。我也认同了慢性疲劳综合征'都是凭空想象'这种观点，然而讽刺的是，正是因为像当时许多人一样，我并不认为这种疾病是凭空想象或者并不存在，才对其充满兴趣。最终，我会以推动学术进步而进行研究，但我还是会以临床学的视角看待慢性疲劳综合征患者。"韦斯理最终采用哲学观点来看待他的难题，"不论你接不接受，慢性疲劳综合征不仅仅是一种疾病，还是我们时代的一种文化现象和标志"[40]。

## 纤维肌痛和慢性疲劳综合征的遗传学特征

有证据明确指出，纤维肌痛和慢性疼痛综合征都具有遗传性，而且两种疾病可能拥有相同的遗传危险因素，这至少在某种程度上解释了两种疾病在症状上的重叠[41-43]。在纤维肌痛和慢性疲劳综合征患者的家族中，相比配偶和其他无血缘关系的对照人群，一级亲属（父母和子女）出现症状的可能性明显更大。即使对于二级亲属和三级亲属来说，纤维肌痛和慢性疲劳综合征的发病率也会明显增大，这表明这一特性可以遗传，并不仅仅是由于共同的环境。有关双胞胎的研究同样表明，相比异卵双胞胎，同卵双胞胎出现纤维肌痛和慢性疲劳综合征的可能性明显更大，这证实了两种疾病确实存在较少遗传组分[44, 45]。尽管许多特定的基因变异已经被确认为这两种疾病的可能危险因素，但其尺寸效应还非常小，而且需要在多个大规模人口研究中再现这些研究结果。最近，英国生物库对 38 万确诊为多点慢性疼痛的患者进行了一个大规模的全基因组关联分析，发现了 76 个与慢性疼痛显著相关的独立基因变异，遗传率约为 10%[46]。神经发生、突触可塑性和神经系统发育的基因在有关基因的关联分析中得到了扩充。有趣的是，多点慢性疼痛的遗传相关性和心理疾病（尤其是重度抑郁症）的遗传相关性存在很大重叠。

认为纤维肌痛和慢性疲劳综合征是遗传病是否合理呢？当然合理，这一问题同样适合在第 7 章中讨论的腰背痛、肠易激综合征和偏头痛等其他慢性疼痛综合征。有令人信服的临床证据可以表明，所有这些疾病都有遗传基础。这个问题的答案取决于人们如何定义遗传病。遗传病的种类多种多样，包括单个主要基因突变导致的遗传病和数以千计次要基因变异（其中任何一个基因突变单独致病的可能性都非常低）导致的遗传病。还有一种遗传病需要一个主要基因突变和众多次要基因突变共同作用，以此决定是否导致症状以及导致何种症状。很明显，一些慢性疼痛综合征是由单个主要基因突变导致的，但大多数情况下，纤维肌痛、腰背痛、肠易激综合征和偏头痛的成因不止一种，并存在能够改变疾病表达的环境诱因。这些诱因包括心理因素、社会因素和器质性因素。然而，大多数人认为，确认基因危险因素可以为理解疾病机制和开发有效疗法提供重要见解。

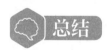 **总结**

人们通常认为，纤维肌痛是一种疼痛障碍，但大多数患者还会出现疲劳、失眠和头晕等其他症状。慢性疲劳综合征和纤维肌痛的症状存在重叠，而且与抑郁症、焦虑症和偏头痛等多种心理生理疾病有关。纤维肌痛患者会出现中枢痛觉敏化，这与基因突变、先前的疼痛经历以及紧张性生活事件等因素有关。尽管许多人认为，病毒性感染、病毒后免疫系统激活以及原发性免疫系统功能障碍会导致慢性疲劳综合征，但迄今为止，还不能明确证明这些疾病的发病机制。英国和美国爆发的大规模慢性疲劳综合征与群体心因性疾病的特点一致，例如女性患者明显占据主导以及缺乏客观的神经系统症状和实验室发现。

# 参考文献

［1］ Littlejohn GO. Fibrositis/Fibromyalgia syndrome in the workplace. Rheum Dis Clin N Am. 1989;15:58.

［2］ Private patient of RWB, details changed to protect privacy.

［3］ Inanici F, Yunus MB. History of fibromyalgia: past to present. Curr Pain Headache Rep. 2004;8:369–78.

［4］ Smythe HA. Nonarticular rheumatism and psychogenic musculoskeletal syndromes. In: McCarty DJ, editor. Arthritis and allied conditions. 8th ed. Philadelphia: Lea & Febiger; 1972. p. 485–90.

［5］ Moldofsky H, Scarisbrick P, England R, Smythe H. Musculoskeletal symptoms and non-REM sleep disturbance in patients with "fibrositis syndrome" and healthy subjects. Psychosom Med. 1975;37:341–51.

［6］ Yunus M, Masi AT, Calabro JJ, Miller KA, Feigenbaum SL. Primary fibromyalgia (fibrositis): clinical study of 50 patients with matched controls. Semin Arthritis Rheum. 1981;11:51–1171.

［7］ Inanici F, Yunus MB. History of fibromyalgia: past to present. Curr Pain Headache Rep. 2004;8:373–4.

［8］ Hudson H, Pope HG. Fibromyalgia and psychopathology: is fibromyalgia a form of "affective spectrum disorder"? J Rheumatol Suppl. 1989;19:15.

［9］ Teive HA, Germiniani FM, Munhoz RP. Overlap between fibromyalgia tender points and Charcot's hysterical zones. Neurology. 2015;84:2096–7.

［10］ Yunus MB, Kalyan-Raman UP, Masi AT, Aldag JC. Electron microscopic studies of muscle biopsy in primary fibromyalgia syndrome: a controlled and blinded study. J Rheumatol. 1989;16:97–101.

［11］ Yunus MB. Central sensitivity syndrome: a new paradigm and group nosology for fibromyalgia and overlapping conditions, and the related issue of disease versus illness. Semin Arthritis Rheum. 2008;37:339–52.

［12］ Ferguson D. Repetition injury in process workers. Med J Aust. 1971;2:408–12.

［13］ Editorial. Repetition strain injury. Lancet. 1987;ii:316.

［14］ Browne CD, Nolan BM, Faithfull DK. Occupational repetition strain injuries: guidelines for diagnosis and management. Med J Aust. 1984;140:329–32.

［15］ Littlejohn GO. Fibrositis/Fibromyalgia syndrome in the workplace. Rheum Dis Clin N Am. 1989;15:46.

［16］ Littlejohn GO. Fibrositis/Fibromyalgia syndrome in the workplace. Rheum Dis Clin N

Am. 1989;15:47–8.

[ 17 ] Littlejohn GO. Fibrositis/Fibromyalgia syndrome in the workplace. Rheum Dis Clin N Am. 1989;15:48–53.

[ 18 ] Littlejohn GO. Fibrositis/Fibromyalgia syndrome in the workplace. Rheum Dis Clin N Am. 1989;15:52–3.

[ 19 ] Littlejohn GO. Fibrositis/Fibromyalgia syndrome in the workplace. Rheum Dis Clin North Am. 1989;15:49.

[ 20 ] Norheim KB, Jonsson G, Omdal R. Biological mechanisms of chronic fatigue. Rheumatology (Oxford). 2011;50:1009–18.

[ 21 ] Meals RW, Hauser VF, Bower AG. Poliomyelitis-the Los Angeles epidemic of 1934. Calif West Med. 1935;43:124–5.

[ 22 ] Shorter E. From paralysis to fatigue: a history of psychosomatic illness in the modern era. New York: Free Press; 1992. p. 308.

[ 23 ] Epstein MA, Barr YM. Cultivation in vitro of human lymphoblasts from Burkitt's malignant lymphoma. Lancet. 1964;i:252–3.

[ 24 ] Henle G, Henle W, Diehl V. Relation of Burkitt's tumor-associated herpes-type virus to infectious mononucleosis. Proc Natl Acad Sci U S A. 1968;59(1):94–101.

[ 25 ] Steinbrook R. 160 victims at Lake Tahoe: chronic flu-like illness a medical mystery story. Los Angeles Times. 1986 June 7.

[ 26 ] Holmes GP. Chronic fatigue syndrome: a working case definition. Ann Intern Med. 1988;108:387–9.

[ 27 ] Norheim KB, Jonsson G, Omdal R. Biological mechanisms of chronic fatigue. Rheumatology (Oxford). 2011;50:1012–3.

[ 28 ] Mertens M, Singh JA. Anakinra for rheumatoid arthritis: a systematic review. J Rheumatol. 2009;36:1118–25.

[ 29 ] Roerink ME, Bredie SJH, Heijnen M, Dinarello CA, Knoop H, Van der Meer JWM. Cytokine inhibition in patients with chronic fatigue syndrome: a randomized study. Ann Intern Med. 2017;166:557–64.

[ 30 ] The Medical Staff of the Royal Free Hospital. An outbreak of encephalomyelitis in the Royal Free Hospital group, London, in 1955. Br Med J. 1957;2:895–904.

[ 31 ] Editorial. A new clinical entity. Lancet. 1956;i:789–90.

[ 32 ] McEvedy CP, Beard AW. Royal Free epidemic of 1955: a reconsideration. Br Med J. 1970;1:7–11.

[ 33 ] McEvedy CP, Beard AW. Royal Free epidemic of 1955: a reconsideration. Br Med J. 1970;1:10.

［34］McEvedy CP, Beard AW. Concept of benign myalgic encephalomyelitis. Br Med J. 1970;1:11–5.

［35］Shorter E. From paralysis to fatigue: a history of psychosomatic illness in the modern era. New York: Free Press; 1992. p. 310–1.

［36］Wessely S. Chronic fatigue and myalgia syndromes. In: Sartorius N, et al., editors. Psychological disorders in general medical settings. Berne: Hogrefe and Huber; 1990. p. 82–97.

［37］Marsh S. Interview with Professor Simon Wessely. The Times, 2011 August 6.

［38］Wessely S, Powell R. Fatigue syndromes: a comparison of chronic "postviral" fatigue with neuromuscular and affective disorders. J Neurol Neurosurg Psychiatry. 1989;52:940–8.

［39］Wessely S, Powell R. Fatigue syndromes: a comparison of chronic "postviral" fatigue with neuromuscular and affective disorders. J Neurol Neurosurg Psychiatry. 1989;52:946.

［40］Wessely SC. Impact commentaries. The nature of fatigue: a comparison of chronic "postviral" fatigue with neuromuscular and affective disorders. J Neurol Neurosurg Psychiatry. 2012;83:5.

［41］Arnold LM, Fan J, Russell IJ, et al. The fibromyalgia family study: a genome-wide linkage scan study. Arthritis Rheum. 2013;65:1122–8.

［42］Mogil JS. Pain genetics: past, present and future. Trends Genet. 2012;28:258–66.

［43］Albright F, Light K, Light A, et al. Evidence for a heritable predisposition of chronic fatigue syndrome. BMC Neurol. 2011;11:62.

［44］Schur E, Afari N, Goldberg J, et al. Twin analyses of fatigue. Twin Res Hum Genet. 2007;10:729–33.

［45］Mikkelsson M, Kaprio J, Salminen JJ, et al. Widespread pain among 11-year-old Finnish twin pairs. Arthritis Rheum. 2001;44:481–5.

［46］Johnston KJA, Adams MJ, Nicholl BI, et al. Genome-wide association study of multisite chronic pain in UK Biobank. PLoS Genet. 2019;15:e1008164.

# 第9章 慢性头晕

> 有些人在视野范围没有任何固定物体的情况下，一看到旋转的车轮或是盯着起伏的河流就会感到头晕。
>
> 伊拉斯谟斯·达尔文[1]

头晕是一种非特异性的主观症状，而一种迷失或失衡的感觉是对这种症状最好的描述。头晕有很多表现形式，包括头昏的感觉以及自我或周围环境运动的幻觉（眩晕），其成因也多种多样，包括心脏、内耳、大脑和心身失调。而且头晕历来就是癔症、神经衰弱、创伤后应激障碍、恐慌症、纤维肌痛和慢性疲劳综合征的一个主要症状。

头晕有时会高度表明心因性成因：漂浮在躯体之外（人格解体）、持续出现使注意力难以集中的脑雾、尽管周围一片寂静但脑内一阵旋转以及在一些特定的环境情况之下，例如在高速路上开车，在反光的地板上、沿着超市过道或者在拥挤的地方行走，尽管平衡性良好、没有迷失方向，有时也会突然出现坠落的感觉[2]。头晕一旦持续数月甚至数年，那就几乎总是出于心身原因。心因性头晕在普通人群中十分常见，是头晕诊所最常见的一种头晕。1998年的一项研究表明，伦敦一个全科诊所中，有五分之一的人在前几个月都出现过头晕[3]。在这些人中，大约有一半人因为头晕而无法活动，而有三分之一的人称头晕已经超过5年。在报告头晕的人中，有近一半人都出现了焦虑和回避行为以及其他一些心身症状，而且心身症状的数量与致残程度有关。

## 焦虑和头晕

　　一名长期患有焦虑和抑郁的 45 岁男子称他的头晕症状可以追溯到 9 个月前[4]。当时他正在洛杉矶高速公路上开车，突然感到一阵头晕。他开始头昏眼花，还觉得车在摇晃。他紧紧攥着方向盘，感到呼吸困难，不过还是成功停在了公路一侧。停车之后，他注意到自己的心脏跳得飞快，觉得自己有可能随时不省人事。休息了大约 20 分钟以后，他又重新上路，并最终抵达目的地。后来他就尽量避免高速公路，选择在地面街道上行驶。两周以后，他不得不再次驶上高速公路，但还是出现了相同的头晕症状，这次他立即驶下高速公路，从此再也没有在高速公路上开过车。他的头晕变得越来越严重，导致他无法工作。后来，他完全放弃了开车，而且还会避免去超市、电梯和拥挤的购物中心等会加重头晕的场所。现在，他都很少出门。

　　在洛杉矶，在高速公路上驾驶是导致心因性头晕的一个常见诱因。患者称某些视觉环境尤其会导致头晕，例如驶上山脊或驶出隧道。而在除此之外的其他情况下，大多数人会出现慢性头晕，不过有些人只是在高速公路上开车时才会头晕，所以他们会避免高速公路，而选择一些地面街道。不管有没有场所恐惧症，大多数高速公路头晕患者都会出现焦虑和恐慌，而对于一些患者，恐慌最初是由心因性头晕引起的。焦虑症是普通人群中最常见的精神疾病，如前文所述，焦虑与别的精神疾病和神经系统疾病有关，而且可能还是其主要诱因。恐慌症是一种极端的焦虑症，特点是反反复复，而且会迅速发作，然后慢慢消失。恐慌症与突然出现以下四种或多种症状有关：头晕、心悸、颤抖、哽咽、胸痛、腹痛、人格解体、担心失去控制、恐惧死亡、四肢刺痛、潮热、发冷以及窒息感[5]。恐惧是引起焦虑和恐慌的关键因素，而且单是引起焦虑的心悸也能导致恐慌。结果通常就是非理性恐惧、回避行为和场所恐惧症。

　　焦虑一词源自古希腊语和罗马语，译为窒息、收缩和恐慌。古希腊时，柏拉图对女性癔症患者的恐慌是这么理解的，"子宫就像一只渴望孕育孩子的动物。青春期过后如果长期没有结果，[它]就会失去控制、充满怒气，开始在身体四处游离，从而关闭气道、阻碍呼吸，引起痛苦，还会导致许多相关疾病[6]。"1872 年，德国神经学家卡尔·弗里德里希·奥图·韦斯特法尔首次将头晕和场所恐惧症（如恐惧市场）联系起来[7]。他称有三名男子在镇子广场的空地上买东西时产生了极端恐惧。他们出现了头晕、空间定向障碍和焦虑，必须由路过的人给予帮助。究竟是头晕和空间定向障碍引起了焦虑，还是焦虑导致了头晕和空间定向障碍，这尚不清楚。大约在同一时期的美国，乔治·比尔德认为焦虑是神经衰弱综合征的一个主要症状，还认为焦虑会导致场所恐惧症和社交恐惧症等病态恐惧。但弗洛伊德并不赞同比尔德的观点，他将焦虑和神经衰弱症区分开来，并称之为焦虑症性神经症。弗洛伊德将焦虑分为急性焦虑（恐慌）和慢性焦虑，称焦虑会导致头晕、心悸、胸痛、发汗和颤抖等一系列躯体症状。他强调道，焦虑的症状并不由"心理决定"，也不会通过心理分析而消失，而是人体化学变化受到干扰而引发的一种后果[8]。即便如此，他仍认为，童年时期性行为异常或多或少会导致人体化学变化出现异常。弗洛伊德和前人一样也认为，人们进入一个不熟悉的环境后，在无法寻求帮助的情况下就会产生焦虑，而极力避免这种焦虑就会导致场所恐惧症。

## 晕眩和昏厥

另外一种常见于心因性疾病患者的头晕叫作昏厥，这是一种头昏眼花的感觉，会使当事人好像不省人事一样。几乎每个人在某些时刻都体验过这种感觉，大吃一顿后迅速跳起来更会如此。这种症状源于血压下降或心率改变引起的全身大脑血流量减少。大吃一顿后，血流会优先流向肠道促进消化，所以大脑血流量可能会暂时减少，尤其在跳起来的时候。服用治疗高血压药物的人即便站着，都容易出现短时间的头昏，因为人站立时血压会快速上升，而药物则会抑制这种情况。许多心身疾病的作用机制都会导致大脑血流量暂时减少。急性焦虑会释放肾上腺素、激活产生战斗或逃跑反应的自主神经系统，从而导致流向肌肉和心脏的血液重新分配，使流向大脑的血液暂时减少（见第5章）。窒息感会导致换气过度，降低血液中的二氧化碳含量，从而导致大脑动脉收缩，进一步限制血液流量（见第6章）。心因性疾病患者尤其容易出现血管迷走性晕厥，也就是神经心源性晕厥或普通晕厥。这可能发生在任何人身上，例如看到护士拿着一个大号的皮下注射器，不过这种情况常出现在因为心身疾病而高度恐惧的患者身上。恐惧会引起反射性脉搏下降，还会使迷走神经介导的外周血管出现扩张。血液在骨盆和腿部聚集会减慢心率及减少流回心脏的血液，从而导致大脑血流量减少以及昏厥或者晕厥。

## 体位性心动过速综合征（POTS）

尤其是在患有焦虑症的年轻女性中，导致站立昏厥或晕厥的另外一个常见原因就是 POTS[2]。一名 27 岁的女性长期患有慢性疲劳综合征，最近站着的时候会出现头昏和晕厥[4]。她之前还晕厥过几次，尽管之前严重疲劳使她只能进行一些严格限制的活动，但现在她会拒绝出门。因为严重头昏，她连几分钟都站不住。但如果坐着或者躺着，症状就会迅速好转。头晕和疲劳以外的相关症状包括视力模糊、视觉变窄、精神恍惚、头痛、心悸和发抖。而且检查发现，她一站起来，脉搏就会从每分钟 70 次上升到每分钟 120 次，不过血压变化不大。一般来说，站立时会昏厥的患者血压会明显下降，脉搏会轻微加快。诊断 POTS 的依据是，站立时脉搏会持续增加，且每分钟增加 30 多次，但血压不会明显下降。与导致晕厥的其他原因一样，POTS 也有多种可能诱因，例如失血、脱水及血液中肾上腺素缓慢升高。最常见的一个诱因是缺乏锻炼导致的去条件化。在这个病例中，这名年轻女性因为慢性疲劳综合征一直都在卧床养病。然而缺乏活动会导致自主神经系统和下丘脑 – 肾上腺轴发生变化（见第 5 章）。许多研究已经表明，POTS 最有效的治疗方法就是定期锻炼。通过说服这名女性逐渐增加运动量，即使一开始头晕会变严重，但她在 3 个月内情况得到了明显改善，并恢复了大多数日常活动。

## 头晕和群体心因性疾病

昏厥和晕厥是群体心因性疾病爆发时最常见的两种症状。一个典型的案例就是，1965 年英国布莱克本的一所女子学校出现了流行性晕厥和昏厥，这件事在 1966 年的《英国医学杂志》上有详细记录[9]。这次爆发值得仔细观察，因为它表现了流行性心因性疾病的许多关键特征。1965 年 10 月 7 日星期二下午，布莱克本的医疗负责人接到一所女子中学女校长的来电，校长表示她的学生出现了流行性晕厥。"孩子们就像木柱一样，一个一个倒了下去"[9]。那天的情况是：有个高年级的女孩在晨会时晕倒了，之后又有 4 个女孩在晨会后晕倒了。老师让女孩们躺在走廊的地板上，这种做法可能是个错误，因为女孩躺在走廊里这一令人吃惊的画面可能导致了接下来发生的一切。到了那天下午，学校有 141 名女孩都称感到头晕、呼吸急促、胃痛、恶心、面部及四肢麻木刺痛。救护车赶来后，将其中 85 名病情最严重的学生送到了医院，医院发现许多学生非常焦虑、呼吸急促。学校一直停课到下周一，但学校正常开课以后，同样的情况再次发生，又有 54 名女孩被送往医院，学校不得不再停课一周。这场流行病从爆发到结束一共历时 15 天，有三分之一即 589 名在校学生都受到感染。在被送往医院的学生中，大约有一半在初步检查之后就离开了医院，而另一半还在医院继续接受一系列的诊断试验，包括 9 名学生的脊髓液检查，不过并没有发现任何异常。医师怀疑可能是食品污染或是病毒或细菌感染，但针对毒素和感染的所有检查结果均为阴性。有几个住院的学生还称在袜子/手套样分布或身体没有已知神经分布的区域出现了感觉缺失，而这些都是心因性疾病患者常出现的症状。有几个学生还手脚抽搐、肌肉不自觉地收缩（一种痉挛，尤其出现在手部）。但刺痛和手脚抽搐通常与换气过度有关，因为血液中二氧化碳含量降低会导致游离钙的含量降低以及外周神经的自发放电。

这场流行病最终结束以后，卫生负责人通过回顾将疾病的许多特征联系起来，认为这是一起群体心因性疾病事件。那年早些时候，布莱克本就出现了流行性脊髓灰质炎，并被当地媒体广泛报道。许多人因此取消了前去度假的预定，而且有报道称火车司机也拒绝向这个"小儿麻痹❶城"运送货物。此外，媒体还详细描述了这些年轻的脊髓灰质炎患者，这对当地这所女子中学产生了重大影响，因为后来事实证明这些年轻的女学生容易受到影响。这场流行病出现的前一天，这些女学生参加了一场皇室赞助的国教典礼，但不巧的是，皇室成员并没有按时到场，大部分女学生在场外足足站了近 3 小时。在外等待的时候，有 20 名学生昏倒或者不得不离开队伍躺下，大多数学生都称感到头晕。第二天早上，一位女老师在校车上注意到，大家都"十分激动，好多人都在讨论晕倒一事——到底是谁晕倒了、晕倒了几次"[10]。这场流行病爆发以后，当地报纸充斥着有关这种"神秘疾病"成因的各种猜测，这无疑吓坏了患病学生及其家人。总的来说，这些症状可能是由恐惧、焦虑以及情绪紧张引起换气过度导致的。此外，这些症状会持续一周，对于一小部分住院的学生来说，持续时间都不止一周，这可能与反复焦虑及实际的习得行为有关。幸运的是，在此案例中，包括医院医师在内的当地卫生负责人很快意识到这可能是一种群体心因性疾病，并提供了一定的安慰和救护，使学生们可以逐渐好转。这一举动的部分原因在

---

❶ 脊髓灰质炎俗称小儿麻痹。

于，让人们相信这些学生没有装病，以及最初感染疾病的学生会担心、警惕完全合情合理。学校发生类似的流行病时，由于没有及时诊断，或是卫生负责人和学校领导无法让患病学生及其家人相信这是一种心因性疾病，最终导致症状长期存在。即使缺乏证据但人们仍坚持认为存在不明有毒剂或感染源时，尤其可能发生这种情况。

新西兰医学社会学家罗伯特·巴塞洛缪在其 2001 年出版的有关群体心因性疾病的著作中，记录了 1964～1996 年世界各地学校爆发的 59 起类似的群体性焦虑事件，这些事件在媒体报道或出版的医学报告中都有记录[11]。在大约三分之一的病例中，头晕、晕厥和换气过度都是主要症状，而在剩下三分之二的大多数病例中，头痛、腹痛或尖叫是主要症状。其中 23 起发生在美国，而且不存在任何地域模式。巴塞洛缪在这本书中引用了《纽约时报》1952 年 9 月 13 日刊登的一篇文章，题为《165 个女孩在橄榄球比赛中突然晕倒；群体性癔症终于对啦啦队下手》。这篇文章记录了这些十几岁的女孩如何在密西西比州一场高中橄榄球比赛中突然晕倒，不仅详细描述了一场群体性焦虑事件，还让人们一瞥美国南部的橄榄球狂热。这些女孩们盛装打扮，上身穿着"时髦的"金色镶边黑夹克，下身则穿着白色小短裙，进行着球赛前的游行活动；她们特别兴奋，以至于第一节比赛结束后就走进赛场开始了中场表演。有人在喇叭里大喊着让她们退回球场边线，这让她们极其尴尬。然后这些女孩就开始晕倒。一旁的人称"她们就像苍蝇一样，一个一个倒在了地上"。当地所有可用的救护车都闻讯赶来，喇叭里也要求看台上的医师进行救助。"但是比赛仍在继续，球员们都在躲避救护车。"五辆救护车"像在印第安纳波利斯赛车场上一样"同时穿过球场。到了中场休息的时候，所有女孩都被送到了医院，下半场球赛也照常进行。

在这些学校爆发的心身疾病中，一个突出的特征就是女性患者明显占据主导。在巴塞洛缪记录的所有学校病例中，几乎所有都是女孩或以女孩为主。只有少数病例以男孩为主。尽管女性容易受到影响的原因仍在讨论之中，但人们也考虑了生物、社会和文化等多方面因素。人们一直认为遗传因子以及青春期和生理期导致的激素变化是重要因素，但到目前为止，还没有特定性别生物标志物与心身疾病的易感性之间存在联系的证据。社会学家大多不赞同女性在生理上更易出现心身疾病这种观点，认为这是性别歧视[12]。他们指出，那些支持生理易感性的人没有考虑"性别社会化"。几乎所有文化中，女性都处于权力的底层，被迫形成顺从的性格特点，从而导致长期的情绪挫折。在许多社会中，女孩即使有幸接受教育，也只能去读女子学校，她们往往会面临社会和生理的双重压力。马来西亚和中非的女子学校尤其容易爆发流行性心因性疾病。尽管西方大多是男女混合制学校，不存在明显的性别歧视，但人们仍然觉得女学生会表现出"弱势性别"，在公共场合无法控制自己的情绪。有关密西西比橄榄球比赛晕厥事件的那篇报纸上的文章就很好地阐释了性别社会化这一概念。

尤其是在非西方国家，文化信仰对于流行性心身疾病的爆发往往起着重要作用。例如，许多亚洲国家的民间流传着一种名叫恐缩症的传染病，这种疾病会导致男性阴茎往回收缩、女性的乳房往回收缩[13]。人们认为，这种疾病源于阴（女性）阳（男性）失衡。而且如果不进行恰当治疗（食用生姜和黑胡椒等阳性食物或者用绳子勒住器官），还有可能导致死亡。20世纪以来，爆发过几次流行性的阴茎萎缩恐惧症，尤其是在年轻的男性学生中。第一份相关报告发表于1908年，作者是一名访问中国的法国医师，他称四川一所学校有20个男孩都觉得自己的阴茎正在缩小、慢慢向腹部消失。这些男孩极度焦虑，还出现了昏厥、心悸、发汗和失眠等典型的相关症状。这名法国医师挨个检查了这些男孩，但并没有发现任何异常，尤其没有发现阴茎萎缩的迹象。这些男孩的症状持续了长达一周的时间，后来就自行消失了。20世纪的中国、印度、泰国和新加坡都爆发过类似的流行性阴茎萎缩恐惧症，每次都有数千人受到影响。

学校一旦爆发这种流行病，卫生负责人在一开始就要考虑这种疾病是否具有心因性成因，因为如果是中毒或者感染，可能只有一小部分或者所有学生受到影响。调查应该双管齐下：通过适当的实验室测试寻找器质性成因，还要寻找群体心因性疾病的典型特征。巴塞洛缪列出了以下需要注意的特点[14]：

- 缺乏合理器质性成因的症状
- 短暂且良性的症状
- 发作及恢复都很迅速的症状
- 出现在特定性别中
- 极度焦虑
- 症状通过视觉、声音或口头交流扩散
- 扩散发生在一定年龄范围之内，从年纪较大或家庭富裕的学生开始
- 青春期和青春期早期女性患者占据主导

如果学校爆发心身疾病，那就会很难管理，需要卫生工作人员、学校领导和社

区领导的共同努力。家长一开始肯定会做出敌对反应："你怎么敢说我孩子是在装病？""这些让人痛苦的症状怎么会属于心理方面呢？"有报道称，一些家长极其愤怒，还会给医师打威胁电话。与所有心身症状的情况一样，必须安慰家长，告诉他们这些症状确实存在，而且会得到认真对待。学校领导应该着力寻找潜在的心理社会压力源，并采取适当方法减少或消除它们。如果不考虑或者忽视这些学校流行病的心因性特点，就有可能导致持续的焦虑和慢性症状。

## 持续性姿势－知觉性头晕（PPPD）

　　一位 34 岁的男性称自己会出现慢性头晕和坠落的感觉，而且这些症状已经持续了 3 年多[4]。他描述了各种头晕的感觉，例如时不时就会出现的"头重脚轻"和"脑雾"以及只会持续数秒的运动感。不论是自身还是周围环境运动都会导致大脑出现一种移动的错觉，而且即使运动结束以后，这种错觉也会持续存在。他经常觉得自己在摇晃可能会跌倒，甚至坐在椅子上的时候也会出现这种感觉。尽管会有移动和坠落的感觉，他还是继续工作，进行一些常规活动。他继续每周打几次壁球，而且表现也没有受到任何影响。不过他在某些场景下就会感到特别不适，例如去拥挤的购物中心或者走在灯光闪烁、地板明亮的超市过道上。尽管这些症状使他十分焦虑，并引起了类似恐慌的感觉，但他还是否认头晕之前他会焦虑或者恐慌。

　　这名患者因为自己的症状看过很多医师，甚至包括 5 名耳鼻喉科医师，他还分别在 3 个不同的地方进行过视频眼震图（VNG）测试。每一次的测试结果都是非特异性眼动追踪异常，即"中枢性前庭障碍"。省去这种检查的大量细节，简单来说，视频眼震图包括两大类测试：测试前庭（内耳）功能和测试眼动追踪。两类测试都存在广泛的正常反应，而且录像的质量和准确性很大程度上取决于技术人员的训练，测试结果取决于患者的警觉性和注意力。相比对照组的健康人群，感到焦虑的患者在测试中的表现往往更差，而且与其诊断结果没有关系。测试中发现的最常见的异常是，患者眼睛无法追踪面前屏幕上来回移动的目标。这不是前庭测试，而是对整个大脑功能的非特异性测试。但测试发现的异常是导致"中枢性前庭障碍"最常见的原因。根据视频眼震图的测试结果，这名患者被告知患有"前庭障碍"，并转诊到两个地方进行了前庭康复治疗，但均无明显疗效。后来他又去找了 3 个不同的神经科医师，并进行了两次大脑核磁共振成像，最后医师告诉他，他的大脑没有任何异常，头晕一定与内耳有关。毫无疑问，这名患者对医师感到非常失望，对医师告诉他的结果也感到十分困惑。

多年以来，该患者的这种头晕有很多名称，例如心理生理头晕、超市综合征、恐惧性姿势性眩晕、慢性主观性头晕以及最近的持续性姿势 – 知觉性头晕[15]。持续性姿势 – 知觉性头晕被定义为非眩晕性头晕和摇晃，通常会持续 3 个月或以上的时间，而且没有主动和被动的头部运动[16]。这种头晕的感觉通常会持续不断，但在压力、身体活动、环境情况转变和情绪不安等多种诱因下强度也有所不同。不过，非眩晕性头晕意味着什么呢？很难区别眩晕和非眩晕性头晕。眩晕是指感到周围环境运动的一种错觉，而且通常是一种旋转的错觉。前庭系统内任何部位受损，都会导致眩晕，例如内耳运动受体受损或者输送大脑前庭运动信号的神经通路受损。但是患者通常难以区分正在运动的是自己还是周围环境。这种感觉十分奇怪、难以理解，所以仅仅描述头晕这种感觉还无法准确判断这种疾病是前庭性还是心因性的。更复杂的是，有时前庭系统受损也会引起持续性姿势 – 知觉性头晕。就像疼痛性损伤可能导致纤维肌痛、感染或发炎可能导致慢性疲劳综合征一样，眩晕也会演变成持续性姿势 – 知觉性头晕。而且，前庭疾病引起的头晕和持续性姿势 – 知觉性头晕之间存在相似之处，尤其是对自身或周围运动敏感的人。根据医师的评论和大众媒体的报道，许多持续性姿势 – 知觉性头晕患者会认为自己出现的是前庭障碍。

德国神经学家托马斯·布兰德最初将这种疾病称为恐惧性姿势性眩晕，并注意到他大多数患有这种疾病的患者都有强迫性人格结构，而且通常对成就的标准很高，还特别有抱负，与神经衰弱症和偏头痛患者的性格特点如出一辙[17]。许多患者之前都有过其他恐惧症，而且也有患恐惧症的家族史。焦虑和抑郁在布兰德的患者及其家人中也十分常见。布兰德指出，尽管存在"眩晕"，但患者通常会继续自己的日常活动，而且几乎没有什么困难。"例如，恐惧症患者在去网球场的路上尽管内心十分紧张，但会通过阻止、鼓励自己以及和同伴随便聊上几句来掩盖眩晕症状，然后进行一场正常的比赛"[18]。他强调，前庭受损引起眩晕的情况中，很少看到患者的眩晕感和他们的运动表现出现分离。

21 世纪初，明尼苏达州罗契斯特市梅约诊所的精神病学家杰弗里·斯塔布及其同事表示，这些患者经历的感觉不是眩晕，而是一种具有多种形式的非眩晕性头晕：坠落感、对自身运动敏感、视野内没有物体运动的情况下会感到头内一阵旋转、只有自己才能明显感到的摇晃感以及感觉地板在摇晃[19]。他们将这种症状称为慢性主观性头晕，并且假定这种综合征只是一种心身疾病，会出现在焦虑症和恐惧症患者身上，或者出现在已知是眩晕导致的疾病的恢复期，尤其是有潜在焦虑症的情况下。他们理论的基本观点就是，一旦恐慌症发作或前庭突然受损等突发性事件引起头晕时，就会导致大脑用来维持方向和姿势稳定的感觉阶层重新排序。大脑就会从依赖前庭信号转变为依赖视觉和躯体感觉信号。如此一来，患者就会不恰当地采取危险策略维持方向和姿势，例如高度警觉和依赖视觉。由此形成一个恶性循环，眩晕会增加焦虑和视觉依赖，从而更大程度地导致姿势不稳定和方向迷失。2010 年，布兰迪、斯塔布及来自世界各地的研究人员召开会议，旨在对这种头晕综合征的诊断性特征及其名称达成共识[19]。结果就是，大家同意使用持续性姿势－知觉性头晕（PPPD）这一术语并同意之前所述的那些特征。后来，世界卫生组织将持续性姿势－知觉性头晕列入《国际疾病分类》2017 版。

英国威尔士最近以人群为基础进行了一项有关持续性姿势－知觉性头晕症状的大规模研究，发现持续性姿势－知觉性头晕症状在普通人群中存在的比例高得惊人[20]。中年人最易出现症状，而随着年龄增长，症状出现的概率会逐渐降低。尽管这些症状与偏头痛和焦虑极其相关，但这些因素只能解释部分差异。前庭受损的患者也不包括在内，所以这些症状不能归因于之前的前庭障碍。

对持续性姿势－知觉性头晕症状的普遍解释是，感到焦虑的人会专注于对平衡的有意识处理，并能高度意识到通常潜意识下的平衡感[21, 22]。这会导致所认为的姿势运动和实际上的姿势运动出现偏差，从而使人感到不稳定。前庭障碍或者头部损伤等环境因素也会成为导致全面持续性姿势－知觉性头晕综合征的诱因，对于那些存在潜在倾向的人来说，情况更是如此。

## 偏头痛性头晕

一位 45 岁的女性从 13 岁起就患有典型偏头痛，而且到了 40 岁出头开始出现严重的头晕、恶心和呕吐[4]。这些症状可能会持续好几天，在此期间，她就会躺在床上，避免任何形式的运动。她小时候经常晕车，长大之后经常晕船，但是她通常会通过减少运动来避免这些症状。不过现在即使没有暴露在任何运动下，她也会出现晕动病。而且，她对运动的基线敏感度也显著增加，所以她一开车甚至坐到前排，就会出现严重的晕动病。她对视觉运动也变得十分敏感，所以她不得不缩短花在电脑上的工作时间，因为浏览网页也会使她感到头晕；她还害怕去人流涌动的商场购物。她注意到这些症状在她感到压力或者睡眠不足的情况下更易出现。她的母亲和两个兄弟姐妹也患有偏头痛，也会对运动敏感，偶尔会晕车或者晕船，但是他们不会出现自发性的晕动病。

偏头痛患者会经历一系列的头晕症状——从慢性非特异性头晕到极端运动敏感，再到剧烈的眩晕[23]。到目前为止，最常见的是对自身或周围运动敏感，会出现在三分之二的偏头痛患者身上。运动敏感通常开始于童年时期的晕车，并会持续一生，有时还会突然恶化。对于有些人来说，晕动病比头痛更能让人丧失行动能力。许多偏头痛患者称头痛期间会出现晕动病，而且有些患者会出现自发性的晕动病，就像这名女性一样。人们认为，感觉信号失配会导致晕动病，尤其是视觉信号和前庭信号出现失配。例如，乘坐汽车或者乘船的时候，视觉系统看到的是车或船上的静止物体，而内耳前庭系统察觉到的却是车或船的移动。这种矛盾如何导致晕动病还不清楚，但一些减少这种矛盾的策略能降低晕动病的严重程度，例如自己开车或乘船时紧盯着地平线。

20世纪60年代，儿童中出现了一种叫作良性复发性眩晕的疾病。幼儿（通常4岁以下）突然会受到惊吓，开始哭喊，抓着父母或者像喝醉酒后一样走路摇摇晃晃，而且大量出汗，还会呕吐。大多数孩子还说不清自己的感觉，但有些孩子会称感觉自己在旋转。这些情况通常会持续好几分钟，然后孩子就会恢复正常，继续玩耍，就像什么都没发生一样。人们最初认为这可能是一种偏头痛等效综合征，但直到许多年后，对这些孩子的跟踪调查发现，他们长大以后确实都出现了典型的偏头痛症状[24]。而且，没有找到其他成因。儿童常见的其他偏头痛等效综合征还包括腹痛（腹痛偏头痛）、周期性呕吐（无眩晕）和偶发性视觉失真。

就像出现在儿童身上的眩晕一样，良性复发性眩晕一旦出现在听力正常的成年人身上，就和偏头痛有关，而且找不到其他原因，因为几乎所有患者都有偏头痛的个人史和家族史[25]。此外，眩晕和偏头痛存在许多共同的特点，例如对光线和声音敏感、压力下的睡眠不足等诱因以及有时会对偏头痛的预防药物产生反应。偏头痛如何造成运动敏感、眩晕发作或者头痛的机理还不清楚。但当人们开始寻找容易导致偏头痛的遗传缺陷时（见第 7 章），常见的线索似乎是大脑神经细胞兴奋性增加。与这一观察结果一致的是，偏头痛患者对光线、声音、气味和运动等所有感官刺激十分敏感——典型的中枢敏化综合征（见第 5 章）。

相比普通人群，焦虑症、抑郁症和纤维肌痛 / 慢性疲劳综合征在偏头痛患者及其家人中更常见，这一事实使情况变得更为复杂。而且相比普通人群，焦虑引起的头晕、晕厥、昏厥以及持续性姿势－知觉性头晕在偏头痛患者中也更为常见[26]。理解偏头痛患者这些不同类型头晕的作用机制可能会给理解心身性头晕以及心因性疾病提供见解。

## 脑震荡后头晕

头晕是脑震荡后综合征的一种常见症状，脑震荡后综合征是脑震荡后出现的一组尚不明确的症状[27]。尽管在大多数脑震荡病例中，大脑成像或其他实验室检测并没发现任何大脑损伤，但人们还是觉得发生了某种类型的脑损伤。按照有些诊断标准，脑震荡会使人失去意识，即使只有片刻，而按照有些诊断标准，脑震荡则会使人出现一种已知的头部创伤。除了头晕，脑震荡后症状还包括头痛、失眠、易怒、健忘、迟钝和主动性丧失。头晕这种表达总是有点宽泛，患者还会使用头昏脑涨、头晕眼花、漂浮、摇晃和迷失方向等说法。头晕往往会持续数周到数月的时间。如果出现眩晕，也就是一种运动的错觉，那么就得考虑内耳可能受到了损伤。头部损伤后出现眩晕最常见的原因是良性阵发性位置性眩晕——附着在内耳耳石膜上的碳酸钙颗粒由于创伤会发生脱落，从而卡在一个半规管处。上下床或在床上翻身而导致的短暂性旋转（数秒）会反反复复持续数周到数月的时间。认识这种类型的头晕十分重要，因为简单改变一下碳酸钙颗粒的位置，就能治愈这种头晕。

脑震荡后综合征一直都是医事法律争论的中心。这是不是一种综合征？如何确诊？怎样救济患者？支持者认为，这是一种大脑损伤（即使是轻微损伤）造成的综合征，而且是患者长期无法活动的一个重要原因，应该给予患者一定救济。然而，持怀疑态度的人认为，这并不是一种真正意义上的综合征，因为这些症状变化无常，而且同样的症状在患有许多心身疾病的普通人群中也十分常见。尽管大多数人认为心理社会因素在决定这些症状的严重程度和持续时间方面具有重要作用，但研究结果还是与之矛盾。不足为奇，如果受伤后立即进行检查而且明确发现存在大脑损伤，那么这些症状往往会更严重、持续时间会更长[28]。然而，大多数人并没有大脑受损的迹象，而且大脑损伤的类型与症状的严重程度及持续时间并没有太大关系。相比头部损伤的严重程度，发病前的心因性疾病能更好地预测这些持续时间延长的症状。而且，并不存在支持脑震荡后综合征这一概念的症状组合模式。一家创伤中心的研究发现，头部受损或身体其他部位受损的患者出现的伤后症状大致相同[29]。大约有三分之二的患者出现了类似脑震荡后的症状，不管他们头部是否真的受到损伤。损伤之前的焦虑症病史相比损伤的类型更能预测症状。创伤后应激障碍和慢性脑震荡后综合征之间存在重叠的症状，而且相比头部损伤，脑震荡后的症状与创伤应激的关系更大。

## 老年人头晕和对摔倒的恐惧

头晕在老年人中十分常见。有很多成因，本章就已经讨论了其中很多。眩晕最常见的原因是良性阵发性位置性眩晕，80 岁的人群中约有五分之一都受此影响。良性阵发性位置性眩晕非常可怕，能使患者出现恐慌，还会使患者因为恐惧而避免一些活动。内耳的碳酸钙颗粒与衰老并没有太大联系，但很容易脱落。患有骨质疏松的老年女性尤其容易出现良性阵发性位置性眩晕。如前一部分所述，简单调整一下碳酸钙颗粒的位置就能治愈这种疾病，但对于一些老年人来说，即使位置性眩晕消退以后，恐惧和焦虑仍会存在。有些人的情况甚至会发展成为典型的持续性姿势-知觉性头晕。临床表现就是出现一阵短暂的（不到一分钟）眩晕感，起因通常包括平躺、翻身或者抬头向后上看。而头昏是另外一种症状，只有从躺或者坐的姿势站起来时才会出现，通常是因为血压下降，对于服用抗高血压药物的老年人来说，情况更是如此。老年人通常会用"头晕"一词来描述起身行走时的不稳定或不平衡感觉，但他们坐着或躺下时就不会头晕。尽管有很多神经系统疾病会导致老年人失去稳定性，例如各种退行性疾病和血管病，但焦虑和对摔倒的恐惧却总会导致老年人无法行动。

不考虑任何潜在的身体状况，害怕摔倒是导致老年人无法活动及其活动受限的一个原因[30]。因为摔倒会使 90% 的老年人髋部和手腕骨折以及 60% 的老年人头部受伤，那么老年人担心摔倒就不足为奇了。大约三分之一的社区老年人和一半以上居住在长期护理机构的老年人每年至少摔倒一次。一半以上的社区老年人称害怕摔倒，从而失去社交和独立生活的能力。害怕摔倒的老年人不仅会减少活动，而且身体素质也会随之下降，从而更有可能感到焦虑和抑郁[31]。抑郁症也是导致害怕摔倒和摔倒的一个高危因素。而且害怕摔倒的人反而会进行一些高危行为、采取一些高危策略，这实际上会使他们更易摔倒。他们会全神贯注于走路的过程，专注于每一步，完全不会考虑接下来要做什么。人们要想穿过充满障碍的地方，例如摆满家具而且还有上下楼的住所，就必须一直注意前方是否存在障碍。而害怕摔倒的老年人往往高度警惕，只会盯着前面一两步的距离，完全不会考虑接下来要做什么[32]。这种行走策略只会导致步伐更容易错误，从而增加摔倒的可能性。物理疗法可以为患者制订更合理的策略，以克服对摔倒的恐惧。

## 不晕船的能力和登陆不适症

乘船海上航行可以追溯至 6 万年以前，而乘坐轮式车辆在陆地上旅行只有 6 千年的历史。海上航行的时候，人们需要具有在移动平台上保持稳定的能力，这项任务并不容易，可能需要在船上花费几天时间才能完成。从陆地向海洋的转变过程叫作"适应海上航行"，几个世纪以来都是民间传闻的主题。大脑会采取一种综合策略来适应这种持续不断的移动和不稳定的平台。海上航行的人会增加站姿和身体摆动的幅度，来使姿势更加稳定以及增加对前庭信号的依赖，他们还会更加依赖视觉信号和躯体感觉信号，以此维持方向。这个过程就像所有学习过程（见第 5 章）一样会改变大脑的化学物质和连接。从漫长的海上航行返回陆地以后，许多人在短时间内还会继续使用这种"运动策略"，直到再次做出适应，这就解释了为什么有人在登陆以后会有一种不稳定和持续摇晃的感觉，英语将其称为"不晕船的能力"，而法语将其称为"登陆不适症"。

9 个月前，一名 39 岁的女性刚结束和家人的乘船游览，却发现刚一下船，就感觉地面在不停摇晃[4]。她起初并没有在意，但这种症状几天甚至几周之后都没有消失，她还觉得自己站不稳（就像走在蹦床上一样），但是她还可以进行大多数正常活动。而且她醒来以后，这种摇晃感就会一直存在。处在运动之中是唯一让她有所缓解的时候，例如坐在车里，但从车里出来以后，摇晃感又会在短时间内突然增强。她的过往史包括生完二胎后出现的产后抑郁症和大学时期几次恐慌症的发作。持续不断的摇晃感让她出现了焦虑，她还称自己又开始变得抑郁。她看过许多医师、接受过许多检查，还对大脑做了核磁共振成像，但结果显示一切正常。一名神经科医师注意到了她的焦虑，给她开了安定，这让她的情况有所缓解，但药物让她感到"兴奋"，这并不是她想要的结果。而且令她担心的是，医师似乎并没有任何方法来解决她的症状。

登陆不适症（MdDS）被定义为一种持续不断的摇晃感和失衡感，就像在船上一样[33]。处在运动之中，尤其是坐船、坐飞机或坐车的时候，就会出现这种症状。视觉运动有时也会引起类似的症状，例如站在码头看着波涛汹涌的大海。有时没有任何明显诱因，这些症状也会自发出现，这种情况通常与焦虑症和偏头痛有关[34]。如前所述，持续不断的摇晃感可能是持续性姿势－知觉性头晕的一种特征。登陆不适症患者通常专注于日常活动时会觉得这些症状程度最轻，而静坐或者一直想着这些症状时则会觉得这些症状程度最重。大多数坐过船的人在下船后都会经历几分钟到几小时的摇晃感。然而，对于登陆不适症患者来说，这种摇晃感会持续数月甚至数年。奇怪的是，登陆不适症患者一旦处于运动之中，例如坐在车里或是再次上船，这种摇晃感就会暂时减弱。不过，人一旦下车再次静止不动时，这种摇晃感又会重新回来，而且往往会在短时间内增强。不知道是何种原因，这种疾病在女性中更为常见，还与焦虑症和偏头痛有关，这种疾病自发出现的时候，情况更是如此。尽管登陆不适症的确切机制还未可知，但这一综合征可能与大脑前庭通路和视觉通路的不良适应（另外一种中枢敏化）有关。

人们在船上感受到的运动非常复杂。例如，站在船的甲板上，会同时感到左右摇晃、上下起伏。有种理论认为，当人们小时候经常运动，大脑会以某种方式将持续运动的感觉和头左右摇晃联系起来，也就是站在甲板上眺望远方寻找海豚或者转动脑袋环顾水塘寻找小吃店时的那种感觉。当船上的乘客回到陆地上，环顾四周时，大脑就会想起之前学习到的联想，让人产生一种好像还在船上的运动感。现代社会中，大脑一直在适应不同的运动体验，而且通常还比较容易。如前所述，大脑有时需要一段时间才能做出调整，不过最终还是会完成这一任务。然而，由于某种原因，登陆不适症患者的大脑会"卡在"持续不断的运动模式之中。

## 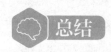 高处眩晕与恐高症

在很多方面，高处眩晕和恐高症都是典型的心理生理障碍。站在高处的时候，大家都会稍微改变自己的行为；约有三分之一的人会出现头晕等症状，约有5%的人会出现严重的症状以及回避行为（恐惧症）。对站在高处会出现症状以及恐惧症的记录可以追溯到古代，而且毫无疑问人类的先祖有恐惧高度的充分理由，因为从高处摔下来几乎会导致死亡——直接摔死或是摔成重伤而死。高处眩晕出现的背后既有生理因素也有心理因素。人们通过周围的视觉环境来保持稳定，但站在高处往外看的时候，人们就会失去视觉线索，身体也就会开始摇晃。一般来说，附近物体的运动出现在视网膜上会减缓这种摇晃，但如果附近没有物体，这种摇晃就会增强，破坏平衡。在这种情况下，人们的本能反应就是想要回到地面，以增加来自双手的感官接受及获得稳定的视觉线索，接着就会尽快从高处下来。有些易受影响的人还会出现恐慌反应、僵住不动，以至于他们需要救助才能从高处下来。而这种情况会导致回避行为和恐高症。

## 总结

头晕是一种很难评估的症状，因为人们会用这个词来描述各种异常的感觉，例如间歇性头昏和眩晕以及持续的脑雾和摇晃。昏厥是恐慌发作及女学生中爆发群体心因性疾病时最常见的躯体症状。持续性姿势－知觉性头晕是一种心理生理性综合征，与纤维肌痛/慢性疲劳综合征、偏头痛、抑郁症和焦虑症等疾病有关。持续性姿势－知觉性头晕患者经常会出现一种失衡感，即使坐在椅子上或在平面行走的时候也会如此，而且在人流涌动的商场购物、在超市货架的过道上行走或者进入一个地板反光的明亮房间，这些都会使症状加重。尽管患者会持续出现头晕，但他们的平衡测试表现通常都很正常。除了头痛，头晕是偏头痛患者极其常见的症状，约有三分之二的患者都称头痛发作之前会出现晕动病。除了退行性疾病和血管疾病，头

晕及其引起的对摔倒的恐惧是导致老年人无法活动的一个主要原因。针对缓解恐惧的康复策略更能够改善行动能力，降低摔倒的风险。

# 参考文献

［1］ Darwin E. Zoonomia; or, the laws of organic life, vol. 1. 2nd ed. London: Johnson; 1796. p. 233.

［2］ Whitman GT, Baloh RW. Dizziness. Why you feel dizzy and what will help you feel better. Baltimore: Johns Hopkins University Press; 2018. p. 48–9.

［3］ Yardley L, Owen N, Nazareth I, Luxon L. Prevalence and presentation of dizziness in a general practice community sample of working age people. Br J Gen Pract. 1998;48:1131–5.

［4］ Private patient of RWB, details changed to protect privacy.

［5］ e Gurgel JDC, et al. Dizziness associated with panic disorder and agoraphobia: case report and literature review summary. Rev Bras Otorhinolaryngol 2007;73:569–572.

［6］ Nardi AE. Some notes on a historical perspective of panic disorder. J Bras Psiquiatr. 2006;55:155.

［7］ Stone MH. History of anxiety disorders. In: Stein DJ, Hollander E, editors. Textbook of anxiety disorders. Washington, DC: American Psychiatric Press. p. 3–11.

［8］ Nardi AE. Some notes on a historical perspective of panic disorder. J Bras Psiquiatr. 2006;55:157.

［9］ Moss PD, McEvedy CP. An epidemic of overbreathing among schoolgirls. Br Med J. 1966;2:1295–300.

［10］ Moss PD, McEvedy CP. An epidemic of overbreathing among schoolgirls. Br Med J. 1966;2:1299.

［11］ Bartholomew R. Little green men, meowing nuns and head-hunting panics. London: McFarland and Company; 2001. p. 27–54.

［12］ Bartholomew R. Little green men, meowing nuns and head-hunting panics. London: McFarland and Company; 2001. p. 34–5.

［13］ Bartholomew R. Little green men, meowing nuns and head-hunting panics. London: McFarland and Company; 2001. p. 33–4.

［14］ Bartholomew R. Little green men, meowing nuns and head-hunting panics. London: McFarland and Company; 2001. p. 46.

［15］ Dieterich M, Staab JP. Functional dizziness: from phobic postural vertigo and chronic subjective dizziness to persistent postural-perceptual dizziness. Curr Opin Neurol. 2017;30:107–13.

［16］ Staab JP, Eckhardt-Henn A, Horii A, et al. Diagnostic criteria for persistent postural-perceptual (PPPD): consensus document of the committee for the Classification of Vestibular

Disorders of the Bárány Society. J Vestib Res. 2017;27:191–208.

[ 17 ] Brandt T. Vertigo: its multisensory syndromes. London: Springer; 1991. p. 298–304.

[ 18 ] Brandt T. Vertigo: its multisensory syndromes. London: Springer; 1991. p. 299.

[ 19 ] Staab JP. Chronic dizziness: the interface between psychiatry and neuro-otology. Curr Opin Neurol. 2006;19:41–8.

[ 20 ] Powell G, Derry-Sumner H, Rajenderkumar D, et al. Persistent postural perceptual dizziness is on a spectrum in the general population. Neurology. 2020;94:1929–38.

[ 21 ] Guerraz M, Yardley L, Bertholon P, et al. Visual vertigo: symptom assessment, spatial orientation and postural control. Brain. 2001;124:1646–56.

[ 22 ] Cousins S, Cutfeld NJ, Kaski D, et al. Visual dependency and dizziness after vestibular neuritis. PLoS One. 2014;9:e105426.

[ 23 ] Baloh RW. Neurotology of migraine. Headache. 1997;37:615–21.

[ 24 ] Mira E. Benign paroxysmal vertigo of childhood: a long-term follow-up. Cephalalgia. 1994;14:458–60.

[ 25 ] Slater R. Benign recurrent vertigo. J Neurol Neurosurg Psychiatry. 1979;42:363–7.

[ 26 ] Eggers SD, Neff BA, Shepard NT, Staab JP. Comorbidities in vestibular migraine. J Vestib Res. 2014;24:387–95.

[ 27 ] Baloh RW, Kerber KA. Baloh and Honrubia's clinical neurophysiology of the vestibular system. New York: Oxford University Press; 2011. p. 362–4.

[ 28 ] Rutherford WH, Merrett JD, McDonald JR. Sequelae of concussion caused by minor head injuries. Lancet. 1977;1:1.

[ 29 ] Meares S, Shores EA, Taylor AJ, et al. Mild traumatic brain injury does not predict acute post-concussion syndrome. J Neurol Neurosurg Psychiatry. 2008;79:300–6.

[ 30 ] Deshpande N, Metter EJ, Bandinelli S, et al. Psychological, physical and sensory correlates of fear of falling and consequent activity restriction in the elderly: the InCHIANTI Study. Am J Phys Med Rehabil. 2008;87:354–62.

[ 31 ] Murphy SL, Williams CS, Gill TM. Characteristics associated with fear of falling and activity restriction in community-living older persons. J Am Geriatr Soc. 2002;50:516–20.

[ 32 ] Ellmers TJ, Cocks AJ, Young WR. Evidence of a link between fall-related anxiety and high-risk patterns of visual search in older adults during adaptive locomotion. J Gerontol A Biol Sci Med Sci. 2020;75:961–7.

[ 33 ] Brown JJ, Baloh RW. Persistent mal de debarquement: a motion induced subjective disorder of balance. Am J Otolaryngol. 1987;8:219–22.

[ 34 ] Cha YH, Brodsky J, Ishiyama G, Sabatti C, Baloh RW. Clinical features and associated syndromes of mal de debarquement. J Neurol. 2008;255:1938–044.

# 第 **10** 章　心身症状的治疗

> 人类面临的疾病会日益增多，而对制药公司来说，推销相应的药物可能对股东有利，但这根本不能确保药物改善健康和医疗保健的效果。
>
> 彼得·康拉德[1]

几个世纪以来，精神治疗师和医学治疗师使用了最有效的治疗方法——安慰。不管症状是何起因，这种疗法都能起到作用，而且对心身症状的治疗尤其有效，因为恐惧和焦虑往往是其核心问题。安慰的形式多种多样，包括口头鼓励、草药复方、药丸或是能让患者认为有效的肢体操纵。如果诊断和预断并不明确，人们可能会质疑提供安慰的伦理道德，但我却觉得保持积极的心态并没有坏处。最大限度地发挥积极作用以及最大限度地减少消极作用，这应该是所有医学治疗的重点。存在一种平衡做法，即人们必须保持心态积极、提供安慰，但同时也得承认存在不确定因素，并准确提供推荐疗法副作用的相关信息。

正如本书多次提到的那样，心身症状的成因可以归为先天因素和后天因素的结合。也就是说，环境诱因会导致遗传易感的人出现症状。目前，人们对于基因修改的认知和能力都十分有限，也无法改变过去，但人们可以影响引起症状的环境因素。压力是导致心身症状的主要动力，而恐惧、焦虑和抑郁则是对慢性压力的自然反应。生活中，每个人在某些时候都会感到压力，但正如汉斯·塞利说的那样，"折磨我们的并不是压力，而是我们对压力的反应。"因此，人们首先必须采取一定策略来缓解压力，以最大限度地减少心身症状。缓解压力及改善心身症状的方法多种多样，例如改变生活方式、正念、认知策略、药物等，甚至还包括电刺激和大脑手术等强化治疗。改变生活方式、正念和认知疗法可以有效治疗所有类型的心身症状，而且一般来说是目前最有效的治疗方法。

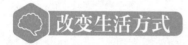 改变生活方式

如果有人告诉你，有一种治疗心身症状的高效疗法，而且没有任何副作用，但不是出自医师之手，那你自然会对此产生怀疑。接下来，如果有人告诉你同样的治疗方法也能改善衰老导致的记忆力下降，还能降低心脏病、脑卒中和阿尔茨海默病的患病风险，那你可能会表示"绝不可能"。但确实有这种"奇迹"疗法，即体育锻炼——一种有计划、有组织的重复性活动，旨在提高身体素质。一项又一项研究表明，定期体育锻炼能改善抑郁、焦虑、偏头痛、慢性背痛和纤维肌痛 / 慢性疲劳综合征[2-4]。与通常用于重度抑郁症等心因性疾病的药物相比，锻炼能够达到同等疗效甚至更好的疗效。而且，通过锻炼，患者也会更加专注于治疗过程，从而扭转负面思想以及打破心身症状的恶性循环。体育锻炼的一个常见障碍是，患者刚开始锻炼时会觉得症状变得更加严重。必须先度过锻炼的早期恶化阶段，才能从中获得长期好处。

### 锻炼与大脑

人口研究表明，定期锻炼的人比不锻炼的人寿命更长、心理更加健康、出现心脏病和脑卒中等慢性疾病的概率也更小[5]。另一方面，压力和焦虑是缺乏体育锻炼的风险因素，而且缺乏锻炼会导致抽烟和暴饮暴食等不健康的行为。锻炼会改变大脑化学物质和连接，而且从长远来看，还会降低对压力的敏感。大脑喜欢锻炼。例如，锻炼会帮助神经细胞消除潜在的有毒废物，还能激活缓解疼痛和焦虑的内源性内啡肽。此外，锻炼还能改善海马体的神经可塑性和神经发生，避免焦虑和抑郁导致的海马体萎缩现象（见第 5 章）。最后，锻炼对支配社会行为的大脑区域也会产生积极作用，已经有效治疗过自闭症儿童和多动症青少年[6]。

关键要使锻炼成为日常生活的一部分。任何锻炼都是有益的，但剧烈运动会导致出汗和脉搏加快，每周三到四次每次 30 ~ 40 分钟的运动应该归为日常锻炼的范围。每天在新鲜的空气中散步最为合适。网球、篮球、排球和划船等运动也非常不

错，但通常只限于一小部分人。瑜伽和太极等控制肌肉的锻炼将正念和锻炼结合在一起，对于缓解压力非常有效。每个人都能找到一些锻炼方法。只需要决定优先顺序然后使之成为日常生活的一部分就可以了。

### 睡眠和饮食习惯

心身症状患者如果拥有一种有组织的生活方式，例如定期锻炼、规律睡眠及适量饮食，那就会处在最好的状态。除了锻炼，他们必须保证充足睡眠、规律饮食、避免暴饮暴食。健康多样的饮食结构对人会有帮助，感到焦虑的时候应该减少咖啡因和巧克力等兴奋剂的摄入。睡眠障碍在心身疾病患者中十分常见，但服用安眠药绝对不是解决问题的方法。任何安眠药都会使患者出现所谓的耐受和依赖，也就是说，药效久而久之就会减弱，而且停止服药还会导致睡眠障碍加重。不过，允许偶尔服用安眠药，即一周不超过一到两次。3~7毫克的褪黑素可以帮助睡眠，可能也能帮助缓解慢性疼痛。压力和睡眠障碍相互关联，所以缓解压力就能改善睡眠。这也就是为什么定期锻炼的人会比不运动的人睡得更好。

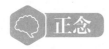 **正念**

19世纪末，科学家和医师面临的一个主要问题是心－身两难。传统上，心理学是哲学的一个分支，是一门独立于物质世界的学科。精神是灵魂的一部分，是一种超自然实体，通过"生命力"控制着身体，而生命力又会穿过神经控制肌肉。法国哲学家勒内·笛卡尔认为灵魂处于大脑松果体的位置，还将生命力比作航海时的风（见第2章）。然而，随着19世纪后半叶科学医学的发展，人们逐渐意识到，精神疾病就是大脑疾病。日常生活中，医师会观察思维活动如何取决于大脑功能的状态。脑瘤或脑卒中就会改变人的性格和行为。当时的科学家预测，新提出的研究方法最终会解决"心身问题"，从而淘汰心理学，但人们目前对心身相互关系的理解仍十分有限。

意识可以看作大脑的执行控制系统。有意识是指能认识到且有能力体验自己和周围环境。从进化论的角度来看，使用单一控制系统来裁定大脑不同区域的冲突信号很有道理。哲学家长期以来就在和"意识"做斗争，甚至质疑这一概念是否存在。有意识是什么意思？动物有意识吗？未来拥有人工智能的计算机有意识吗？从医学角度来看，意识是一种临床表现，其依据是一个人的清醒程度——从极其警惕到不省人事（对任何刺激都没有反应）。根据无反应的高低程度，迷失方向、精神错乱和神志不清是不同程度的意识损害。神经系统科学家一直在大脑中寻找意识中枢和意识通路，已经明确了前额叶皮质等某些区域，这些区域似乎对执行功能至关重要。但对于前额叶皮质受损（例如额叶切除手术后）等局灶性皮质受损的患者来说，他们尽管性格和行为发生了改变，但还是存在意识以及自我意识，而且在普通人看来似乎也有意识。最有可能的是，意识是大脑的一个分散式特征，意思就是意识涉及整个大脑多个冗余的神经通路。

有人认为，意识是许多连续不断的精神事件，而这些精神事件一个接着一个，在有意识的人脑中移动，这种观点可以追溯至早期佛经。精神事件可以是一种感官体验，例如在周围环境看到或听到某物、对过去看到或听到某物的记忆或者想要看到或听到某物的意图。意识可以是一连串的文字或者图像。佛教信徒认为，专注于每时每刻的意识体验可以使人了解自己、获得智慧，也就是正念的基本内涵。英国哲学家及医师约翰·洛克17世纪末出版了《人类理解论》这一著作，他在书中首次使用"思绪"一词来描述理解过程中一个接一个的连串想法。18世纪和19世纪的哲学家普遍认为，意识是一个又一个流动的想法。美国哲学家及心理学家威廉·詹姆斯更喜欢使用"思想流"和"意识流"来强调，思想是在连续河流中融合在一起的，而不是一个一个连在一起[7]。这种比喻甚至还认为河流中还有水流，代表想法的微妙之处。詹姆斯认为，每种想法（他称为"精神素材"）一定与大脑中的某种分子状态有关。遗憾的是，到了下个世纪，人们才开始研究大脑中的分子如何发挥作用，因此詹姆斯只能推测意识的基本组成部分。如第8章所述，20世纪中期赫布提出的"细胞集群"由反射神经网络的回路组成，为解释记忆和想法的存储提供了模型。20世纪后半叶，坎德尔对神经元突触的研究给记忆和想法的储存提供了一种分子机制。有待发现的是神经回路，这些神经回路能控制意识流、决定哪些信息进入意识以及决定哪些大脑功能自行作用。

压力和焦虑会使意识流加速，因此一个接一个的想法就会以混乱的方式快速掠过思想，使人很难专注于任何一种想法。人们总是沉溺在过去、盼望着未来，但却不懂得珍惜当下。正念是一种可以让我们专注于当下的方法，也就是专注于当下所处的位置和所做的事情，这样一来，就不会被周围瞬息万变的事情压垮。人们如果能够意识到当下，就可以评估自己的想法和感觉，而不是判断它们是好是坏。正念的作用原理是，关注身体的内部节奏以获得一种平静放松的感觉。其目标是让人活在当下，而不是沉溺过去或预想未来。例如，正念的一种基本方法就是坐在椅子上，双脚自然舒适地放在地上，双臂放松在身体两侧，头稍稍向前倾斜，然后感受自己的一呼一吸。如果觉得走神了，也不要在意，将注意力重新集中在呼吸的感觉上就可以了。正念的目的不是关闭人们的想法或感觉，而是对其进行观察和理解。正念的方法也可以和瑜伽、太极等锻炼结合在一起。研究发现，正念可以降低压力水平，改善整体健康状况，从而预防抑郁和焦虑[8, 9]。

## 认知行为疗法

如第 4 章所述，行为疗法可以追溯至 20 世纪中期 B. F. 斯金纳的研究工作。行为疗法关注环境如何影响习得性行为，并采取各种各样的方法来治疗适应不良性行为。例如，指导人们通过不断提升恐惧场景的等级，将适应不良性反应替换为一种新的习得性反应，就能治疗回避行为。有两种方法可以实现这一目标：让患者观看一段人们使用恰当适应性行为的视频；或者使用虚拟现实技术模拟计算机驱动的真实恐惧场景。压力导致的觉醒增强可以通过放松训练得到治疗，即患者通过紧绷和放松全身肌肉来减少压力。此外，对抗性条件作用可以使患者将适应不良性行为替换为让人更加放松的行为。行为疗法的另外一个特点就是，可以通过客观测量来量化治疗结果。患者和治疗师就治疗的本质和预期的结果会达成某种"契约"。近些年来，行为疗法已经演变为认知行为疗法（CBT），即人们利用认知过程来控制适应不良性行为[10, 11]。治疗师会让患者改掉常见的思维错误，如过度强调消极的一面和小题大做（反安慰剂效应），然后代之以更富有成效的想法，如专注积极的一面以及期待良好的结果（安慰剂效应），这样做的目的是，通过挑战患者的思维方式及其对压力场景的反应来提高他们的应对技能。

近来，正念和认知行为治疗合并成了一种单一的治疗方法，例如正念认知疗法（MBCT）及接受与承诺疗法（ACT）[12]。因为正念是为了让人们关注当下，不加批判地接受当下的想法和感觉，所以在正念的作用下，人们更容易抛弃负面的想法和情绪，代之以积极的想法和情绪，这也是认知行为疗法的目标。有关正念认知疗法、接受与承诺疗法以及其他基于接受性和正念性疗法的研究表明，更加关注当下，会让人们更好地认识到需要改变的想法和情绪，还能给如何进行改变以及如何将注意力在不同刺激之间进行切换提供更好的见解。

## 网络导向疗法

一对一精神疗法的主要局限是成本高及治疗师少。治疗过程既耗时又昂贵，而且大多数患者无法获得这些治疗。一种可能的解决方案是网络指导疗法，而且公众可以广泛获得。目前，治疗师操作网络指导疗法的方式大体包括两种：在线和患者交流；或者在线审视患者完成的材料，然后做出反馈（一种集体治疗）[13]。有关正念和认知行为疗法的一些项目可以在网上轻易获取，而且很多都有相应的手机应用软件。尽管评估不同网络指导疗法是否有效仍处于开拓阶段，但研究表明，治疗师指导的项目比自助项目要更有效，而自助项目要比不接受治疗更有效。当然，需要将成本效率和安全系数考虑在内，而且不同心因性疾病需要不同的治疗方法。网络心理干预的一个主要潜在优势在于对照治疗试验的设计和实施。客观比较不同精神疗法的有效性一直相当困难。成本高，人数少，而且通常缺乏合适的对照组。有了网络干预，人们就可以在相对较短的时间内研究大量样本。招募人员不受地域限制，而且准备好的在线材料可以让治疗师更有效地利用自己的时间。这也使多因素研究成为可能，从而比较不同方式提供的不同治疗模式。而且网络疗法可以轻松将实验对象盲法随机分配到不同的治疗组。迄今为止，网络精神疗法主要用来治疗广泛焦虑症和抑郁症患者，因为这些疾病在普通人群中十分常见，而且人们普遍认为至少有人从网络治疗中收益[14, 15]。

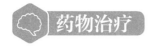 药物治疗

目前，还没有研制出治愈心身疾病的药物。治疗普通症状的药物多种多样，但这些药物对改善心身症状的效果大多未经测试。而且，任何药物都会产生副作用，益处是否超过风险也一直都不清楚。目前针对心因性疾病的药物可以根据假定的功能机制分为四大类：增加血清素、去甲肾上腺素和多巴胺等单胺类神经递质的药物；减少兴奋性神经传输的药物；增强神经可塑性和神经发生的药物；激活内源性大麻素系统的药物（见第 5 章）。尽管根据假定的作用机制对药物分类有助于传授知识，但重要的是要记住，这些药物大多数对应不止一种作用机制，而且人们还不知道哪种机制或机制组合在作用时会产生有益结果。这些药物大多最初是用来治疗抑郁症和焦虑症的，后来又用在其他心身疾病患者的身上，并取得不同程度的效果。心身症状患者大多会出现抑郁和焦虑，而且两种症状常常一起出现，抑郁和焦虑是许多心身症状的成因所在。许多人认为焦虑和抑郁是同一枚硬币的两个侧面，也就是说它们拥有一些共同的常见潜在机制。然而，抑郁和焦虑可以完全独立发生。

尽管治疗心因性疾病的药物有其特有的疗效和副作用，但在进行一种治疗试验之前，需要理解这些药物的一些共同特点，这十分重要。首先，这些药物不是在短时间内就能治愈传染病的青霉素。基于当前的了解，没有一种药物可以治愈潜在疾病的过程，大多数药物需要长期服用（数月至数年）才能获得最大疗效。症状在好转之前往往会先恶化。患者必须清楚这些限制，才不会过早停止服药。尤其是，焦虑症患者往往忍受不了副作用以及不断恶化的基线症状，更有可能过早停药。所有药物对大脑的神经递质都存在影响，而且这些影响大多与潜在的疾病过程没有关系，也就是潜在的脱靶效应。即使有些药物的名称暗示了高度特异性机制，但也会产生多种脱靶效应，例如选择性血清素和去甲肾上腺素再摄取抑制剂。一般来说，服用药物最好从小剂量开始，然后再根据反应和相关副作用逐渐增加剂量。人们如何决定何时停止服用某种有效药物呢？遗憾的是，几乎没有关于这一领域对照治疗试验的数据，这是因为大多数研究的持续时间不超过 1 年。通常来说，最好在几周内逐渐减少用药，如果症状复发，减少速度甚至要更慢。最后，这些药物中有许多

都会和患者正在服用的药物产生不良反应，而且如果使用多种具有类似机制的药物，就有可能产生困倦和便秘等加性效应。

 ## 增加大脑单胺类物质的药物（抗抑郁药）

发现这些药物的故事能让人们一瞥 20 世纪毫无章法的药物研制。故事开始于 20 世纪 50 年代两次偶然的临床观察，最终导致一种可行的假设，即抑郁症是由血清素、去甲肾上腺素和多巴胺等大脑单胺类神经递质的消耗引起的[16]。结核病是现代文明社会的瘟疫，因此 20 世纪中期科学家们称异烟肼这种药物可以明显降低死亡率时，引起了极大的轰动。在试图提高这种药物药效的过程中，化学家开发了一种叫作异丙嗪的异烟肼衍生物。结核病患者服用异丙嗪之后，有些人称药物使他们产生了快感，整体情绪得到了改善。这一观察结果导致了异丙嗪在临床抑郁症患者中的临床试验，而且报告了很高比例的患者都得到了改善。因此，人们证明了异丙嗪可以有效抑制单胺氧化酶（分解大脑单胺类物质的一种酶），因此通过阻断这种酶，单胺类物质在突触连接处的含量就会增加。第二次偶然发现是，用来治疗高血压的利血平会使一些患者出现抑郁。利血平是蛇纹草的一种提取物，会阻断大脑某个关键的单胺转运蛋白体，从而导致大脑单胺类物质的消耗。因此，增加大脑单胺类物质的药物可以缓解抑郁症，而减少大脑单胺类物质的药物则会导致抑郁症，这就产生了单胺／抑郁症假说。

遗憾的是，作为单胺氧化酶抑制剂的异丙嗪会使患者出现严重的副作用，例如心率加快、高血压和发汗，因此异丙嗪尽管可以缓解抑郁症，但最终还是退出了市场。虽然也研制了其他毒性较低的单胺氧化酶抑制剂，但因为副作用和其他药物的相互作用，这些药物在美国从未得到广泛使用。20 世纪 50 年代末，偶然发现了另外一种可以治疗抑郁症的药物——三环胺，即丙米嗪。化学家将新发现的精神抑制药异丙嗪进行改良，研制出了丙米嗪，并将其交给精神病学家罗兰·库恩博士，以在精神病患者中进行测试。库恩称丙米嗪对于有些抑郁症患者来说是种特效药，而且总体上副作用也相对较少，至少与单胺氧化酶抑制剂相比是这样[17]。人们刚发现丙米嗪时还不清楚它的作用机制，但是后来证明，丙米嗪会阻断去甲肾上腺素再摄取转运体和血清素再摄取转运体，从而增加去甲肾上腺素和血清素这两种单胺类神经递质的含量。然而，人们发现，丙米嗪及阿米替林、去甲替林和诺普拉明等后来合成的其他一些三环胺会产生多种脱靶效应，例如阻断其他一些神经递质受体，还会导致头晕、黏膜干燥、困倦、食欲增加、体重增加和轻微记忆障碍等一系列副作用。尽管存在这些潜在的副作用，三环胺类抗抑郁药仍被广泛用来治疗抑郁症及其他许多心因性疾病，例如广泛焦虑症、慢性疼痛、偏头痛、纤维肌痛／慢性疲劳综合征和恐慌症。尽管对不同药物的反应因人而异，但总体来说，不同的三环胺会产生类似的疗效和副作用。例如，阿米替林往往要比其他三环类药物更具镇静作用，因此对于治疗心因性疾病引起的睡眠障碍，这种药物通常很有用。

20 世纪 60 年代末，制药公司在对自杀抑郁症患者进行尸检研究后发现，患者大脑中的血清素含量明显降低，因此将重点放在了血清素这一单胺类物质上[18]。这导致出现了一种新的合成药——氟西汀，而且后来证明，这是一种血清素再摄取转运体的高度选择性阻断剂，对去甲肾上腺素再摄取转运体的影响相对较小。氟西汀（百忧解）最终在 1987 年被美国食品和药品管理局批准，并立即被吹捧为治疗抑郁症的新型特效药[19]。随后又合成了一些其他的选择性血清素再摄取抑制剂，例如帕罗西汀、西酞普兰、艾司西酞普兰和舍曲林，但是正如早期抗抑郁药一样，这些药物还是出现了问题。这些药物对相当多的抑郁症患者都没有效，而且还会产生很多脱靶效应，最常见的就是恶心、失眠和性功能障碍。制药公司后来改变方法，努力寻找既能阻断血清素和去甲肾上腺素再摄取运转体又不会产生与三环胺相关的许多脱靶效应的药物。结果就是，20 世纪 90 年代，制药公司研制并销售了选择性血清素和去甲肾上腺素再摄取抑制剂——文拉法辛。随后在 21 世纪初又研制出度洛西汀和米那普仑。正如百忧解最初进入市场一样，人们对这些药物充满了极大的热情，但随着时间的推移，临床试验表明，这两类药物治疗抑郁症和焦虑症的效果并不存在令人信服的差异，而且两种药物都有副作用[20]。与三环胺一样，这两种再摄取抑制剂已被广泛用来治疗抑郁症和焦虑症以外的许多心因性疾病，如慢性疼痛、纤维肌痛／慢性疲劳综合征、持续性姿势－知觉性头晕，但几乎没有证据可以表明其中任何一种药物要好于另外一种。如第 6 章所述，有人已经提出质疑，治疗抑郁症时是否这些药物中任意一种都要比安慰剂有效，而且大多数人认为单胺假设充其量是一种过度简化。大脑中的单胺类物质含量确实与心因性疾病有关，但并不是其成因。

## 降低兴奋性（谷氨酸盐）传输的药物

如第 5 章所述，谷氨酸盐是大脑中主要的兴奋性神经递质，而且一半以上的突触都会分泌谷氨酸盐。电脉冲到达神经末梢（突触）时，就会触发少量谷氨酸盐的分泌，然后这些谷氨酸盐会穿过突触，激活目标神经元上的受体。这会使目标神经元放电，将信号传递给其他神经元。突触重复放电（赫布突触）会导致中枢敏化（神经可塑性的一种形式）。有数百种蛋白质会参与谷氨酸盐的打包和分泌，产生并维持谷氨酸盐，并在突触的位置降解和输送谷氨酸盐。编码这些蛋白质的基因稍微发生变异，就容易导致中枢敏化，而且这些蛋白质都是降低兴奋性传递新型药物的潜在靶点。众所周知，慢性疼痛会导致中枢敏化（见第 5 章），但尽管如此，中枢敏化与焦虑症和抑郁症等许多心因性疾病也有关系。焦虑症和抑郁症会使海马体和杏仁体某些部位的兴奋性传递出现中枢敏化。重度抑郁症患者血液和脊髓中的谷氨酸盐含量会升高，而单胺类抗抑郁药会降低谷氨酸盐的含量[17]。实际上，增加大脑单胺类物质药物的工作原理是，调节谷氨酸盐传输和降低中枢敏化。

### 抗癫痫药

已知许多抗癫痫药可以抑制兴奋性谷氨酸盐的传递，这些药物已经被用来辅助治疗或主要治疗抑郁症、焦虑症和慢性疼痛。最常使用的药物包括卡马西平、奥卡西平、拉莫三嗪、左乙拉西坦以及加巴喷丁和普瑞巴林。这些药物会通过阻断钠通道和钙通道等离子通道发挥作用，而这些通道会使离子进入神经细胞，并在突触位置触发谷氨酸盐的分泌。由于药物的广泛作用，大多数物药具有潜在的严重副作用，还会与其他药物发生相互作用。它们主要用于传统抗抑郁药治疗无效的严重抑郁症病例。但有一个例外是加巴喷丁类药物相对来说副作用很少，基本没有明显的药物相互作用。除了阻断兴奋性传递的关键钙通道的亚基外，加巴喷丁类药物，尤其是普瑞巴林可以增强 γ - 氨基丁酸抑制性神经传递，因此，这类药物可以实现双重效应，既能减少兴奋性神经传递，又能增加抑制性神经传递。尽管加巴喷丁和普瑞巴林的功效类似，但普瑞巴林的摄取速度要比加巴喷丁的速度更快；此外，普瑞巴林的摄取与其服用剂量成正比例，而加巴喷丁会出现摄取饱和，所以血液浓度与服用剂量不会成正比。虽然最初是作为抗癫痫药引入的，但其在早期临床试验中并不是非常有效，如果不是有研究表明普瑞巴林可以有效治疗疱疹后神经痛（带状疱疹）引起的慢性神经痛，那么这类药物可能早已遭到淘汰[21]。后续研究表明，包括纤维肌痛等各种慢性疼痛综合征患者以及患有广泛性焦虑和躯体症状的患者中，加巴喷丁类药物也能起到一定作用。普瑞巴林是经美国食品和药品管理局批准可以用来治疗神经性疼痛的唯一药物，但加巴喷丁类药物是美国目前最广泛的非适应证用药。制药公司常常大量销售加巴喷丁类药物，用于许多说明书以外的症状，尤其用来治疗焦虑综合征和疼痛综合征[22]。与阿片类药物一样，加巴喷丁类药物滥用在美国已经成为一个主要问题，约有 1.5% 的人都在滥用此类药物，其中许多人服用阿片类药物和加巴喷丁类药物的初衷是为了治疗慢性背痛，尽管没有证据能够表明两种药物可以有效治疗这一疾病。加巴喷丁类药物最常见的副作用包括镇静、嗜睡和头晕，但随着患者对药物产生耐药性，这些症状往往就会减缓。加巴喷丁类药物有时会用作安眠药，尤其会用在慢性疼痛患者身上。

### 抗焦虑药物

增强抑制性神经递质 γ－氨基丁酸（GABA）的药物，即所谓的 GABA 受体激动剂会减少兴奋性传递，用来治疗各种心身症状，尤其是焦虑症导致的心身症状。巴比妥酸的衍生物巴比妥酸盐是第一种 GABA 受体激动剂。拜耳公司于 1912 年研制出了苯巴比妥（鲁米那），并将其作为一种癫痫药物，但到了 20 世纪中期，巴比妥酸盐被广泛用来治疗各种心身症状。药剂过量导致的成瘾和死亡成了一个主要问题。到了 20 世纪后半叶，巴比妥酸盐几乎被新型的 GABA 受体激动剂苯二氮䓬类药物所取代，这也是一种抗癫痫药，但药剂过量的风险要小得多。到目前为止，地西泮（安定）、阿普唑仑、劳拉西泮和氯硝西泮等苯二氮䓬类药物是美国和欧洲治疗焦虑症最常用的处方药[23]。但这些药物也不是没有任何风险。兴奋性传递减少会引起过度镇静、疲劳、头晕，还会延长反应时间、损害驾驶技能，甚至损害老年人的记忆力和认知功能。耐药性（导致患者一直希望增加剂量）和依赖性（一旦停药，症状就会复发）也是潜在的问题[24]。不像用来治疗焦虑症的抗抑郁药，苯二氮䓬类药物药效很快，一开始不会导致神经过敏和失眠。在使用抗抑郁药治疗的前几周，有时会用苯二氮䓬类药物来缓解焦虑，一直持续到抗抑郁药开始奏效为止。

一般来说，苯二氮䓬类药物对治疗抑郁症没有太大帮助。速效或短效劳拉西泮可以用来治疗恐慌症，防止患者反复去医院急诊。

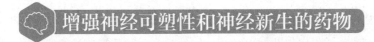
## 增强神经可塑性和神经新生的药物

如第 5 章所述，慢性抑郁症的一个显著特征就是海马体萎缩、神经可塑性和神经发生减少。人们已经证明，神经生长因子脑源性神经营养因子（BDNF）是神经可塑性和神经发生的重要介质，因此增强 BDNF 活动的药物是治疗抑郁症的良好候选药物[25]。将 BDNF 直接注射到动物的海马体内会快速逆转压力导致的抑郁。对使用氟西汀这种选择性血清素再摄取抑制剂的类似动物的研究发现，BDNF 信号增加、新的突触形成和神经发生得到改善，这与临床症状的改善有关，但氟西汀和相关抗抑郁药的一个关键限制性特征是，临床获益要花费长达数周至数月的时间。而在这关键的延迟时期，自杀会出乎意料地频繁。人们迫切需要一种见效更快的抗抑郁药。2000 年，临床研究人员给其他常见治疗无效的重度抑郁症患者注射了氯胺酮，发现这种见效快的麻醉剂可以快速起到抗抑郁的作用[26]。其中有位女性描述了静脉注射氯胺酮的强大作用。"第一次治疗结束以后，几个小时内我就觉得压力减轻了。经过三四次治疗，我又可以听到鸟叫、看到鲜艳的颜色了。我可以走出家门，而不是找一百万个借口来阻止自己。我又有了希望。这是 20 年来我第一次感到如释重负。而且随着每次治疗，我的情况也越来越好[27]。"后来，许多临床试验都记录了静脉注射氯胺酮对治疗重度抑郁症可以起到快速作用，而且制药公司还研制出一种简化的鼻内氯胺酮，并被美国食品和药品管理局批准可以用来治疗抑郁症。

### 氯胺酮，新型"特效药"

氯胺酮是 20 世纪 60 年代初由制药公司帕克·戴维斯研制的一种速效麻醉剂，而且最初报告显示其副作用相对较少。尽管整个 20 世纪 70 年代，尤其是在越战时期，氯胺酮被用作进行小型外科手术的速效麻醉剂，但药效减退的副作用也变得十分明显，例如出现幻觉、血压飙升以及肌肉震颤。随着制药公司研制出新型更安全的短期麻醉剂，氯胺酮就在人类的外科手术中消失，但仍然被兽医广泛使用。

20世纪90年代，氯胺酮作为一种致幻的娱乐性药物开始普遍流行，通常被称为"超级K"。使用者称视觉和听觉会出现扭曲，身体形象发生改变，还会产生一种脱离现实世界的感觉，称为"K洞"。其作用的持续时间为30~60分钟，远远短于苯环己哌啶等其他娱乐性致幻剂。

氯胺酮作用于多种神经递质系统，单胺类受体和GABA受体也包括在内，但其对兴奋性递质谷氨酸盐NMDA受体的作用最大，这又会增加BDNF的产生和分泌[28]。对于患有抑郁症的啮齿类动物，氯胺酮可以快速增加突触蛋白的产生，并逆转压力导致的海马体和前额叶皮质中突触的丧失，这与抑郁症改善后出现的快速行为反应有关。但经过基因改造的动物无法出现这些变化，因此也无法产生BDNF。氯胺酮也会增加啮齿类动物海马体中的神经发生，但这要花费好几天的时间，这可能就是单剂量氯胺酮会产生长达7天持续反应的原因。尽管静脉注射氯胺酮对治疗重度抑郁症颇为有效，但这并不是一种理想的药物，这是因为氯胺酮存在严重的潜在副作用，而且患者也不方便定期进行注射。苯二氮䓬类药物常与氯胺酮联合使用，以减少对精神的副作用。制药公司立即开始寻找氯胺酮的替代性药物，最终研制出一种缩短版本的氯胺酮——艾司氯胺酮，这种药比常规氯胺酮更能与NMDA受体紧密结合，还能通过鼻腔喷剂被血液摄取。艾司氯胺酮于2020年获得美国食品及安全管理局的批准，早期研究表明，艾司氯胺酮可以非常有效地治疗耐药抑郁症，但有关其潜在的严重副作用，仍然缺乏长期的临床试验。药物滥用也是一个潜在的主要问题。目前正在动物模型和抑郁症患者身上研究同样可以结合NMDA受体且副作用比氯胺酮更小的其他药物，但迄今为止，研究结果仍不尽如人意。

值得注意的是，大约在人们认为氯胺酮可以治疗抑郁症的同时，也有大量报告显示，静脉注射氯胺酮成功治疗了对任何其他药物都没反应的重度慢性疼痛[29]。在一项研究中，顽固性疼痛患者被氯胺酮麻醉以后一共昏迷了5天，但是醒来以后，一些人的疼痛明显得到了缓解。还有一些研究进行了非麻醉作用的静脉注射，发现氯胺酮可以有效治疗一系列顽固性慢性疼痛综合征，包括神经性疼痛、幻肢痛、灼痛（通常称为慢性区域疼痛综合征）和纤维肌痛。但与治疗抑郁症一样，也会有副作用出现，而且大多数研究进行安慰剂效应的对照组并不充分。氯胺酮尽管缺乏循证临床试验，但还是成了一种治疗纤维肌痛/慢性疲劳综合征的"新型特效药"，而且许多患者每个月都要花费数千美元进行治疗。尽管最初的报告比较振奋人心，但在完全了解氯胺酮等治疗抑郁和疼痛药物的作用之前，依然有很长的路要走。

## 影响内源性大麻素神经传递的药物

尽管如第 5 章所述，人类最近才发现内源性大麻素系统及其在压力反应中的作用，但激活大脑内源性大麻素受体的药物确实是人类已知的最古老的一种药物。公元前几千年前，亚洲和中东地区一些古代医师会使用大麻来治疗疼痛、焦虑和抑郁。19 世纪中期大麻传入西方医学，当时爱尔兰裔医师威廉·奥肖内西讲述了他在东印度公司担任助理外科医师的经历，他曾穿过整个印度和中东地区，收集当地医师使用大麻的有关信息。当他回到英国以后，他的发现引起了巨大轰动，而且很快就传到了欧洲和美国。尽管 19 世纪人们对大麻产生了极大兴趣，但一直到 20 世纪，人们才发现大麻植物中的活性成分以及大脑的内源性大麻素受体。即使人们有了新的认识，大麻及其用作医疗手段的衍生物仍在不断发展，而且仍然存在极大的争议。

人们已经在大脑中确认了两种主要的大麻素受体，CB1 和 CB2[30]。其中，CB1 对于调节压力反应和焦虑最为重要。CB1 对焦虑的作用相当依赖于大麻的服用剂量，也就是说，低剂量至中等剂量的大麻都能缓解焦虑，而高剂量的大麻会导致或加重焦虑。同样地，与 CB1 受体亲和度很高的合成药物（所谓的"香料"混合物）更容易造成焦虑、恐慌和偏执。许多经常使用大麻的人称，低剂量至中等剂量会使人放松，增强社交能力和创造力，甚至还会产生快感，而高剂量会导致焦虑不安、恐慌、认知障碍，甚至会使极少数人精神错乱。但中等剂量和高剂量的界限在不同使用者之间会有很大差别，这无疑是遗传、发育和环境因素综合影响的结果。CB1 受体具有双向作用的原因是它可以调节杏仁体及其他边缘系统中谷氨酸盐和 GABA 的分泌。这两种主要的兴奋性神经递质和抑制性神经递质会对焦虑产生相反的影响，因此低剂量和高剂量药物都有可能在任何一个方向打破兴奋和抑制之间的平衡。此外，人们已经证明，CB1 受体可以调节单胺类神经递质血清素和去甲肾上腺素及压力激素的释放，还能调节下丘脑－脑垂体－肾上腺轴。

人们发现，大麻有两种主要的活性组分——四氢大麻酚（THC）和大麻二酚（CBD），两种活性组分对 CB1 受体的作用相反[31]。THC 是一种激动剂，而 CBD 是一种拮抗剂。这在一定程度上解释了相比单独使用任意一种活性组分，使用大麻的效果则会更加全面。THC 和 CBD 对多种神经递质系统都会产生作用，所以不能仅仅依据 CB1 的效应来预测最终效果。传统大麻植物含有约 20% 的 THC 和 1% 的 CBD，而新型大麻植物品种会有更高含量的 CBD[32]。吸食大麻的人普遍认为，THC 会让人兴奋，而 CBD 则会让人放松，但这只是一种过度简化的说法（原因前文已经提到）。各种电子烟油、药膏、酊剂和食用性产品中的 CBD 的含量都占主导，是 THC 含量的 18 倍。使用者称，这些产品会产生抗焦虑的效果，而不会产生传统大麻带来的兴奋。对于感到焦虑的啮齿类动物而言，CBD 会降低杏仁核对恐惧和恐慌的反应，而且这种效应是由血清素受体介导的，而不是由 CB1 受体。CBD 和其他大麻素能够调节动物的情绪反应，这使它们成为研制治疗焦虑症新型药物的候选药物，但大麻素调节情绪这一作用的复杂性、潜在的脱靶效应以及滥用责任，这些因素打击了人们的热情。例如，加拿大出售了一种治疗慢性神经性疼痛的大麻口腔喷剂 Sativex，其 THC/CBD 的比例接近 1/1；尽管这种喷剂可以十分有效地控制疼痛，但对治疗焦虑却没有效果[33]。

更值得关注的是长期使用大麻素的有害影响[34, 35]。长期使用大麻和偶尔使用大麻会导致不同的情绪反应。长期使用会使人缺乏情绪意识和动机。长期使用大麻素会降低 CB1 受体的调节，这也许是情绪反应发生变化的原因，甚至还会恶化焦虑症和其他情感障碍。有关青少年的研究发现，长期使用大麻会增加出现精神分裂症等精神失常的风险[36]。而且，有些酶可以降解单胺类物质，而编码这种酶的基因如果发生变异，外加一些心理因素，就会改变风险的大小。如果要评估新型药物的效用，必须牢记心因性症状产生时先天与后天之间复杂的相互作用。

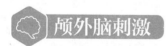

## 颅外脑刺激

### 电休克疗法（ECT）

与许多治疗心因性症状的药物一样，ECT 也是偶然发现的一种疗法，当时医师发现，患有癫痫的精神疾病患者通常抽搐发作以后会得到好转。20 世纪 30 年代，意大利神经学家乌戈·切莱蒂首次对患者进行了 ECT 治疗[37]。根据精神病学界的传闻，切莱蒂在肉店买东西的时候看到屠夫在动刀之前会电击猪的头部来麻醉它们，正是这次经历让切莱蒂产生了电休克疗法的念头。切莱蒂首先在狗身上进行试验，他对狗的头部进行电击以使它们抽搐，然后又对人进行试验。切莱蒂称，ECT 对许多精神疾病都能产生良好的治疗效果。到了 20 世纪 40 年代，ECT 成了全世界精神病医院治疗严重精神疾病的"特效疗法"，切莱蒂也获得了诺贝尔生理学或医学奖提名。患者会被绑在桌子上，嘴里叼着咬板，在治疗师诱发抽搐的时候剧烈摇晃，有时还会骨折，这样的治疗场景让许多平民百姓和医务人员心里都感到不舒服，但 ECT 会立即产生效果，这无可否认，尤其对于重度抑郁症患者来说。20 世纪 60 年代和 70 年代，许多人认为这是一种十分残忍的治疗方法，但在经历了一段时间的反对之后，ECT 又卷土重来，这可能是因为 ECT 能麻痹全身来预防痉挛。即使到了 21 世纪，全球也在广泛使用 ECT 疗法，大约每年都要进行一百万次ECT 治疗[38]。

ECT 如何发挥作用呢？有些人将其比作重启电脑，但显然这是一种过度简化的表达。治疗结束以后，患者不会记得治疗前后发生的事。对于只接受初步治疗的患者来说，记忆通常会在几周内恢复，但对于反复接受治疗的患者来说，治疗前后的记忆则会永久性丧失。人们也表示，治疗结束以后会出现注意力难以集中甚至局促不安，而且同记忆丧失一样，这些症状在重复接受治疗的患者中更为常见和更持久。ECT 会使大脑首次产生一阵兴奋性神经传递，然后又会受到抑制性神经传递的反弹[39]。相比抗抑郁药，单胺类神经递质的脉冲释放会更快激活海马体的神经可塑性和神经发生。尽管 ECT 主要用来治疗重度抑郁症，但有研究表明，ECT 对治疗纤维肌痛/慢性疲劳综合征等慢性疼痛也有帮助[40]。ECT 似乎会降低中枢痛觉敏化，并提高关键疼痛中枢的血流量。但 ECT 带来的短期效益会对大脑整体健康造成什么危害呢？作为一名神经学家，我见过许多无法控制全身癫痫发作的患者逐步丧失认知能力，因此对于通过不断诱发抽搐来治疗了解甚少的心因性疾病的做法，人们感到担心实属正常。幸运的是，初步研究表明，静脉注射氯胺酮可能会和 ECT 一样能有效治疗重度抑郁症，因此只有研发出更有效的靶向治疗，才能针对这些可怕的疾病选择风险更小的疗法[41]。

## 经颅直流电刺激（tDCS）

tDCS 是一种对大脑进行集中电刺激且风险较低的方法，自 20 世纪 60 年代就已出现。神经学家最初使用这种疗法帮助患者进行脑卒中后恢复。近来，tDCS 已经被用来治疗各种心因性疾病，例如抑郁症、焦虑症、PTSD 和纤维肌痛/慢性疲劳综合征，旨在改善神经可塑性。这种疗法可以轻松忍受，而且副作用也少。进行 tDCS 治疗时，会在患者头部两侧（通常在前额区域）贴上电极，然后借此将 1~2 毫安的弱直流电直接作用到患者的头皮上。皮层兴奋性的变化会在刺激结束以后持续数个小时，而且兴奋性神经传递的增加可能会增强神经元突触的长期强化作用。初步临床试验表明，tDCS 作为主要或辅助治疗，对抑郁症和 PTSD 可以起到帮助作用，但在这些有益效果得到证明之前，还需要对照更充分的治疗试验[42, 43]。

### 经颅磁刺激（TMS）

治疗心因性疾病最新的灵丹妙药是 TMS[44]。ECT 和 tDCS 会使用电流刺激神经和神经元，与之不同的是，TMS 会用一个可以输送磁脉冲的磁场发生器（线圈），来激活线圈下的大脑区域。磁场的强度大约是 1.5 特斯拉，与 MRI 机器产生的磁场强度类似，但 TMS 的磁场输送的是短暂脉冲，而 MRI 机器产生的则是恒定磁场。而且 TMS 的副作用似乎很小，最常见的就是头痛。互联网上到处都是 TMS 治疗抑郁症、耳鸣、慢性头晕、慢性疼痛、创伤后应激障碍和纤维肌痛 / 慢性疲劳综合征的广告。不过，美国食品和药品管理局规定，TMS 只能用来治疗抑郁症，而且抑郁症的对照治疗试验表明，一个疗程过后（通常将线圈置于前额叶皮质以上），会出现 30%~50% 的缓解率。选择这个大脑部位的原因在于众所周知前额叶皮质与抑郁症有关，而且是线圈最易接触到的大脑部位。通常一个疗程会持续 4~6 周、每周 5 天，而且因为保险公司不会支付治疗费用，所以患者必须自掏腰包支付大笔费用。目前，还缺乏足够多高质量的治疗试验来证明 TMS 的疗效，即使在治疗抑郁症方面[45]，人们必须牢记，对于抑郁症等大多数心因性疾病的药物治疗，安慰剂的缓解率在 30%~50% 这一范围内，而且对于 TMS 和 tDCS 等复杂的技术性治疗，其安慰剂效应率可能会更高。

## 🧠 脑深部电刺激

刺激大脑外部来治疗心因性疾病存在一个明显的问题，那就是刺激缺乏焦点。大脑大部分区域都会被激活，其中有些区域可能对症状的产生十分重要，而有些区域可能与症状毫无关系，甚至还有可能在抑制症状。解决这个问题的一种可能的方法是，在大脑导致症状出现的关键中枢植入微型电极，也就是所谓的脑深部电刺激（DBS）。虽然这种疗法相对安全，但还需要进行外科手术插入电极，因此手术所有的常规风险都会出现。人们还必须牢记，即使微型电极也能激活穿过的大量神经元和神经纤维，而这可能又会激活远处的神经元。当然，还有一些重要问题有待回答，即应该刺激哪些区域？又应该使用哪种刺激？根据刺激参数，电极可以刺激或抑制目标区域的神经元及神经纤维的路线。例如高频（大于 100 赫兹）刺激会使神经细胞体失活，但却可以激活经过的神经纤维。DBS 还能触发神经递质的分泌，并引起神经可塑性。至于评估针对心因性症状颅内刺激的风险和效益，目前都还没到开拓极端。有些人甚至会提出质疑，使用能够潜在改变感觉和性格的治疗方法是否合乎道德伦理。

使用开环 DBS 治疗强迫症（OCD）、抑郁症和创伤后应激障碍（PTSD）的早期研究产生了复杂效果。开环指的是，插入电极之前预先设定其刺激参数，然后根据患者报告的主观疗效和副作用来调整随访（通常每月一次）。尽管一开始针对重度抑郁症的 DBS 非对照治疗临床试验令人满意，但后来两次随机对照治疗试验却因负面结果而不得不提前终止[46]。许多潜在问题都能解释这些消极的结果，例如选错电极位置、将电极稍微放偏、依据患者的主观感受难以设定电极、无法客观测量目标电路是否受到刺激。目前，美国研究方案以外唯一可用的 DBS 疗法就是治疗强迫症患者的开环 DBS，这种疗法获得了美国食品和药品管理局的人道主义设计豁免[47]。

## 脑深部电刺激（DBS）用于治疗创伤后应激障碍（PTSD）

人们对于使用 DBS 治疗 PTSD 充满了极大兴趣，可能这是因为存在大量患有这种疾病而又缺乏有效治疗的患者[48]。简要回顾 DBS 治疗 PTSD 的理论基础和初步临床试验，可以让人们很好地了解治疗心因性疾病的 DBS 疗法目前是何水平以及未来又会有何发展。如第 5 章所述，杏仁核、海马体和前额叶皮质都是恐惧 / 焦虑网络的重要部分。在动物模型中，基底外侧杏仁核（BLA）似乎对恐惧记忆和持续的恐惧反应十分重要。前额叶皮质通常会控制 BLA，从而调节恐惧反应，因此，解释 PTSD 出现的一个简单假设就是，BLA 失去前额叶的抑制之后，导致恐惧记忆主导了情绪反应[49]。在 PTSD 的啮齿类动物模型中，植入 BLA 的电极如果发出刺激，就会改善条件恐惧和恐惧导致的行为，而且最近研究人员还将电极植入许多患有顽固性 PTSD 退伍老兵的 BLA 内[42]。尽管 BLA 开环设计的初步结果令人满意，但在设定和测量这些涉及的效果方面还存在问题。由于缺乏症状严重程度的生物标志物，所以设定刺激参数的依据只能是患者的定期报告，但这些报告极具主观性，而且会持续变化。从本质上讲，PTSD 是一种偶发性障碍，所以患者没有出现症状时对其进行持续刺激可能并不合适。大多数研究人员认为，某种形式的闭环刺激可能是 DBS 未来的发展方向。闭环指的是，自主神经系统的激活、血液中的压力激素含量或者大脑其他部位的神经元活动等生物标记物可以发送决定刺激电极放电模式的信号。例如，皮肤电导（与出汗有关）增加、心率加快、血压升高都是压力的生物标志物，用来控制杏仁核的放电模式，以缓解压力导致的症状。有趣的是，一款智能手机应用程序也采用了类似的策略：用户佩戴一种仪器，这种仪器可以监测自主神经系统反应，并与手机交互，从而在测量结果显示压力和焦虑的时候向用户传递舒缓、放松的信息[50]。最具争议的闭环 BDS 是，利用大脑一个区域的活动控制另外一个区域的活动。对于 PTSD 患者来说，一种合理的闭环系统可能会监测前额叶皮质活动，以控制 BLA 受到的刺激。随着微电极技术的不断发展，目前可以通过数百个微电极在两个位置进行记录和刺激，这样一来，人们就能调节前额叶皮质和BLA 电极之间的联系。然而，即使存在这些多电极阵列，但与功能正常的大脑相比，患者大脑中枢间的交流仍然比较原始，而且慢性刺激导致的意外副作用也令人担忧。

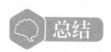 总结

　　心身症状患者如果保持一个有规律的生活习惯，情况就会得到最大的改善，例如定期进行体育锻炼、保证充足睡眠、养成健康的饮食习惯以及采取正念、瑜伽和太极等缓解压力的方法。认知行为治疗可以帮助患者识别并修正引发症状的想法和活动。抗抑郁药、抗癫痫药和抗焦虑药等许多药物被用来治疗心身症状，但没有一种能够产生明显疗效。一个主要局限性就是，这些药物会出现导致许多副作用和易变反应的"脱靶效应"。经颅直流电刺激（tDCS）和经颅磁刺激（TMS）是治疗许多心身疾病的新型疗法，虽然发展前景比较广阔，但还是需要对照充足的治疗试验，以评估其有效性和安全性。

## ◉ 未来方向

根据常识，医疗专业人员必须更加致力于让患者进行锻炼，并像开其他药物一样，按要求定期检查患者的锻炼情况。患者需要理解锻炼对大脑健康的重要性以及对治疗多种心因性疾病的有效性，而且大多数情况下，锻炼比目前任何可用的药物都要有效。讨论生活方式及其对心因性症状的作用应该是任何治疗方案的一部分。这样一种方案可能包括定期进行日常锻炼、每天进行正念以及接受认知行为疗法。这些疾病可能是慢性的，所以患者需要制订与之共存的长期策略。新闻和社交媒体已经影响了人们对心因性疾病的认知，而且这种影响在今后只会变得越来越大。现在也有许多手机应用软件，可以用来检测锻炼，还可以用来学习正念等放松技能。在线精神治疗虽然仍处于起步阶段，但在未来可能惠及原本无法获得这种疗法的患者。人们需要掌握在线治疗的长期疗效，并设计出评估这些疗效的方式方法。另外，如果担心自己的症状，阅读、思考新闻报道以及他人撰写的症状日志只会使情况恶化，消息灵通和信息过剩之间存在一种微妙的平衡。

治疗心身症状药物的一个主要缺点就是缺乏特异性。以特定蛋白质为靶点的药物不仅会对产生症状的神经连接起作用，还会对表达该蛋白质的大脑各处都会产生影响。此外，药物会有多个靶点，而且即使与特定神经递质或受体具有高度亲和性的药物也会产生脱靶效应。随着人们不断深入理解影响特定心因性疾病的神经通路，将有可能研制出抑制症状的更有效药物，但总会出现意料不到的副作用。此外，随着人们不断深入理解不同心因性疾病的基因易感性变异，将有必要获取患者的基因档案，以便在最大程度上减少任何新型药物的副作用。未来的药物治疗最有发展前途的两个领域是慢性疼痛和抑郁症。人们已经充分理解了疼痛和抑郁的潜在的大脑异常，而且这些症状几乎剥夺了患者行为能力，导致患者只要觉得可以缓解疼痛和抑郁，就愿意接受药物的副作用。也许有可能确认相对特异于这些疾病的药物靶点，将脱靶效应降到最低。例如，离子通道等某些靶蛋白对疼痛通路具有高度特异性，其他地方几乎没有任何表达，因此靶向这些蛋白质就可以抑制疼痛，同时对非疼痛通路几乎也不会产生任何影响。当然，脱靶效应总有可能出现，而且可能只有药物在大型临床试验中测试时才会出现。

尽管对于一小部分心因性疾病患者来说，脑外部刺激和内部刺激会产生令人满意的疗效，但这些疗法也存在一些明显的局限，例如外部刺激缺乏定位、内部刺激手术具有风险。而且，两种刺激方式的长期不良影响尚未得到充分评估。人们只能期待研制出能更有效地治疗重度抑郁症的药物，例如静脉注射氯胺酮，从而使 ECT 成为历史性的脚注。TMS 的已知副作用相对较少，而且人们也可以忍受，但刺激的确切效果尚不清楚，还需要在动物模型中对抑郁和慢性疼痛进行进一步评估。还没深入了解 TMS 的短期和长期疗效之前，仅仅因为相对安全就广泛使用，这一点也说不通。至少，需要进行大量、随机、安慰剂（伪刺激）对照治疗试验来证明其疗效。最后，尽管 BDS 对顽固性重度抑郁症和慢性疼痛患者具有显著疗效，但要找到最佳的刺激位置和刺激技术，仍有很长的路要走。人们似乎普遍认为，闭环刺激是 DBS 未来的发展方向，但如何测量对刺激电极的反馈还有待确定。利用大脑一个区域的活动来控制大脑另外一个区域的电极放电，这才是最具前景的技术。但在大脑关键情绪中枢放置电极会导致什么长期后果以及是否违背伦理道德，这就需要未来研究和政治话语了。

## 参考文献

［1］ Conrad P. The shifting engines of medicalization. J Health Soc Behav. 2005;46:11.

［2］ Herring BP, Puetz TW, O'Conner PJ, Dishman RK. Effect of exercise training on depressive symptoms and meta-analysis of randomized controlled trials. Arch Intern Med. 2012;172:101–11.

［3］ Stonerock GL, Hoffman BM, Smith PJ, Blumenthal JA. Exercise as treatment for anxiety: systematic review and analysis. Ann Behav Med. 2015;49:542–56.

［4］ Roeh A, Kirchner SK, Malchow B, et al. Depression in somatic disorders: is there a beneficial effect of exercise. Front Psych. 2019;10:141.

［5］ Chekroud SR, Gueorguieva R, Zheutlin AB, et al. Association between physical exercise and mental health in 1.2 million individuals in the USA between 2011 and 2015: a cross-sectional study. Lancet Psychiatry. 2018;5:739–46.

［6］ Xu Z, Hu M, Wang Z, et al. The positive effect of moderate-intensity exercise on the mirror neuron system: an fNIRS study. Front Psychol. 2019;10:986.

［7］ James W. The principles of psychology. New York: Holt; 1890.

［8］ Gu J, Strauss C, Bond R, Cavanagh K. How do mindfulness-based cognitive therapy and mindfulness-based stress reduction improve mental health and wellbeing? A systematic review and meta-analysis of meditation studies. Clin Psychol Rev. 2015;37:1–12.

［9］ Hofmann SG, Gomez AF. Mindfulness-based interventions for anxiety and depression. Psychiatr Clin North Am. 2017;40:739–49.

［10］ Brewin C. Theoretical foundations of cognitive-behavioral therapy for anxiety and depression. Ann Rev Psychol. 1996;47:33–57.

［11］ Baardseth TP, Goldberg SB, Pace BT, et al. Cognitive-behavioral therapy versus other therapies: Redux. Clin Psychol Rev. 2013;33:395–405.

［12］ Hofmann SG, Asmundson GJG. Acceptance and mindfulness-based therapy: new wave or old hat? Clin Psychol Rev. 2008;28:1–16.

［13］ Andersson G, Titov N, Dear BF, et al. Internet-delivered psychological treatments: from innovation to implementation. World Psychiatry. 2019;18:20–8.

［14］ Arnberg FK, Linton SJ, Hultcrantz M, et al. Internet-delivered psychological treatments for mood and anxiety disorders: a systematic review of their efficacy, safety, and cost-effectiveness. PLoS One. 2019;9:e98118.

［15］ Kelson J, Rollin A, Ridout B, Campbell A. Internet-delivered acceptance and commitment therapy for anxiety treatment: systematic review. J Med Internet Res. 2019;21:e12530.

［16］ Hirschfeld RMA. History and evolution of the monoamine hypothesis depression. J Clin Psychiatry. 2000;61(Suppl 6):4–6.

［17］ Hillhouse TM, Porter JH. A brief history of the development of antidepressant drugs: from monoamine to glutamate. Exp Clin Psychopharmacol. 2015;23:1–21.

［18］ Shaw DM, Eccleston EG, Camps FE. 5-Hydroxytriptamine in the hind-brain of depressive suicides. Br J Psychiatry. 1967;113:1407–11.

［19］ Wong DT, Perry KW, Bymaster FP. The discovery of fluoxetine hydrochloride (Prozac). Nat Rev Drug Discov. 2005;4:764–74.

［20］ Stahl SM, Grady MM, Moret C, Briley M. SNRIs: their pharmacology, clinical efficacy, and tolerability in comparison with other classes of antidepressants. CNS Spectr. 2005;10:732–47.

［21］ Dworkin RH, Corbin AE, Young JP Jr, et al. Pregabalin for the treatment of postherpetic neuralgia: a randomized, placebo-controlled trial. Neurology. 2003;60:1274–83.

［22］ Lauria-Horner BA, Pohl RB. Pregabalin: a new anxiolytic. Expert Opin Investig Drugs. 2003;12:663–72.

［23］ Stahl SM. Don't ask, don't tell, but benzodiazepines are still the leading treatments for anxiety disorder. J Clin Psychiatry. 2002;63(9):756–7.

［24］ Livingston MG. Benzodiazepine dependence. Br J Hosp Med. 1994;51(6):281–6.

［25］Notaras M, van den Buuse M. Brain -derived neurotrophic factor (BDNF): novel insights into regulation and genetic variation. Neuroscientist. 2019;25:434–54.

［26］Berman RM, Cappiello A, Anand A, et al. Antidepressant effects of ketamine in depressed patients. Biol Psychiatry. 2000;47:351–4.

［27］Johnson C. A ketamine revolution for depression and pain? Spravato, fbromyalgia and ME/CFS. www.healthrising. Blog, 2019/04/20.

［28］Deyama S, Duman R. Neurotrophic mechanisms underlying the rapid and sustained anti-depressant action of ketamine. Pharmacol Biochem Behav. 2020;188:1–9.

［29］Niesters M, Martini C, Dahan A. Ketamine for chronic pain: risks and benefts. Br J Clin Pharmacol. 2013;77:357–67.

［30］Tambaro S, Bortolato M. Cannabinoid-related agents in the treatment of anxiety disorders: current knowledge and future perspectives. Recent Pat CNS Drug Discov. 2012;7:25–40.

［31］Bhattacharyya S, Morrison PD, Fusar-Poli P, et al. Opposite effects of delta-9-tetrahydro-cannabinol and cannabidiol on human brain function and psychopathology. Neuropsychopharmacology. 2010;35(3):764–74.

［32］ElSohly MA, Slade D. Chemical constituents of marijuana: the complex mixture of natural cannabinoids. Life Sci. 2005;78:539–48.

［33］Karschner EL, Darwin WD, McMahon RP, et al. Subjective and physiological effects after controlled Sativex and oral THC administration. Clin Pharmacol Ther. 2011;89:400–7.

［34］Millman RB, Sbriglio R. Patterns of use and psychopathology in chronic marijuana users. Psychiatr Clin North Am. 1986;9:533–45.

［35］Hall W, Solowij N. Adverse effects of cannabis. Lancet. 1998;352:1611–6.

［36］Murray RM, Morrison PD, Henquet C, Di Forti M. Cannabis, the mind and society: the harsh realities. Nat Rev Neurosci. 2007;8:885–95.

［37］Lieberman JA, Ogas O. Shrinks: the untold story of psychiatry. New York: Little, Brown; 2015.

［38］Leiknes KA, Jarosh-von Schweder L, Høie B. Contemporary use and practice of electroconvulsive therapy worldwide. Brain Behav. 2012;2:283–344.

［39］Newman ME, Gur E, Shapira B, Lerer B. Neurochemical mechanisms of action of ECS: evidence from in vivo studies. J ECT. 1998;14:153–71.

［40］Usui C, Doi N, Nishioka M, et al. Electroconvulsive therapy improves severe pain associated with fibromyalgia. Pain. 2006;121:276–80.

［41］Kheirabadi G, Vafaie M, Kheirabadi D, et al. Comparative effect of intravenous ketamine and electroconvulsive therapy in major depression: a randomized controlled trial. Adv Biomed Res. 2019;8:25.

［42］Gouveia FV, Gidyk DC, Giacobbe P, et al. Neuromodulation strategies in post-traumatic stress disorder: from preclinical models to clinical applications. Brain Sci. 2019;9:45.

［43］Bennabi D, Haffen E. Transcranial direct current stimulation (tDCS): a promising treatment for major depressive disorder. Brain Sci. 2018;8:81.

［44］Perera T, George MS, Grammer G, et al. The clinical TMS Society consensus review and treatment recommendations for TMS therapy for major depressive disorder. Brain Stimul. 2016;9:336–46.

［45］Couturier JL. Efficacy of rapid-rate repetitive transcranial magneticstimulation in the treatment of depression: a systematic review and meta-analysis. J Psychiatry Neurosci. 2005;30(2):83–90.

［46］Lo M-C, Widge AS. Closed-loop neuromodulation systems: next-generation treatments for psychiatric illness. Int Rev Psychiatry. 2017;29:191–204.

［47］Greenberg BD, Gabriels LA, Malone DA, et al. Deep brain stimulation of the ventral internal capsule/ventral striatum for obsessive-compulsive disorder: worldwide experience. Mol Psychiatry. 2010;15:64–79.

［48］Lavano A, Guzzy G, Della Torre A, et al. DBS in treatment of post-traumatic stress disorder. Brain Sci. 2018;8:18.

［49］Bina RW, Langevin J-P. Closed loop brain stimulation for PTSD, addiction, and disorders of affective facial interpretation: review and discussion of potential biomarkers and stimulation paradigms. Front Neurosci. 2018;12:300.

［50］Fletcher RR, Tam S, Omojola O, et al. Wearable sensor platform and mobile application for use in cognitive behavioral therapy for drug addiction and PTSD. Conf Proc IEEE Eng Med Biol Soc. 2011;2011:1802–5.